薬学的ケアの実践 **1**	食道がん **11**
外来診察時のイロハ **2**	大腸がん **12**
がん薬剤師外来における 薬剤師ならではのスキル **3**	肝細胞がん **13**
経口抗がん薬の アドヒアランス評価の重要性 **4**	胆道がん **14**
がん薬物療法の副作用の 重症度評価の重要性 **5**	膵臓がん **15**
患者との面談時に 引き出すステップ **6**	卵巣がん **16**
免疫チェックポイント阻害薬 **7**	甲状腺がん **17**
乳がん **8**	腎細胞がん **18**
肺がん **9**	前立腺がん **19**
胃がん **10**	血液がん **20**

JN244817

がん薬剤師外来
マニュアル

【編集】

川上 和宜
がん研究会有明病院薬剤部調剤室長

松井 礼子
国立国際医療研究センター病院薬剤部副薬剤部長

医学書院

がん薬剤師外来マニュアル

発　行　2025 年 3 月 1 日　第 1 版第 1 刷©

編　集　川上和宜・松井礼子

発行者　株式会社　医学書院

　　　　代表取締役　金原　俊

　　　　〒113-8719　東京都文京区本郷 1-28-23

　　　　電話　03-3817-5600（社内案内）

印刷・製本　三美印刷

本書の複製権・翻訳権・上映権・譲渡権・貸与権・公衆送信権（送信可能化権を含む）は株式会社医学書院が保有します.

ISBN978-4-260-05982-4

本書を無断で複製する行為（複写，スキャン，デジタルデータ化など）は，「私的使用のための複製」など著作権法上の限られた例外を除き禁じられています.大学，病院，診療所，企業などにおいて，業務上使用する目的（診療，研究活動を含む）で上記の行為を行うことは，その使用範囲が内部的であっても，私的使用には該当せず，違法です.また私的使用に該当する場合であっても，代行業者等の第三者に依頼して上記の行為を行うことは違法となります.

JCOPY 〈出版者著作権管理機構　委託出版物〉

本書の無断複製は著作権法上での例外を除き禁じられています.複製される場合は，そのつど事前に，出版者著作権管理機構（電話 03-5244-5088，FAX 03-5244-5089，info@jcopy.or.jp）の許諾を得てください.

執筆者一覧 (50音順)

青山　　剛	がん研究会有明病院薬剤部チーフ
新井　隆広	群馬県立がんセンター薬剤部主幹
五十嵐保陽	福岡大学病院薬剤部主任
池末　裕明	名古屋大学医学部附属病院薬剤部教授・薬剤部長
石森　雅人	戸田中央総合病院薬剤科
市村　丈典	昭和大学薬学部講師・病院薬剤学
稲野　　寛	北里大学病院薬剤部
今井　千晶	千葉大学医学部附属病院薬剤部
内池　明博	日本大学医学部附属板橋病院薬剤部主任
内山　将伸	福岡大学薬学部准教授・腫瘍感染症薬学
榎本　英明	聖路加国際病院薬剤部アシスタントマネジャー
奥田　泰考	自治医科大学附属病院薬剤部主任
小澤　有輝	神奈川県警友会けいゆう病院薬剤部副主任
越智　美月	がん研究会有明病院薬剤部
加藤　　州	国立がん研究センター東病院薬剤部
川上　和宜	がん研究会有明病院薬剤部調剤室長
川澄　賢司	国立がん研究センター東病院薬剤部主任
郷　真貴子	大垣市民病院薬剤部科長補佐
小林　一男	がん研究会有明病院薬剤部チーフ
坂田　幸雄	市立函館病院薬剤部薬物療法科長
坂本　靖宜	横浜市立大学附属病院薬剤部
柴田　直樹	がん研究会有明病院薬剤部
神　　佳祐	市立函館病院薬剤部
鈴木　賢一	東京薬科大学薬学部教授・臨床薬理学
副島　　梓	がん研究会有明病院薬剤部
田内　淳子	国立がん研究センター中央病院薬剤部
高田　慎也	国立病院機構北海道がんセンター薬剤部主任
高山　慎司	聖路加国際病院薬剤部アシスタントマネジャー
谷川　大夢	がん研究会有明病院薬剤部
陳　　勁松	がん研究会有明病院外来化学療法部部長
中島　寿久	国立がん研究センター中央病院薬剤部主任
中野　泰寛	がん研究会有明病院薬剤部チーフ

馬場	楓	国立がん研究センター東病院薬剤部
林	稔展	福岡大学薬学部准教授・救急災害医療薬学
葉山	達也	日本大学医学部附属板橋病院薬剤部技術長補佐
日置	三紀	滋賀医科大学医学部附属病院薬剤部
藤井	宏典	岐阜大学医学部附属病院薬剤部主任
松井	礼子	国立国際医療研究センター病院薬剤部副薬剤部長
松尾	宏一	福岡大学薬学部教授・腫瘍感染症薬学
藪田	直希	滋賀医科大学医学部附属病院薬剤部
吉野	真樹	新潟県立新発田病院薬剤部薬剤副部長
横川	貴志	がん研究会有明病院薬剤部チーフ
若杉	吉宣	滋賀医科大学医学部附属病院薬剤部
輪湖	哲也	日本医科大学付属病院薬剤部
渡邊	一史	国立国際医療研究センター病院薬剤部

ご注意

□本書に記載されているレジメン・治療・副作用対策・服薬指導などに関して，著者，編集者ならびに出版社は，発行時点の最新の情報に基づいて正確を期するように最善の努力を払っています．しかし，医学，医療の進歩によって，記載された内容があらゆる点において正確かつ完全であると保証するものではありません．

□したがって本書に記載されているレジメン・治療・副作用対策・服薬指導などを個々の患者に適用する時には，読者ご自身の責任で判断されるようお願いいたします．本書に記載されているレジメン・治療・副作用対策・服薬指導などによる不測の事故に対して，著者，編集者ならびに出版社はその責任を負いかねます．

株式会社　**医学書院**

編集の序

　私ががん薬剤師外来を始めて少しずつ自信がついていた頃です．何年も抗がん薬治療を継続していた高齢患者から思いがけないことを言われました．「この薬剤師外来っていいシステムだよね．やる方は大変だと思うけど，薬の話を中心にできるからとても安心して治療を受けられるよ」．いつも口数少なく，症状だけにフォーカスして話す患者からの言葉であり，とても嬉しくて自信を持てた出来事でした．

　がん薬剤師外来を実践していて思うことは，「薬剤師は薬のことはよく知っているが病態のことを理解せずに対応していることが多い」ということです．例えば食道がんの患者の症状の訴えに対応するために錠剤を医師に処方提案したものの，その患者は食道がんの病状が進行しているために錠剤を内服するのは難しかったというケースがあります．また膵臓がんの患者に対して吐き気のコントロールができていなかったので，ステロイドの投与期間延長やオランザピンの追加を医師に処方提案したものの，高血糖のため抗がん薬治療自体が延期したケースもあります．膵臓がんの病態として患者は高血糖になりやすいことを知っておくべきで，これは私自身の教訓となったケースです．そこで，本書ではがん種ごとにがん薬剤師外来の実施時に知っておきたい「○○がんの病態生理」という項目を作成しました．そして，レジメン別の項目には「抗がん薬治療や支持療法薬の提案に関わること」として具体的に薬剤師が関与できる工夫を記載しました．読者の皆さんには，薬だけでなく患者の病態も考えて，適切な薬物療法を提供できるようになっていただきたいと思います．

　2024年6月より算定可能となったがん薬物療法体制充実加算は，医師の診察前に薬剤師が患者と面談することが条件となっています．すなわち，薬剤師が患者と面談して，抗がん薬の副作用を評価して，抗がん薬の休薬・減量や支持療法薬の追加や変更などを医師に提案することが求められます．外来でがん薬物療法を行う患者は

編集の序

さまざまなことで困っていることが多く，薬剤師がそのような患者に関わり，支えることが正式に認められたという捉えかたもできます．薬剤師が本質的に行うべきことを理解して，本書を参考に多くの患者に質の高いがん薬物療法を提供していただければと思います．

なお，本書はがん薬剤師外来で求められる薬物療法の知識を中心に記載しました．これに加えて，がん薬剤師外来を院内で立ち上げてうまく運営していく際のコツや課題の解決といったマネジメントに関する情報は，私も参加した医学界新聞の座談会の記事（https://www.igaku-shoin.co.jp/paper/archive/y2025/3571_02）が参考になると思います．2次元コードを本ページ下に記載するので，こちらもぜひご覧ください．

本書の発刊には多くの方々のご尽力をいただきました．臨床現場で日々忙しく奮闘する中で時間を作って原稿を執筆いただいた先生方，企画段階から関わっていただいた医学書院の西村僚一氏に深く御礼申し上げます．

2025 年 3 月

がん研究会有明病院薬剤部
川上和宜

医学界新聞　3571 号
2025 年 3 月 11 日発行号
「がん薬剤師外来」座談会

上記 2 次元コードのリンク先コンテンツは予告なしに変更・削除されることがあります．

目次

略語一覧 xi
レジメンを構成する医薬品の略名一覧（主に抗がん薬） xv

第1章　薬学的ケアの実践 1

第2章　外来診察時のイロハ　医師のチェックポイント 5

第3章　がん薬剤師外来における薬剤師ならではのスキル 9

第4章　経口抗がん薬のアドヒアランス評価の重要性 14

第5章　がん薬物療法の副作用の重症度評価の重要性 20

第6章　患者との面談時に引き出すステップ 25

第7章　免疫チェックポイント阻害薬 31

1 ICI の薬理と irAE の特徴 31
2 ニボルマブ療法（NIV 療法） 36
3 デュルバルマブ＋トレメリムマブ療法 45

第8章　乳がん 58

4 乳がんの病態生理 58
5 カペシタビン療法（CAP 療法） 63
6 dose-dense エピルビシン＋シクロホスファミド療法
　（ddEPI＋CPA 療法，ddEC 療法） 71
7 dose-dense パクリタキセル療法（ddPTX 療法） 79
8 ドセタキセル＋シクロホスファミド療法
　（DTX＋CPA 療法，TC 療法） 88
9 アベマシクリブ＋内分泌療法 95
10 パルボシクリブ＋レトロゾール or フルベストラント療法 102

viii | 目次

第9章　肺がん　110

11 肺がんの病態生理　110

12 オシメルチニブ療法　116

13 ロルラチニブ療法　125

14 ペムブロリズマブ＋カルボプラチン＋ペメトレキセド followed by
ペムブロリズマブ＋ペメトレキセド療法　135

第10章　胃がん　143

15 胃がんの病態生理　143

16 S-1＋オキサリプラチン＋ニボルマブ療法
（S-1＋L-OHP＋NIV 療法，SOX＋NIV 療法）　148

column　S-1 の流涙障害のメカニズムと指導のポイント　158

17 ラムシルマブ＋nab-パクリタキセル療法
（RAM＋nab-PTX 療法）　159

18 トリフルリジン・チピラシル療法（FTD/TPI 療法）　168

19 トラスツズマブ デルクステカン療法（T-DXd 療法）　176

20 ゾルベツキシマブ療法　185

第11章　食道がん　192

21 食道がんの病態生理　192

22 パクリタキセル療法（PTX 療法）　197

第12章　大腸がん　205

23 大腸がんの病態生理　205

24 カペシタビン＋オキサリプラチン療法
（CAP＋L-OHP 療法，CAPOX 療法）　209

25 フルオロウラシル＋レボホリナート＋イリノテカン療法
（5-FU＋l-LV＋CPT-11 療法，FOLFIRI 療法）　218

26 トリフルリジン・チピラシル＋ベバシズマブ療法
（FTD/TPI＋BEV 療法）　226

27 レゴラフェニブ療法（REG 療法）　236

ix

第13章　肝細胞がん　244

28 肝細胞がんの病態生理 244

29 アテゾリズマブ＋ベバシズマブ療法（Atezo＋BEV 療法） 249

第14章　胆道がん　258

30 胆道がんの病態生理 258

31 ゲムシタビン＋シスプラチン＋デュルバルマブ療法 263

第15章　膵臓がん　272

32 膵臓がんの病態生理 272

33 nab-パクリタキセル＋ゲムシタビン療法
（nab-PTX＋GEM 療法，GnP 療法） 276

34 オキサリプラチン＋イリノテカン＋レボホリナート＋
フルオロウラシル療法（L-OHP＋CPT-11＋l-LV＋5-FU 療法，
FOLFIRINOX 療法） 285

35 S-1＋ゲムシタビン療法（S-1＋GEM 療法，GS 療法） 293

第16章　卵巣がん　301

36 卵巣がんの病態生理 301

37 パクリタキセル＋カルボプラチン療法
（PTX＋CBDCA 療法，TC 療法） 305

38 オラパリブ＋ベバシズマブ療法 316

第17章　甲状腺がん　325

39 甲状腺がんの病態生理 325

40 レンバチニブ療法 330

第18章　腎細胞がん　338

41 腎細胞がんの病態生理 338

42 ソラフェニブ療法 342

43 パゾパニブ療法 349

x ┃ 目次

44 カボザンチニブ療法 (Cabo 療法) 359
45 ペムブロリズマブ＋アキシチニブ療法 369

第19章　前立腺がん　378

46 前立腺がんの病態生理 378
47 エンザルタミド療法 (EZ 療法) 382
48 アビラテロン＋プレドニゾロン療法 (Ab＋PSL 療法) 389
49 カバジタキセル＋プレドニゾロン療法 (CBZ＋PSL 療法) 396

第20章　血液がん　405

50 悪性リンパ腫の病態生理 405
51 ポラツズマブ ベドチン＋リツキシマブ＋シクロホスファミド＋
　 ドキソルビシン＋プレドニゾロン療法 (Pola＋R-CHP 療法) 410
52 リツキシマブ＋ベンダムスチン療法 (RB 療法) 419
column　自宅での抗がん薬曝露対策 429
53 オビヌツズマブ＋ベンダムスチン療法 430

索引 440

略語一覧

略語	日本語	スペルアウト
ACE	アンジオテンシン変換酵素	angiotensin converting enzyme
ACTH	副腎皮質刺激ホルモン	adrenocorticotropic hormone
ADL	日常生活動作	activities of daily living
AIH	自己免疫性肝炎	autoimmune hepatitis
AKI	急性腎障害	acute kidney injury
Alb	アルブミン	albumin
ALP	アルカリホスファターゼ	alkaline phosphatase
ALT	アラニンアミノ基転移酵素	alanine aminotransferase
ARB	アンジオテンシンⅡ受容体遮断薬	angiotensin Ⅱ receptor blocker
ARNI	アンジオテンシン受容体ネプリライシン阻害薬	angiotensin receptor neprilysin inhibitor
ASCO	米国臨床腫瘍学会	American Society of Clinical Oncology
AST	アスパラギン酸アミノ基転移酵素	aspartate aminotransferase
AUC	薬物血中濃度時間曲線下面積	area under the curve
BCRP	乳がん耐性蛋白	breast cancer resistance protein
bDMARDs	生物学的抗リウマチ薬	biological DMARDs
BNP	脳性ナトリウム利尿ペプチド	brain natriuretic peptide
BUN	血中尿素窒素	blood urea nitrogen
Ccr	クレアチニンクリアランス	creatinine clearance
CINV	化学療法誘発性悪心・嘔吐	chemotherapy-induced nausea and vomiting
CIPN	化学療法誘発性末梢神経障害	chemotherapy induced peripheral neuropathy
CK	クレアチンキナーゼ	creatine kinase
COPD	慢性閉塞性肺疾患	chronic obstructive pulmonary disease
CR	完全奏効	complete response
Cr	クレアチニン	creatinine
CRP	C反応性蛋白	C-reactive protein

xii | 略語一覧

略語	日本語	スペルアウト
CRS	サイトカイン放出症候群	cytokine release syndrome
csDMARDs	従来型合成抗リウマチ薬	conventional synthetic DMARDS
CTCAE	有害事象共通用語規準	Common Terminology Criteria for Adverse Events
CTLA-4	細胞傷害性Tリンパ球抗原4	cytotoxic T-lymphocyte-antigen 4
CTR	心胸郭比	cardiothoracic ratio
CTRCD	がん治療関連心機能障害	cancer therapeutics-related cardiac dysfunction
CYP	シトクロム P450	cytochrome P450
DFS	無病生存期間	disease-free survival
DLBCL	びまん性大細胞型B細胞リンパ腫	diffuse large B-cell lymphoma
DLT	用量規制毒性	dose limiting foxcity
DLST	薬剤誘発性リンパ球刺激試験	drug-induced lymphocyte stimulation test
DMARDs	疾患修飾性抗リウマチ薬	disease-modifying antirheumatic drugs
DOAC	直接作用型経口抗凝固薬	direct oral anticoagulant
DVT	深部静脈血栓症	deep vein thrombosis
EGFR	上皮成長因子受容体	epidermal growth factor receptor
eGFR	推定糸球体濾過量	estimated glomerular filtration rate
ePRO	患者報告アウトカム電子システム	electronic Patient Reported Outcome
ESMO	欧州臨床腫瘍学会	European Society for Medical Oncology
FN	発熱性好中球減少症	febrile neutropenia
G-CSF	顆粒球コロニー刺激因子	granulocyte-colony stimulating factor
Hb	ヘモグロビン	hemoglobin
HBOC	遺伝性乳がん卵巣がん	hereditary breast and ovarian cancer
HBV	B型肝炎ウイルス	hepatitis B virus
HCC	肝細胞がん	hepatocellular carcinoma
HFS	手足症候群, 手掌・足底発赤知覚不全症候群	hand-foot syndrome
HRD	相同組換え修復欠損	homologous recombination deficiency
HSR	過敏性反応	hypersensitivity reaction
Ht	ヘマトクリット	hematocrit

略語	日本語	スペルアウト
ICI	免疫チェックポイント阻害薬	immune checkpoint inhibitor
IDSA	米国感染症学会	Infectious Diseases Society of America
IIPs	特発性間質性肺炎	idiopathic interstitial pneumonias
IP	間質性肺炎	interstitial pneumonia
IPI	国際予後指標	International Prognostic Index
irAE	免疫関連有害事象	immune-related adverse events
JCOG	日本臨床腫瘍研究グループ	Japan Clinical Oncology Group
JSCO	日本癌治療学会	Japan Society of Clinical Oncology
KDIGO	国際的腎臓病ガイドライン機構	Kidney Disease Improving Global Outcomes
LDH	乳酸脱水素酵素	lactate dehydrogenase
LLN	（施設）基準値下限	lower limit of normal
LVEF	左室駆出率	left ventricular ejection fraction
MASCC	国際がんサポーティブケア学会	Multinational Association of Supportive Care in Cancer
MCV	平均赤血球容積	mean corpuscular volume
MRONJ	薬剤関連顎骨壊死	medication-related osteonecrosis of the jaw
MSI	マイクロサテライト不安定性	microsatellite instability
NCCN	全米総合がん情報ネットワーク	National Comprehensive Cancer Network
NCI	米国国立がん研究所	National Cancer Institute
NRS	数値評価スケール	Numerical Rating Scale
NSAI	非ステロイド性アロマターゼ阻害薬	nonsteroidal aromatase inhibitor
NSAIDs	非ステロイド性抗炎症薬	nonsteroidal anti-inflammatory drugs
NSCLC	非小細胞肺がん	non-small cell lung cancer
PD-1	プログラム細胞死1	programmed cell death 1
PD-L1	プログラム細胞死リガンド1	programmed cell death ligand 1
PDGF	血小板由来成長因子	platelet-derived growth factor
PE	肺塞栓症	pulmonary embolism
PFS	無増悪生存期間	progression free survival
Plt	血小板	platelet
PMDA	医薬品医療機器総合機構	Pharmaceuticals and Medical Devices Agency
PPI	プロトンポンプ阻害薬	proton pump inhibitor
PRO	患者報告アウトカム	Patient Reported Outcome

xiv | 略語一覧

略語	日本語	スペルアウト
PRO-CTCAE	患者報告アウトカム版の CT-CAE	Patient-Reported Outcomes version of CTCAE
PS	全身状態	performance status
PT-INR	プロトロンビン時間-国際標準化比	prothrombin time-international normalized ratio
RBC	赤血球	red blood cell
RDI	相対用量強度	relative dose intensity
RMP	医薬品リスク管理計画	risk management plan
sCr	血清クレアチニン	serum creatinine
SIADH	抗利尿ホルモン不適合分泌症候群	syndrome of inappropriate secretion of antidiuretic hormone
SJS	スティーブンス・ジョンソン症候群	Stevens-Johnson syndrome
SmPC	製品概要	summary of product characteristics
SP-D	肺サーファクタントプロテイン-D	pulmonary surfactant protein-D
SRE	骨関連事象	skeletal-related event
TAPS	タキサン急性疼痛症候群	taxane acute pain syndrome
TB	総ビリルビン	total bilirubin
TDM	薬物血中濃度モニタリング	therapeutic drug monitoring
TEN	中毒性表皮壊死症	toxic epidermal necrolysis
TEWL	経表皮水分喪失量	transepidermal water loss
Tg	サイログロブリン	thyroglobulin
TKI	チロシンキナーゼ阻害薬	tyrosine kinase inhibitor
TLS	腫瘍崩壊症候群	tumor lysis syndrome
TPS	(腫瘍細胞における陽性率)	Tumor Proportion Score
TSH	甲状腺刺激ホルモン	thyroid stimulating hormone
UGT	UDP グルクロン酸転移酵素	UDP-glucuronosyltransferase
ULN	(施設) 基準値上限	upper limit of normal
UPC 比	尿蛋白/クレアチニン比	urine protein/creatinine ratio
VEGF	血管内皮細胞増殖因子	vascular endothelial growth factor
VTE	静脈血栓塞栓症	venous thromboembolism

レジメンを構成する医薬品の略名一覧（主に抗がん薬）

略名	一般名	商品名*
2-CdA	cladribine（クラドリビン）	ロイスタチン
5-FU	fluorouracil（フルオロウラシル）	—
5´-DFUR	doxifluridine（ドキシフルリジン）	フルツロン
6-MP	6-mercaptopurine（メルカプトプリン）	ロイケリン
Ab，ABI	abiraterone（アビラテロン）	ザイティガ
ACNU	nimustine（ニムスチン）	ニドラン，サイメリン
ACR	aclarubicin（アクラルビシン）	アクラシノン
ACT-D	actinomycin D（アクチノマイシン D）	コスメゲン
AFL	aflibercept beta（アフリベルセプト ベータ）	ザルトラップ
Am80	tamibarotene（タミバロテン）	アムノレイク
AMR	amrubicin（アムルビシン）	カルセド
ANA，ANZ	anastrozole（アナストロゾール）	アリミデックス
APA	apalutamide（アパルタミド）	アーリーダ
Ara-C	cytarabine（シタラビン）	キロサイド
Ara-G	nelarabine（ネララビン）	アラノンジー
Atezo	atezolizumab（アテゾリズマブ）	テセントリク
ATO	arsenic trioxide（三酸化二ヒ素）	トリセノックス
ATRA	tretinoin（トレチノイン）	ベサノイド
AVE	avelumab（アベルマブ）	バベンチオ
AZA，5-AZA	azacitidine（アザシチジン）	ビダーザ
BCNU	carmustine（カルムスチン）	ギリアデル
BCT	bicalutamide（ビカルタミド）	カソデックス
BH-AC	enocitabine（エノシタビン）	サンラビン
BLM	bleomycin（ブレオマイシン）	ブレオ
BOR	bortezomib（ボルテゾミブ）	ベルケイド
BU，BUS，BSF	busulfan（ブスルファン）	ブスルフェクス，マブリン
BEV，Bev	bevacizumab（ベバシズマブ）	アバスチン
Cabo	cabozantinib（カボザンチニブ）	カボメティクス
CAP，Cape	capecitabine（カペシタビン）	ゼローダ
CBDCA	carboplatin（カルボプラチン）	パラプラチン

*一般名と異なるもののみ掲載

xvi ┃ レジメンを構成する医薬品の略名一覧（主に抗がん薬）

略名	一般名	商品名*
CBZ, CTX	cabazitaxel（カバジタキセル）	ジェブタナ
CDDP	cisplatin（シスプラチン）	ランダ，アイエーコール
CDGP	nedaplatin（ネダプラチン）	アクプラ
CMA	chlormadinone（クロルマジノン）	プロスタール
Cmab, CET	cetuximab（セツキシマブ）	アービタックス
CPA, CPM, CY	cyclophosphamide（シクロホスファミド）	エンドキサン
CPT-11, IRI	irinotecan（イリノテカン）	トポテシン，カンプト
DAR	darolutamide（ダロルタミド）	ニュベクオ
Dara	daratumumab（ダラツムマブ）	ダラザレックス
DEX	dexamethasone（デキサメタゾン）	デカドロン，レナデックスなど
DNR	daunorubicin（ダウノルビシン）	ダウノマイシン
DTIC	dacarbazine（ダカルバジン）	—
DTX, DOC, TXT	docetaxel（ドセタキセル）	タキソテール，ワンタキソテール
DXR, ADR, ADM	doxorubicin（ドキソルビシン）	アドリアシン
EE	ethinylestradiol（エチニルエストラジオール）	プロセキソール
EP, EMP	estramustine（エストラムスチン）	エストラサイト
EPI, epi-ADM, FAMP	epirubicin（エピルビシン）	—
ERI	eribulin（エリブリン）	ハラヴェン
EXE	exemestane（エキセメスタン）	アロマシン
EZ, ENZ	enzalutamide（エンザルタミド）	イクスタンジ
FLU	flutamide（フルタミド）	オダイン
Flu, F-ara-A	fludarabine（フルダラビン）	フルダラ
FTD/TPI	trifluridine・tipiracil（トリフルリジン・チピラシル）	ロンサーフ
FUL	fulvestrant（フルベストラント）	フェソロデックス
GEM	gemcitabine（ゲムシタビン）	ジェムザール
GO	gemtuzumab ozogamicin（ゲムツズマブオゾガマイシン）	マイロターグ
HU, HC	hydroxycarbamide（ヒドロキシカルバミド）	ハイドレア
IDR	idarubicin（イダルビシン）	イダマイシン
IFM, IFO, IFX	ifosfamide（イホスファミド）	イホマイド
IFN-α	interferon alfa（インターフェロン アルファ）	スミフェロン
IFN-β	interferon beta（インターフェロン ベータ）	フエロン
IFN-γ-1a	interferon gamma 1a（インターフェロン ガンマ 1a）	イムノマックス

略名	一般名	商品名*
IPI	ipilimumab (イピリムマブ)	ヤーボイ
L-ASP	L-asparaginase (L-アスパラギナーゼ)	ロイナーゼ
l-LV	levofolinate (レボホリナート)	アイソボリン
L-OHP, OX	oxaliplatin (オキサリプラチン)	エルプラット
L-PAM	melphalan (メルファラン)	アルケラン
LEN, Len	lenalidomide (レナリドミド)	レブラミド
LET, LTZ	letrozole (レトロゾール)	フェマーラ
LEU	leuprorelin (リュープロレリン)	リュープリン
LV	folinate (ホリナート)	ロイコボリン, ユーゼル
MCNU	ranimustine (ラニムスチン)	サイメリン
MIT, MXT, DHAD	mitoxantrone (ミトキサントロン)	ノバントロン
MMC	mitomycin C (マイトマイシン C)	―
MPA	medroxyprogesterone (メドロキシプロゲステロン)	ヒスロン H
MST-16	sobuzoxane (ソブゾキサン)	ペラゾリン
MTX	methotrexate (メトトレキサート)	メソトレキセート
nab-PTX	nab-paclitaxel (ナブパクリタキセル)	アブラキサン
nal-IRI	nal-irinotecan (イリノテカン　リポソーム製剤)	オニバイド
NDP	nedaplatin (ネダプラチン)	アクプラ
NGT, TPT	nogitecan (ノギテカン), topotecan (トポテカン)	ハイカムチン
NIV	nivolumab (ニボルマブ)	オプジーボ
O, P'-DDD	mitotane (ミトタン)	オペプリム
OCT	octreotide (オクトレオチド)	サンドスタチン
OK-432	溶連菌抽出物	ピシバニール
PCZ	procarbazine (プロカルバジン)	―
PEM, MTA	pemetrexed (ペメトレキセド)	アリムタ
Pembro	pembrolizumab (ペムブロリズマブ)	キイトルーダ
PEP	peplomycin (ペプロマイシン)	ペプレオ
PER	pertuzumab (ペルツズマブ)	パージェタ
Pmab	panitumumab (パニツムマブ)	ベクティビックス
Pola	polatuzumab vedotin (ポラツズマブ　ベドチン)	ポライビー
PSL	prednisolone (プレドニゾロン)	プレドニンなど
PTX, TAX, TXL	paclitaxel (パクリタキセル)	タキソール
RAM	ramucirumab (ラムシルマブ)	サイラムザ
REG	regorafenib (レゴラフェニブ)	スチバーガ

xviii | レジメンを構成する医薬品の略名一覧（主に抗がん薬）

略名	一般名	商品名*
rIL-2	teceleukin（テセロイキン）	イムネース
RTX, RIT	rituximab（リツキシマブ）	リツキサン
S-1	tegafur・gimeracil・oteracil（テガフール・ギメラシル・オテラシル）	ティーエスワン
SPAC	cytarabine ocfosfate（シタラビン　オクホスファート）	スタラシド
STZ	streptozocin（ストレプトゾシン）	ザノサー
T-DM1	trastuzumab emtansine（トラスツズマブエムタンシン）	カドサイラ
T-DXd	trastuzumab deruxtecan（トラスツズマブデルクステカン）	エンハーツ
TAM	tamoxifen（タモキシフェン）	ノルバデックス
Thal, THAL	thalidomide（サリドマイド）	サレド
THP-ADM	pirarubicin（ピラルビシン）	テラルビシン, ピノルビン
Tmab, HER	trastuzumab（トラスツズマブ）	ハーセプチン
TMZ	temozolomide（テモゾロミド）	テモダール
TOR	toremifene（トレミフェン）	フェアストン
UFT	tegafur・uracil（テガフール・ウラシル）	ユーエフティ
VBL, VLB	vinblastine（ビンブラスチン）	エクザール
VCR	vincristine（ビンクリスチン）	オンコビン
VDS	vindesine（ビンデシン）	フィルデシン
VEN	venetoclax（ベネトクラクス）	ベネクレクスタ
VNB, VNR, VRL	vinorelbine（ビノレルビン）	ロゼウス
VP-16, ETOP, ETP	etoposide（エトポシド）	ベプシド, ラステット
ZOL	goserelin（ゴセレリン）	ゾラデックス

第1章

薬学的ケアの実践

1 がん薬物療法の現状

□ がん薬物療法の進歩は目覚ましいものがあり，従来型の殺細胞性抗がん薬などに加え，2000年代には分子標的治療薬が，2010年代にはICI（免疫チェックポイント阻害薬：immune checkpoint inhibitor）が登場し，薬剤は多種多様に増えている．

□ 進歩に応じて薬剤の副作用も多彩になり，医療者の治療管理が難しくなってきた．さらに近年の新規薬剤による治療効果の向上によって，再発・進行がんであっても長期生存が可能となり，それに応じて治療期間も長くなっている．これらの点からも治療期間中の副作用管理が複雑化したため，チーム医療による患者の治療や副作用の管理が重要である．

□ がんは高齢者の疾患であるが，75歳を超える「高齢者」では標準治療が確立しておらず，従来は積極的な治療を適用できない場合が少なくなかった．しかし薬剤の多様化によって，高齢者のがん治療に対する選択肢が広がった．高齢者の場合は，若年者とは異なり，副作用の程度や頻度を患者個々に慎重に予想し対応する必要がある．このような個別治療の検討は医師単独では難しいので，チーム医療による管理が必須となっている．

2 薬剤師外来の施策的な後押し

□ 2007年の厚生労働省医政局長の通知，「医師及び医療関係職と事務職員等との間等での役割分担の推進について」[1]で，良質な医療を継続的に提供するために，各医療職が専門性を必要とする業務に専念することにより，効率的な業務運営を行うことが具体的に示された．

□ この中で，薬剤の専門家である薬剤師には，薬物療法が高度化しているため，医療の質の向上および医療安全の確保の観点から，主体的に薬物療法に参加することが求められている（**表1-1**）．

□ 2021年の厚生労働省医政局長の通知，「現行制度の下で実施可能

2 ┃ 第 1 章 薬学的ケアの実践

表 1-1 薬剤師が主体的に薬物療法に参加することが求められる具体例

①薬剤に関する各種の変更や検査のオーダについて，プロトコールに基づき，医師と協働して実施すること
②薬剤に関して，医師に積極的に処方を提案すること
③患者に対し，薬学的管理を行うこと
④薬物の血中濃度や副作用のモニタリング，有効性の確認を行い，医師に薬剤の変更などを提案すること
⑤薬物療法の経過などを確認し，医師に前回の処方の継続を提案すること
⑥外来化学療法を受けている患者に医師と協働してインフォームドコンセントと薬学的管理を行うこと
⑦入院患者の持参薬の内容を確認し，医師に服薬計画を提案および薬学的管理を行うこと
⑧副作用の発現状況の確認を行うため，分割調剤すること
⑨抗がん薬の無菌調製を行うこと

〔「医師及び医療関係職等と事務職員等との間等での役割分担の推進について」（平成 19 年 12 月 28 日医政発第 1228001 号）より作成〕

表 1-2 医師から薬剤師へのタスク・シフト/シェアの具体例

①周術期における薬学的管理等
②病棟等における薬学的管理等
③事前に取り決めたプロトコールに沿って行う処方された薬剤の投与量の変更等
④薬物療法に関する説明等
⑤医師への処方提案等の処方支援
⑥糖尿病患者等における自己注射や自己血糖測定等の実技指導

〔「現行制度の下で実施可能な範囲におけるタスク・シフト/シェアの推進について」（令和 3 年 9 月 30 日医政発 0930 第 16 号）より〕

　　な範囲におけるタスク・シフト/シェアの推進について」[2]で，医師の労働時間の短縮を進めるために，現行制度の下で医師から他の医療関係職種へのタスク・シフト/シェアが可能な業務の具体例が示された.

□薬剤師に示された具体例は**表 1-2** の通りである.

□これら施策では，いずれも薬剤師が従来型の服薬指導に留まらずに，患者の副作用の状況の把握および有効性の確認を行い，医師への薬学的提案することを求めている.

□令和 6 年度診療報酬改定（2024 年）では，「**がん薬物療法体制充実加算**」が新設され，**医師の診察前に**，服薬状況，副作用の有無などの情報を患者から直接収集し，薬剤師自身が評価を行った上で，医師に情報提供，処方提案等を行った場合は，月 1 回に限り100 点を所定点数に加算できるようになった. つまり，診察前に

表1-3 「外来腫瘍化学療法診療料1」の算定に必要な対応

①化学療法を初めて実施する場合,レジメンを変更した際,及び必要に応じて,患者に対して,抗悪性腫瘍剤の効能・効果,投与計画,副作用の種類とその対策,副作用に対する薬剤や医療用麻薬等の使い方,他の薬を服用している場合は薬物相互作用,日常生活での注意点,抗悪性腫瘍剤ばく露の予防方法等について文書により説明を行うこと
②当該患者の診療を担当する医師に対して,指導内容,過去の治療歴に関する患者情報(患者の投薬歴,副作用歴,アレルギー歴等),服薬状況,患者からの症状及び不安等の訴えの有無等について医師に報告するとともに,必要に応じて,副作用に対応する薬剤,医療用麻薬等又は抗悪性腫瘍剤の処方に関する提案等を行うこと
③指導内容等の要点を診療録若しくは薬剤管理指導記録に記載又は説明に用いた文書の写しを診療録等に添付すること

〔「診療報酬の算定方法の一部改正に伴う実施上の留意事項について」(令和6年3月5日保医発0305第4号)別添1より作成〕

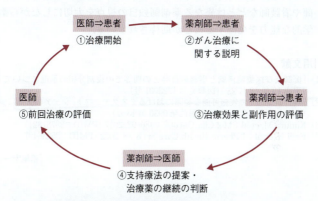

図1-1 薬剤師外来(診察前面談)の業務サイクル

行う「薬剤師外来」が正式に医療行為として認められた形になった.

3 がん薬剤師外来で行うべきこと

□がん化学療法における薬剤師による薬剤師外来(診察前面談)を実施するには,表1-3,図1-1で示すことを実施しなければならない.
□薬剤師外来は,医師だけの治療管理と比較して,患者のQOL(生活の質)や服薬継続性の向上をもたらす効果が示されている[3,4].

4 ┃ 第1章 薬学的ケアの実践

□副作用の有無の確認，重症度評価，医師への情報提供を実施するには，薬剤師のがん治療に対する知識や経験が重要となる．

□総じて薬剤師は，患者に起こっている症状を安易に薬と関連付けて思考する傾向にある．しかし患者に起こっていることは，薬だけが原因ではなく，別の疾患の発症や原疾患の進行など多くの可能性がありうる．起こっている事象が副作用かを判断するためにも，患者をよく観察して，さまざまな原因を深く考察してから絞り込むことが非常に重要である．

□これからの薬剤師が担うべき役割は，患者に対する薬剤の「説明」だけではなく，患者をよく視ることである．そうして薬剤師的な観点から，治療効果の判定や患者に起こっている副作用を見つけ出し，その対応策を考えることが重要である．薬剤師には医師や看護師などとは異なる薬剤師独自の視点を大切にしながら薬学的な能力を発揮することが期待されている．

引用文献

1) 「医師及び医療関係職と事務職員等との間等での役割分担の推進について」（平成19年12月28日医政発第1228001号）
2) 「現行制度の下で実施可能な範囲におけるタスク・シフト/シェアの推進について」（令和3年9月30日医政発0930第16号）
3) Kimura M, et al：Mol Clin Oncol 7：486-92, 2017（PMID：28781821）
4) Fujii H, et al：J Pharm Health Care Sci 8：8, 2022（PMID：35236407）

〔松尾宏一〕

第2章

外来診察時のイロハ
医師のチェックポイント

□ がん薬剤師外来で処方提案を実施するためには，外来のフローや医師が診察時に留意している点を理解する必要がある．本章は，がん患者の外来について医師の視点で記載した．図を確認するだけで，概要を把握できるように心がけた．

1 外来のフロー

1）初診～薬物療法実施のフロー

□ 図2-1に患者初診から薬物療法開始までのフローを記載した．青字は薬剤師が関与可能な項目である．

□ 初診患者には，まず悪性腫瘍かどうかの診断を確定し治療方針を決定する必要がある．そのための検査・情報収集として（図2-1A），「①がんの診断」と「②進行度の診断（再発の診断を含む）」により推奨治療が決定される．薬物療法も治療手段の1つだが，根治性の高い治療法が優先される．薬物療法の適応は，がん種ごとにガイドラインが示されており，臨床の現場では活用を

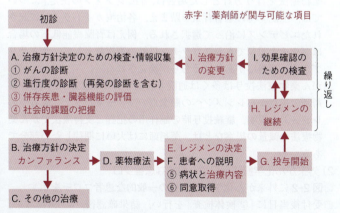

図2-1　初診～薬物療法実施のフロー

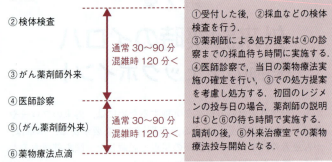

図2-2 外来がん化学療法当日の一般的な患者フロー

すすめる.
□ 推奨治療に患者が耐えうるかを判断するために,「③併存疾患・臓器機能の評価」や「④社会的課題の把握」が重要である. 例えば, 長年の喫煙で肺気腫があり手術に耐えうる呼吸機能が十分でない場合, 手術適応にならない. 高齢独居で頻繁に通院することが困難であれば, 薬物療法の適応患者であったとしても, 近隣病院での治療や, 通院手段について医療連携室と相談する必要がある.
□ 薬物療法を行う方針とした場合は,「E. レジメンの決定」については, 上記③④の患者背景を踏まえ, 各治療ガイドラインに記されたエビデンスに沿って選択される. 例えば腎臓機能低下の場合はプラチナ製剤でもシスプラチン以外の選択肢として, オキサリプラチンの適応があればそちらが優先される.
□ がん薬物療法投与は多くは通院で開始される (図2-1E〜H). 薬剤師の視点からレジメンへの懸念点のフィードバック, 患者へのレジメンの説明, 継続投与時の副作用の把握と支持療法やがん薬物療法の減量の提案などは, 薬剤師には大いに期待したい部分である.

2) 外来がん化学療法当日の一般的な患者フロー

□ 図2-2に外来がん化学療法当日の一般的な患者フローを示す.
□ 受付後当日に「②検体検査」を行い, 結果確認後,「④医師診察」により当日の治療実施可否を決定する.

①患者の体調に関する情報の収集
 • 自覚症状，検査結果（例：体温，血圧，脈拍，採血・採尿，画像検査）

②判断
 • 苦痛に関する症状や検査の異常
　要因は何か：原病であるがん，副作用，その他疾患
　追加検査内容・治療：入院が必要か
 • 当日の薬物療法実施の可否
　副作用に見合う，投与の利益の期待はあるか
 • 次回予定，診察，必要な検査
　次回までの体調を想定して判断

③実施
 • 予定されたがん薬物療法の投与または延期
 • 次回の予定（診察・検査など）や病状の説明

図2-3　医師が薬物療法投与前の診察時に行っている内容

□検体検査は副作用を含めた臓器機能を把握するために行うため，必要項目はレジメンの副作用や患者の状態により異なる．検査は，前日か当日が通常だが，状況により数日以内は許容されることはある．検査結果の所要時間は，平均30分～1時間だが，項目により2時間要することもある．検査内容に応じて医師診察時間の1～2時間前の来院が必要である．

2　医師が薬物療法投与前診察で注意している点

□図2-3に，医師が薬物療法投与前の診察時に行っている内容を示した．

□まず，①その日の患者の体調に関する情報収集を行う．自覚症状，検査結果（例：体温，血圧，脈拍，採血・採尿，画像検査結果）を含め他覚所見を確認する．それらを基に②判断を行う．苦痛症状や検査異常の原因を考察し必要な追加検査，予定された薬物療法の実施可否，延期の場合は在宅経過観察ならば次回の予定，あるいは入院の必要性などを検討する．

□苦痛症状や検査異常の要因については，原病である「がん」か副作用であることが多い．レジメンごとに典型的な副作用を考慮す

ると後者は判断できることが多いが、がんや合併症の症状と迷うことは多い。例えば、胃全摘後の補助化学療法では、手術後に食欲不振が生じ年単位で改善しないこともある。一方、原因がいずれでも支持療法の方針が変わらないことも多い。それらが、中等度以上（CTCAE Grade 2）であれば、原因についての検査の計画や支持療法や検査内容、入院加療の必要性について判断が必要となる。

3 薬剤師外来のメリット

□ 医師が限られた診察時間内に数分で、**図2-3**の内容を行うことは困難を伴う。薬剤師ができることを実施することで、提供できる医療内容の質は向上する。また、薬剤師の視点が入るメリットも大きい。例えば、併存疾患で多数の内服薬がある場合、薬剤師が内服薬の確認や管理を提案することは大変有用である。

□ がん薬剤師外来は、医師のタスクシフトであるのみならず、薬剤師の視点が入ることで、医療の質の向上につながり患者も恩恵を受けることになる。一方、未熟な薬剤師提案はかえって診察時に医師のチェックや修正を増やし逆効果となることもありうる。質の高い外来を行うために薬剤師が臨床経験を積む努力に期待している。

4 医療専門職としての接遇

□ がんの診断や治療の現場は私たち医療専門職にとっては日常だが、患者にとって就職や結婚に匹敵する人生の大イベントである。そのため外来での配慮のある接遇は大変重要である。薬剤師の立場の範囲を超えた課題については、他職種との連携が重要であり、いうまでもなく薬剤師もチームのメンバーである。

〔陳 勁松〕

第3章

がん薬剤師外来における
薬剤師ならではのスキル

■1 患者と家族へのがん薬剤師外来の説明

☐一般には，抗がん薬の開始またはレジメン変更時は，診察後に薬剤師が面談して服薬指導を実施することが多く，以降は診察前に面談してさまざまなアセスメントに基づいて服薬指導を行い，必要に応じて医師への処方提案を行うことが多い．

☐患者と家族にとってまだがん薬剤師外来は馴染みが薄く，意義も浸透しているとはいえない．例えば，「この病院では多職種によるチームで治療を支えます．そのため，主治医の○○先生から私に依頼があり，薬についてご説明するお時間をいただきました．次回は採血後，診察前に先に薬剤師がお時間をいただいて，副作用の対応などについて主治医と相談するなど，継続的にお手伝いします」と説明し，がん薬剤師外来をより有効に活用できるよう支援する．

■2 診察後面談におけるスキルを磨くために

☐がん種ごとの治療方針と標準的なレジメンを理解し，その中で目の前の患者が受ける治療内容（例：術前・術後補助化学療法，進行例に対する1次治療，進行・再発後の2次治療，腎機能に応じた抗がん薬の減量など）と目的（再発の予防，予後の延長，症状の緩和など）を把握する．

☐患者や家族の精神状態に配慮しつつ，抗がん薬の効果や予測される副作用と支持療法について，具体的でわかりやすい服薬指導に努める．治療開始後の自覚症状や服薬の有無を記載してもらう治療日誌を交付し，次回のがん薬剤師外来（診察前面談）に持参するよう指導する．

☐空腹時に服用すべき経口薬も多い．食後服用した場合にはどうなるのか，普段の生活や他剤の服用時間帯を把握し，何時に服用するか患者と相談する．

☐がん薬物療法以外で常用している薬を把握し，薬物相互作用の影

響が懸念される場合は主治医を介してかかりつけ医に情報提供し，調整する．

□これらの情報は簡潔に整理して，かかりつけ薬局とも共有する．

3 診察前面談におけるスキルを磨くために

1) アドヒアランスの評価

□患者が持参したダイアリーを確認し，必要に応じて質問を投げかけながら，服薬アドヒアランスを評価する（アドヒアランスの評価については4章→14頁，引き出すステップについては6章→25頁）．

2) 副作用の評価

□患者が持参した治療日誌で治療開始後の症状を把握し，必要に応じて質問を投げかけながら，有害事象と支持療法の服用状況を把握する（副作用の重症度評価については5章→20頁，引き出すステップについては6章→25頁）．

□生じた有害事象と抗がん薬との因果関係を分析し，抗がん薬による副作用であるか，最適な支持療法は何か検討する．

3) 処方提案

□新たな副作用に対し，ガイドラインなどをもとに標準的な支持療法を具体的（薬剤名，用法・用量など．抗がん薬を減量する場合は投与量）に提案する．複数の支持療法の候補から限定して提案する場合には，その理由を簡潔に書くことで医師にも提案の意図が伝わり判断しやすくなる．

□過去に処方された支持療法でも，必ずしも患者が医師の意図通りに服用できているわけではない．患者から服薬状況とその効果を聴き取り，適切に服用できるよう継続的に服薬指導することで，患者自身がセルフマネジメントできるよう支援する．

□その上で，次回の診察日まで必要と思われる支持療法薬の処方量を提案する．

□医師の処方や次回の患者の反応を確認し，自身の提案内容が妥当であったか振り返り，患者が適切にセルフマネジメントできたか再評価する．

□これらのサイクルを繰り返し，患者の治療に「伴走」する．

4) 患者・家族への説明

□がん薬剤師外来の意義を説明する．われわれには「チーム医療」という言葉は常識でも，初めて耳にする患者も多い．多職種で意

識を統一し，「私たちの病院では，さまざまな職種がチームとなってお手伝いします．薬剤師もチームの一員として関わります」といったメッセージを明確に伝える．

□がん薬物療法における考え方〔CTCAE（有害事象共通用語規準：common terminology criteria for adverse events）で評価し，それに応じて対応する．痛みは NRS（数値評価スケール：numerical rating scale）で評価する〕を説明する．

□必要に応じて抗がん薬の減量や休薬の意義，そしてがん薬物療法に関する一般的知識について解説する．

□患者や家族から，診察時に医師から説明を受ける医学用語が難しく，短時間では理解しにくいという声を聞くことがある．診察前面談で患者の質問に答え，がん種ごとの標準治療などについて説明して予備知識を整理しておくことは，患者と医療専門職間の知識や情報のギャップを埋める効果もある．診察時に患者が医師に対して情報を的確に伝え，何を質問すべきか整理しておくためにも極めて有用である．

(1) 患者・家族からの質問に回答する際のポイント

□診察前面談で患者と家族から質問を受けることも多く，その内容は多岐にわたる．まずはなぜその質問をしているのか，背景や心情を理解する．前回の診察で主治医から概略を聞いたことに対する質問もあれば，インターネットで得た知識に関する確認もある（患者・家族からの情報を引き出すステップについては6章→25頁を参照）．

□診察前の面談であり，断定的には答えにくい場合もある．各抗がん薬の適正使用ガイドや診療ガイドラインなどの記載に準じた標準的な対応を重視し，減量やレジメン変更を視野に入れつつ，「あくまで一般論ですが」と前置きした上で，患者の求める情報とその周辺知識について説明する．患者の理解や満足度が向上する上，医師の診療も円滑になる．

(2) 処方を提案する際の説明例とポイント

□減量/休薬が妥当だと考えられる場合

説明例：副作用（例：倦怠感など）が強いので，抗がん薬の減量や休薬も視野に入れるべきかもしれません．私の記録にそう書いておきますから，診察の時に，先ほど教えていただい

12 | 第3章　がん薬剤師外来における薬剤師ならではのスキル

> たように「どんな時に，どの程度きついか」を主治医に伝えて，相談してくださいね．私の記録も参考にして，主治医が診察することになっています．

- **ポイント**：特に診察前面談では，根拠（各抗がん薬の添付文書や適正使用ガイドに記載された減量基準など）に基づく標準的な対応が望ましい．薬剤師独自の判断や価値観をもとに減量/休薬に言及すると，場合によっては医師や患者を混乱させてしまう．ただし，実際には症状や検査値が境界域で判断に迷うこともしばしば経験する．その場合は，根拠に基づく一般的な判断基準を示した上で薬剤師としての解釈を添えて主治医に相談する．

□**支持療法の強化が妥当だと考えられる場合**

> **説明例**：副作用（例：下痢など）が強いけど，ロペラミドをもう少し使うことで下痢の回数を減らせると感じています．いまは1日1回程度の服用ですが，しばらく1日3回を目安としてロペラミドを服用してはいかがでしょうか．もちろん，下痢の回数が少ない時は，1回でも2回でも構いません．（中略，患者の理解と考えを確認する）
>
> 　仮に1日3回服用すると，次回の診察が2週間後の場合は42回分必要になりますね．私の記録にそう書いておきます．これらの情報を参考にして，主治医が診察することになっています．
>
> 　また，処方箋を受け取った時に，何回分処方されているかその場で確認して，不足しそうな場合は主治医に相談してください．

- **ポイント**：標準的な支持療法を講じた上で，服用状況と効果を聴き取り，必要に応じてさらなる調整を行う．患者によっては支持療法を強化することに不安を持つこともあるため，患者の理解を確認しながら十分説明するとともに，意向に沿った対応を提案する．

4　薬剤師ならではのスキルを磨き発揮するために

□薬物治療は患者を中心としたチーム医療の実践が大前提であり，がん薬剤師外来単独では完結しない．多職種との協働の中で，医療全体を理解し，かつ薬剤師ならではの役割やスキルを磨くこと

が重要である.

□ まずは適切な理解と知識をもとに EBM を実践しながら経験を積み，自身の関与が適切であったか振り返りやチーム内での相談を通してスキルを向上させる.

□ 新たな支持療法の提案だけでなく，すでに処方された支持療法のマネジメントも極めて有用である.患者が医師の意図通りに服用できていないこともしばしば経験する.適切に服用できるよう継続的に服薬指導することで，患者自身がセルフマネジメントできるよう支援する.

□ がん薬剤師外来で継続的に支援して患者の治療に「伴走」して，アドヒアランスの改善策を検討[1, 2]し，QOL[3]の向上，服薬継続期間の延長[4, 5]といったアウトカムの向上に寄与する.

引用文献

1) Kawakami K, et al：Patient Prefer Adherence 9：561-7, 2015（PMID：25914526）
2) Tateai Y, et al：PLoS One 18：e0294320, 2023（PMID：37972015）
3) Fujii H, et al：J Pharm Health Care Sci 8：8, 2022（PMID：35236407）
4) Hirabatake M, et al：Front Pharmacol 13：901099, 2022（PMID：35662711）
5) Hirabatake M, et al：Biol Pharm Bull 46：1065-71, 2023（PMID：37532558）

〔池末裕明〕

第4章

経口抗がん薬の
アドヒアランス評価の重要性

1 標準療法には経口抗がん薬を含むレジメンが多い

□大腸がんの術後補助療法の標準療法であるカペシタビン＋オキサリプラチン療法（CAP＋L-OHP療法，CAPOX療法→209頁），子宮体がんに対するレンバチニブ＋ペムブロリズマブ療法など，がん薬物療法の標準療法には経口抗がん薬を含むレジメンが多い．さらに，EGFR遺伝子変異陽性肺がんに対するオシメルチニブ→116頁，手術不能または再発乳がんに対するパルボシクリブ，去勢抵抗性または遠隔転移を有する前立腺がんに対するエンザルタミド→382頁など，経口抗がん薬単剤で使用する場合も多い．

□医療現場では，経口抗がん薬を含めて経口薬のアドヒアランス評価がされていないことが多い．しかし，疾患別の残薬を調査した研究によると多くの疾患で約30％の患者で残薬があることが報告されている[1]．また，がん薬物療法に対する制吐薬のアドヒアランスを各国別に調査した報告では，多くの国で約30％程度の患者が制吐薬を服用していないことが報告されている[2]．

□がん薬物療法では悪心の発現率が高い抗がん薬を使用する．予防的に制吐療法が処方される場合が多いが，約30％の患者はその制吐薬を内服していない事実を知るべきである．

□外来がん薬物療法では，処方されたすべての経口薬を服用しているものと考えがちである．上記の現状の中で，薬剤師が積極的に患者と面談しアドヒアランス評価をしていくことにより，より質の高いがん薬物療法を患者に提供できる．

2 経口抗がん薬のアドヒアランス評価は薬学的視点の1つ

□がん薬物療法では特定の職種が患者ケアを行うのではなく，多職種がそれぞれの専門性を発揮して患者ケアを行うことが必要である．薬剤師がそのチームの中で何を行うべきか，薬学的視点とは具体的に何かが問われている．薬剤師がチームに加わることによ

り患者ケアの質を向上させることが重要である[3].

□薬剤師がやるべきことは，質の高いがん薬物療法を提供することである．そのために，支持療法薬を含めて医師に処方提案する．処方提案時に，以前処方された薬を飲んで効果が十分得られていたか，副作用が発現していないかを医師の診察前に評価してその情報を処方提案に反映させるべきである．

□その時のピットフォールとして，処方薬をそもそも患者が内服していなかったケースがある．特に外来診療では，医師は患者と面談する時間が限られており，看護師は全員の患者と面談することは少ない．薬というキーワードで，まずはアドヒアランス評価を薬剤師が行うことにより薬物療法の質は向上する．アドヒアランス評価を行う際には，アドヒアランス評価方法のスキルをもって適切に評価する[4].アドヒアランス評価で得られた情報は，医師や看護師が持ち合わせていない情報が多く，そこに薬学的視点の1つの価値がある．

3 アドヒアランスの評価方法

□アドヒアランス評価は，ただ患者に尋ねるだけでなく，評価方法を知りスキルを使って行うことが重要である．アドヒアランス評価方法としては主観的方法と客観的方法がある．その名の通り，アドヒアランスの評価方法としては後者の方が客観性が高いといわれているが，WHOのガイドラインではgold-standard measurementはないと記載されている[5].

□まずは臨床現場で薬剤師が患者と面談し主体的にアドヒアランス評価をしていくことが重要である．処方情報やカルテ情報のみからではなく，薬剤師が患者と面談しアドヒアランス評価をすることも大切である．アドヒアランス評価の目的はアドヒアランスを明らかにすること，ノンアドヒアランスの場合は薬を服用できなかった原因を明らかにして，その原因に対応してアドヒアランスを向上させることである．本項では臨床現場で実施可能な方法について記載する．

1) 患者からの自己申告での評価 (self-reported 法)

□患者からの自己申告により評価する方法である．薬剤師から漠然と「薬を飲めていますか？」と聞いても，多くの患者はアドヒアランスに関係なく「飲めています」と回答する．臨床現場での工夫として，製薬会社が作成している治療日誌を使用してその治療

日誌に薬を内服したら印をつけるように説明し，がん薬剤師外来時にその治療日誌を確認する．薬剤師ががん薬剤師外来で，治療日誌を継続的に確認していくと患者は自然と治療日誌にアドヒアランスを記載するようになる．重要なことは，患者に治療日誌にアドヒアランスを書いてもらうことではなく，ノンアドヒアランスだった場合にそれを改善していくことである．その繰り返しで患者との信頼関係が強くなり，質の高いがん薬物療法を提供できるようになる．そして「処方された薬は内服している」と先入観で対応するのではなく，「服用できていないことが多い」と考え対応することが必要である．

2) 実際に内服した錠剤のシートや残薬数による評価（pill counts 法）

□客観的にアドヒアランスを評価する方法の１つである．がん薬剤師外来で自宅に残っている薬を患者に持参してもらい，その数を数えることは臨床現場で可能である．特に抗がん薬は高価な薬が多いので残薬を確認し，次回その残薬を含めて処方日数を調整することにより医療費の削減となる．このことを患者に説明すると，がん薬剤師外来の面談時に残薬を持参するようになる．

□内服した錠剤のシートや残薬数を評価するのは客観的評価である．患者が意識していない場合もある一方，通院時に内服している薬を持参する患者は意外に多い．その場合には，持参している薬を全部手元に出してもらい，がん薬剤師外来の面談時に確認すると思わぬ発見がある．がん薬剤師外来における重要な業務の１つである．

4 アドヒアランス評価に基づく治療効果や副作用マネジメント

□経口抗がん薬は，降圧薬などの生活習慣病に対する一般薬と比較して，アドヒアランスは高い．経口抗がん薬のノンアドヒアランスの理由の多くは副作用によるものである．よって，経口抗がん薬のアドヒアランス評価から，患者がどのような副作用で，経口抗がん薬を服用できていないのかが明らかになる．この副作用を軽減することで経口抗がん薬のアドヒアランスが向上する．さらに，治療上重要な経口抗がん薬を服用できないほどの副作用であれば患者 QOL は低下しており，その副作用を軽減すれば患者 QOL は向上する．

□大腸がんの術後補助療法として CAPOX 療法を行った 282 例を

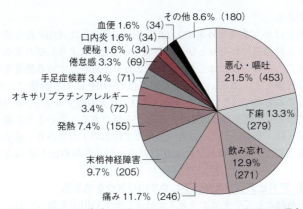

図 4-1　CAPOX 療法における CAP のノンアドヒアランスの理由
　　　（n＝2,103）

〔Kawakami K, et al：Oncol Res 25：1625-31, 2017 (PMID：28766482) より〕

対象にして，がん薬剤師外来で CAP のノンアドヒアランスの理由を聴取した内容を **図 4-1** に示す[6]．ノンアドヒアランスの理由の上位は悪心・嘔吐，下痢などの消化器症状であった．これらは制吐薬や下痢止めなどの支持療法薬で対応可能であり，CAP のノンアドヒアランスの理由として想像できるものであった．一方，痛みや便秘が原因で CAP を内服できないケースがあった．CAP の内服とは関係ないように思えるが，痛みや便秘で実際に CAP を内服できない患者は存在している．患者 1 人ひとりについて，きめ細かい対応を行うことで CAP のアドヒアランス向上が期待でき，質の高いがん薬物療法を提供できる．

□ さらに，**図 4-1** より末梢神経障害により CAP を内服できなかったというケースがあることがわかる．これは CAP を内服できなかった全体の回数のうち約 10％であった．CAP 単剤では末梢神経障害は発現しないことが知られている．末梢神経障害は CAP と併用している L-OHP による副作用であるが，患者側の視点に立つと L-OHP 点滴後数週間もしびれが継続すると，継続して内服している CAP による影響ではないかと考えてしまうことも想像はできる．その結果，自己判断で CAP を服用しなくなること

18 | 第4章　経口抗がん薬のアドヒアランス評価の重要性

がある.

□著者はがん薬剤師外来で L-OHP の coasting[7]（L-OHP 投与終了後も数週間にわたりしびれが継続すること）によりしびれを強く感じ, そのしびれは CAP の影響であると誤解している患者を多く経験した. こういう時にしびれは L-OHP による影響で CAP によるものではないので, 継続して CAP を内服するよう, 薬の専門家として薬剤師が説明することが必要である. このような取り組みは, 薬剤師がチームの中で果たす役割の1つであり, 薬学的視点を用いた患者ケアにより質の高いがん薬物療法を提供できる.

5 アドヒアランスが低下しやすいリスクを考える

□薬剤師としてアドヒアランスが低下しやすい因子を知っておくことも必要である. 例えば, 1日の内服回数が1日1回と比較して1日3〜4回になるとアドヒアランスは低下することが報告されている[8]. 1日3〜4回の内服の薬であれば, 薬を服用できていないと考えて対応する. さらに, 医薬品費が1日あたり30ドル以上の場合もアドヒアランスが低下することが知られている[9]. これは長期間内服する慢性骨髄性白血病に対する分子標的治療薬などで, 医薬品の値段が高い場合は患者自身の自己判断で中断を行うことによりアドヒアランスが低下する. これらの情報に基づき, アドヒアランスが低下しやすい用法や患者を考えながら対応する. 具体的には, アドヒアランスを評価する際に「1日3回のお薬だと昼食後は忘れてしまいますよね」「お薬飲むのは大変ですよね」など, 薬は飲めていないだろうと考え患者に共感しながら声掛けを行いアドヒアランスの実態を評価する. 一方向的な「なんで薬を飲まないんですか」という聞き方では, 患者は薬を飲んでいないことを隠すだけであり的確なアドヒアランス評価にはつながらない.

□また, 各論になるが胃がんに対する S-1＋L-OHP 療法（SOX 療法）では, 併用薬剤が S-1 を含めて6剤以上あると S-1 のアドヒアランスが低下しやすいことが報告されている[10]. 多剤併用により副作用発現率が高くなることは知られており, その影響もあると考えられる[11]. 薬剤師は抗がん薬の副作用対策として, 支持療法薬の追加を医師に提案することがあるが, 逆に不必要な薬剤の中止を医師に提案する必要もあるという認識をもっておきたい.

引用文献

1) 恩田光子：医薬品情報学 17：21-33, 2015
2) Aapro M, et al：Cancer Rep (Hoboken) 1：e1127, 2018 (PMID：32729252)
3) Fentie AM, et al：Res Social Adm Pharm 20：487-97, 2024 (PMID：38368123)
4) Kawakami K：Yakugaku Zasshi 143：217-21, 2023 (PMID：36858551)
5) World Health Organization：Adherence to long-term therapies：evidence for action. 2003
6) Kawakami K, et al：Oncol Res 25：1625-31, 2017 (PMID：28766482)
7) Mollman JE, et al：Neurology 38：488-90, 1988 (PMID：3347355)
8) Osterberg L, et al：N Engl J Med 353：487-97, 2005 (PMID：16079372)
9) Sedjo RL, et al：Breast Cancer Res Treat 125：191-200, 2011 (PMID：20495864)
10) Kawakami K, et al：Biol Pharm Bull 44：1075-80, 2021 (PMID：34334492)
11) Kojima T, et al：Geriatr Gerontol Int 12：761-2, 2012 (PMID：22998384)

〔川上和宜〕

第5章

がん薬物療法の副作用の
重症度評価の重要性

□ 副作用の重篤度評価は CTCAE（有害事象共通用語規準：Common Terminology Criteria for Adverse Events）が用いられる場合が一般的である．CTCAE は AE（有害事象：adverse events）報告に用いるための用語集であり，各有害事象用語には重症度評価用の尺度が規定されている．

□ CTCAE は治験や臨床試験での多施設共同試験や国際臨床試験などが行われる際の有害事象報告の標準化を目的に開発されたが，臨床においては医療者同士の共通言語として頻用されている．臨床では患者に発症した副作用の重篤度を標準化し，その重症度に基づいた適切な対応によって副作用の軽減，重篤な副作用の未然回避につなげることが重要である．

□ 薬剤師が算定可能な診療報酬である「がん患者指導管理料ハ」および「がん薬物療法体制充実加算」の算定要件では，副作用状況を医師に報告するとともに，薬剤師の役割の1つとして「必要に応じて，副作用に対応する薬剤，医療用麻薬等又は抗悪性腫瘍剤の処方に関する提案等」を行うことが明記されている[1]．いわゆる薬剤師が患者の副作用を評価し，各抗がん薬の休薬・減量基準などに基づき治療の継続や実施の可否に介入して医師に提案すること，そしてその副作用を軽減するための薬剤の処方提案が求められているのである．

□ 薬剤師の副作用確認の対応が患者の治療に大きく影響する点においても，薬剤師は副作用の適切な評価を認識して日々の臨床に向き合う必要がある．また近年では PRO-CTCAE（Patient-Reported Outcome version of the Common Terminology Criteria for Adverse Events）として，CTCAE を活かしつつ，患者の自己評価に基づいて有害事象を測定できるシステムツールの活用も期待されている[2,3]．このことからも，患者からの訴えや情報を丁寧に聞き取り評価し臨床に活かしていただきたい．

表 5-1　CTCAE v5.0 の Grade 評価

Grade 1	軽症；症状がない，または軽度の症状がある；臨床所見または検査所見のみ；治療を要さない
Grade 2	中等症；最小限/局所的/非侵襲的治療を要する；年齢相応の身の回り以外の日常生活動作の制限
Grade 3	重症または医学的に重大であるが，ただちに生命を脅かすものではない；入院または入院期間の延長を要する；身の回りの日常生活動作の制限
Grade 4	生命を脅かす；緊急処置を要する
Grade 5	AE による死亡

〔日本臨床腫瘍研究グループ：有害事象共通用語規準 v5.0 日本語訳 JCOG 版より〕

表 5-2　CTCAE v5.0 で示されている ADL の解説

身の回り以外の日常生活動作	食事の準備，日用品や衣服の買い物，電話の使用，金銭の管理
身の回りの日常生活動作	・入浴，着衣・脱衣，食事の摂取，トイレの使用，薬の内服が可能で寝たきりではない状態 ・生命維持に（自立した生活を行う上で）必要な最低限の身の回りの動作を自ら行うことができる状態

〔日本臨床腫瘍研究グループ：有害事象共通用語規準 v5.0 日本語訳 JCOG 版より〕

■1■ CTCAE における Grade 分類

□CTCAE は現在 ver 5.0 が使用されている[4].

□各副作用は 1 から 5 の Grade の定義（**表 5-1**）に基づき，それぞれに発現する症状や対処方法などにより Grade 分類が表現されている.

□また Grade 2 では「年齢相応の身の回り以外の日常生活動作の制限」，Grade 3 では「身の回りの日常生活動作の制限」と定義され，ADL（日常生活動作：activities of daily living）という用語も用いられている. それぞれの副作用で起こりうる症状を推定し，患者の生活の中のどの状況ならば ADL を評価できるのかに関しても理解を深める必要がある. CTCAE で示されている ADL の具体的な例を**表 5-2**に示す.

■2■ CTCAE を用いた Grade の評価のポイント

□一般的には進行・再発症例の治療では，Grade 3 以上の副作用が認められた場合は治療の休薬や中止を検討する程度とされ，薬剤師は医師に治療の実施に関して問い合わせる必要がある. 血液検

表 5-3　手足症候群（手掌・足底発赤知覚不全症候群）（CTCAE v5.0）

Grade 1	疼痛を伴わない軽微な皮膚の変化または皮膚炎（例：紅斑，浮腫，角質増殖症）
Grade 2	疼痛を伴う皮膚の変化（例：角層剥離，水疱，出血，亀裂，浮腫，角質増殖症）；身の回り以外の日常生活動作の制限
Grade 3	疼痛を伴う高度の皮膚の変化（例：角層剥離，水疱，出血，亀裂，浮腫，角質増殖症）；身の回りの日常生活動作の制限
Grade 4	－

〔日本臨床腫瘍研究グループ：有害事象共通用語規準 v5.0 日本語訳 JCOG 版より〕

査データのように数値で示されている項目の Grade 評価は簡便だが，患者 ADL により評価をする場合は Grade が評価者によってズレが生じやすく，患者からの聞き取り方法によっては過小評価につながってしまうこともあり注意する.

1) 手足症候群

□HFS（手足症候群：hand-foot syndrome）（CTCAE の用語では手掌・足底発赤知覚不全症候群）の CTCAE 評価を**表 5-3** に示す．Grade 2 および Grade 3 が皮膚の変化の度合いで明らかに判定できればよいが，判断に迷う場合もある．その場合に，「Grade 2：身の回り以外の日常生活動作の制限」と「Grade 3：身の回りの日常生活動作の制限」を識別するため具体的な生活の行動を患者に聞くことで判断をしやすくなる.

□例えば全般に HFS が発現している場合，「身の回り以外の日常生活動作の制限」として日常の家事全般を行っている主婦であれば，掃除・洗濯などの実施状況に制限がないか，普段からパソコンを使用する者であれば，タイピングに支障が出ていないかなど，患者の生活習慣に合わせた具体例で聞くことがポイントである．また Grade 3 を想定する質問としては，服のボタンがかけられるか，箸が持てるか，足の裏に生じた HFS の場合は歩けるのかを聞くとわかりやすい.

2) 下痢

□下痢の CTCAE を**表 5-4** に示す．下痢はベースラインからの排便回数の増加が Grade 評価の判断材料となるが，患者からの排便回数の訴えが曖昧で判断が難しい場合が多くある．その場合は ADL の確認により Grade 評価となるが，「Grade 2：身の回り以

表 5-4　下痢（CTCAE v5.0）

Grade 1	ベースラインと比べて<4回/日の排便回数増加；ベースラインと比べて人工肛門からの排泄量が軽度に増加
Grade 2	ベースラインと比べて4〜6回/日の排便回数増加；ベースラインと比べて人工肛門からの排泄量の中等度増加；身の回り以外の日常生活動作の制限
Grade 3	ベースラインと比べて7回以上/日の排便回数増加；入院を要する；ベースラインと比べて人工肛門からの排泄量の高度増加；身の回りの日常生活動作の制限
Grade 4	生命を脅かす，緊急処置を要する

〔日本臨床腫瘍研究グループ：有害事象共通用語規準 v5.0 日本語訳 JCOG 版より〕

外の日常生活動作の制限」であれば，下痢が急に起こったことを想定して買い物に行くことを躊躇する，散歩を躊躇する，電車の使用を躊躇するといった状況が該当し，「Grade 3：身の回りの日常生活動作の制限」であれば，トイレの近くから離れられない，便失禁してしまうが該当してくる．そのような状況を想像しながら患者の問診を行うことで Grade 評価を判断できる．

□人工肛門（ストマ）を使用している場合は患者の排泄量の増加の度合いで Grade を評価するため，患者にベースラインの排泄量やストマ装具の交換回数を認識してもらい，その増加度合いを聞き取り，相対的に評価することが大切となる．大腸がんでは特に人工肛門を使用している患者が多いため，必ずストマ造設の有無を確認する．

3　重症度評価の重要性とその活用

□重症度の評価は，次のアクションにつなげるために実施するものである．薬剤師は，副作用評価から処方提案，治療の提案が重要な役割を担う．しかし，すべてが薬物療法で解決するわけではない．聴取した Grade 評価を多職種で共有することは，医師の診療，看護師のケア，他の医療専門職の適切なアプローチにつながり，患者の治療支援を多方面から行うことで，適切な抗がん薬治療，副作用軽減へのベストプラクティスに寄与することができる．

引用文献

1) 厚生労働省：令和6年度診療報酬改定について．https://www.mhlw.go.jp/stf/seisakunitsuite/bunya/0000188411_00045.html accessed 2024.10.21
2) 日本臨床腫瘍研究グループ（JCOG）：PRO-CTCAE™（version 1.0）Patient-Reported Outcome（PRO）Common Terminology Criteria for Adverse Events（CTCAE）. https://jcog.jp/doctor/tool/pro_ctcae/ accessed 2024.10.21
3) 山口拓洋，他：ファルマシア 54：231-5, 2018
4) 日本臨床腫瘍研究グループ（JCOG）：Common Terminology Criteria for Adverse Events（CTCAE）version 5.0. https://jcog.jp/doctor/tool/ctcaev5/ accessed 2024.10.21

〔松井礼子〕

第6章

患者との面談時に引き出すステップ

□ がん薬剤師外来では，医師の診察前に薬剤師面談を実施する．このため，患者面談を開始する時点で持ち合わせている情報は，医師の外来診察後に看護師からの情報や医師の診療録情報を確認した状態で面談をする時と比較し，必然的に少なくなる．その上で，医師の診察後面談と同等またはそれ以上に質の高い薬学的なactionを積極的に行うためには，いかに自分自身で患者から問題点を引き出すことができるかが重要となる．

□ では，体系的に副作用を羅列した問診票で情報を上から順に聴取していくことは効率がよいだろうか．これでは患者との信頼関係を構築することはできず，患者にとって重要な問題点を抽出することもできない．さらにがん薬剤師外来は医師の診察前までに情報提供までを完了させるというタイムリミットがある．

□ 患者から引き出すステップとしては①患者と良好な関係を構築し患者が話しやすい環境をつくる，②患者との対話の中で患者が困っている問題点，治療の継続可否に関わる問題点を効率よく抽出する，③具体的な薬学的actionにつなげるために必要な情報を追加で引き出す，といったことが重要である（図6-1）．

1 患者から引き出しやすい土台をつくる

□ 患者と医療専門職の関係が改善することで①診断精度と臨床的意思決定の改善につながる，より価値ある情報収集，②信頼関係の

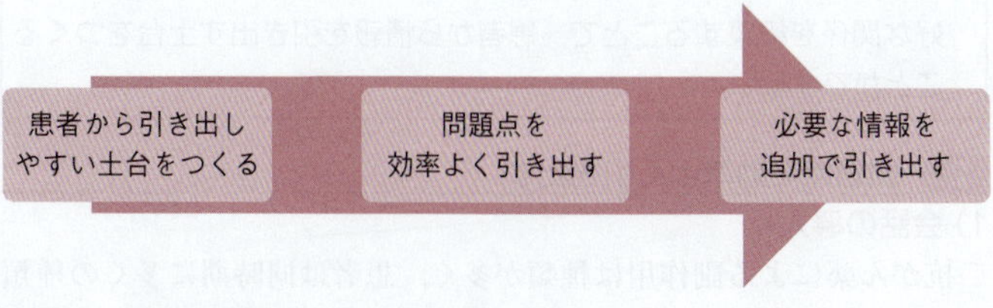

| 患者から引き出しやすい土台をつくる | 問題点を効率よく引き出す | 必要な情報を追加で引き出す |

図6-1　患者から引き出すステップ

表 6-1　患者–医療専門職の関係を改善するための推奨

推奨	例
積極的に聴く	患者の話を中断せずに聞き，話された内容に集中し，聞いたことに基づいて質問を構築する
患者の問題点を理解する	開放型質問を活用し，患者の問題点を明らかにする
共感する	患者の視点を理解し，偏見をもたず，患者の感情を理解し，その理解を伝える
承認する	患者の視点を理解し，患者の感情や意見が重要であることを示す
現実的な目標を設定する	症状をどの程度抑えることができると患者の役に立つかなどを質問する
教育する	患者が理解していることを確認する．誤解がある場合は解消する
安心させる	患者の懸念を特定し，承認した上で，懸念に対する具体的な対応を行う
交渉する	副作用対策の選択肢を提案し，効果と副作用を提示した上で患者が選択できるようにする
患者の責任を促す	患者のヘルスリテラシーを高める．例として「痛みはどうですか？」ではなく「痛みはうまく管理できていますか？」と尋ねる

〔Drossman DA, et al：Gastroenterology 161：1670-88, 2021（PMID：34331912）を参考に作成〕

　　構築，③意思決定を含むケアの協働の構築，④対話が良好なデータ収集をもたらすことによる時間効率の向上，⑤治療効果の向上，⑥患者と医療提供者の満足度向上，⑦追加の検査や医療サービスの要求の減少，などの効果が期待できる[1]．

□ このためコミュニケーションスキルを磨き，実践する（**表 6-1**）．

> ☑ 患者は自身のケアに関わる医療スタッフを選択する権利があるため，関係が良好でない場合は，患者が適切な情報を提供しない可能性がある．普段からコミュニケーションスキル，非言語コミュニケーションスキル（うなずき，相槌，肯定的なジェスチャー）を活用し良好な関係を構築することで，患者から情報を引き出す土台をつくることができる．

2 問題点を効率よく引き出す

1) 会話の導入

□ 抗がん薬による副作用は種類が多く，患者は同時期に多くの種類の副作用を経験する．効率的に問題点を引き出すためには，まず

表 6-2 開放型質問と閉鎖型質問の特徴

	例	特徴
open-ended question（開放型質問）	今日の調子はいかがですか	・はい、いいえで答えられない ・患者が自由に回答できる ・質問者の意図していない新たな気付きが得られることがある
closed-ended question（閉鎖型質問）	喉は痛みますか	・はい、いいえで答えられる ・限定的な範囲の質問 ・物事をはっきりとさせることができる

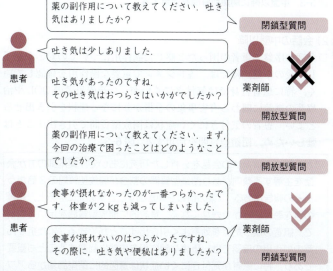

図 6-2 会話導入時に開放型質問を活用する

は予測される副作用が起こったかどうかを網羅的に確認するのが効率的に思われるかもしれない．しかし，特に会話の導入時では open-ended question（開放型質問）を使用することが推奨されている[2]（**表 6-2，図 6-2**）．会話の導入時にはまず患者の最も困ったことに注目する．開放型質問は患者が自身の感情や状態を自由に表現できるため患者の最も困ったことを効率よく引き出すことができる．問題点が抽出された際には closed-ended question（閉鎖型質問）で詳細を確認していく．

> ご自身で困ったと感じる症状は，以上ですかね．
>
> そうですね．今回は吐き気が治まることで，食事が摂れるようになれば嬉しいです．
>
> 他にも副作用についていくつか確認がしたいのですが，掌が赤くなったり，腫れたりすることはありませんでしたか．

患者　　　　　　　　　　　　　　　薬剤師

閉鎖型質問

図6-3　中盤以降に閉鎖型質問を活用する

2) 会話の中盤以降

□会話の序盤で患者の困ったと感じた副作用についての対応が完了した後の中盤以降では，各レジメンで重要な副作用を確認していく．特に患者自身では気付きにくいが，今後の患者のQOLや治療薬の継続に関わる有害事象の手掛かりになる症状を引き出せるとよい．患者の気付きにくい症状は開放型質問で引き出すことは難しいため，閉鎖型質問を活用する（**図6-3**）．

> ☑ がん患者と薬剤師の会話を分析した研究において，薬剤師の方が会話を主導する傾向があり閉鎖型質問の割合が開放型質問の3倍だったとの報告がある[3]．薬の情報を聞き出すことに必死になると，患者の声を聴くことができなくなる．意識的に開放型質問を用いることで，患者の困った点を効率よく引き出すことができる．また抗がん薬の副作用の確認では，重篤な副作用を未然に回避することも重要であり，特に患者が気付きにくい症状は意図的に薬剤師側からアプローチする．

3　必要な情報を追加で引き出す

□がん薬剤師外来では，医師や看護師をはじめとする医療専門職が入手した情報がない状態で患者面談を行うため，引き出した問題点は疾病によるものなのか，抗がん薬の副作用か，抗がん薬以外の薬あるいはそれ以外が原因かを，自分自身で評価する必要がある．これらの評価にOPQRSTを活用すると情報を整理しやすく，漏れがなくなる（**表6-3**，**図6-4**）．

□図6-4の例を考えた場合，これらの情報を踏まえてもエピルビ

表 6-3 OPQRST によるアセスメント

O	Onset（発症様式）：突然か，緩徐発症か
P	Provocative/Palliative factor（増悪・寛解因子）
Q	Quality/Quantity（症状の性質・程度）
R	Region/Radiation/Related symptom（場所，放散の有無，関連症状）
S	Severity（強さ）
T	Temporal characteristics（時間経過，日内変動）

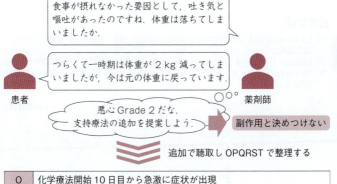

図 6-4 悪心・嘔吐に関する情報整理

例）50 歳女性．乳がん術後補助療法のため EC 療法を 1 クール施行後

シン＋シクロホスファミド療法（EPI＋CPA 療法，EC 療法）による直接的な悪心・嘔吐といえるだろうか．薬剤性の悪心・嘔吐は急性発症であるため，この点は合致するものの，EC 療法における悪心・嘔吐の好発時期は 1 日目〜7 日目であり，この点が合わない．また EC 療法で遅発期の下痢を発現する頻度は高くなく，下痢，腹痛の前駆症状として嘔吐に加え，発熱や頭痛を認めている．さらに

好中球が最も減少する時期でもあり，これらの情報をまとめると，化学療法の影響による免疫低下状態で起こった感染性腸炎が想定される．

☑薬剤師は患者の主訴を抗がん薬の直接的な副作用と捉えがちなように感じるが，ここを見誤ると不要な支持療法や，抗がん薬の誤った休薬・減量を提案しかねない．患者から引き出した問題点からそれを解決する薬学的 action につなげるためには，問題点を評価するために必要な情報を引き出すスキルが重要である．

引用文献

1) Drossman DA, et al：Gastroenterology 161：1670-88, 2021 (PMID：34331912)
2) Gilligan T, et al：J Clin Oncol 35：3618-32, 2017 (PMID：28892432)
3) Nakayama C, et al：Res Social Adm Pharm 12：319-26, 2016 (PMID：26065724)

〔小澤有輝〕

第7章

免疫チェックポイント阻害薬

1 ICI の薬理と irAE の特徴

1 国内で承認された ICI

□ICI（免疫チェックポイント阻害薬：immune checkpoint inhibitor）は現在国内では抗 PD-1 抗体薬，抗 PD-L1 抗体薬，抗 CTLA-4 抗体薬が使用可能で，多くのがん種において臨床導入されている（表 7-1-1）．

2 ICI の作用機序 (図 7-7-1)[1]

以下の作用により「免疫寛容」の状態が解除され，がん細胞への攻撃は活性化する．

表 7-1-1　国内で臨床導入されている ICI 一覧 (2024 年 6 月 5 日現在)

分類	治療薬	対象疾患
抗 PD-1 抗体薬	ニボルマブ	悪性黒色腫，非小細胞肺がん，腎細胞がん，胃がん，悪性胸膜中皮腫など
	ペムブロリズマブ	悪性黒色腫，非小細胞肺がん，腎細胞がん，頭頸部がん，食道がん，乳がんなど
	セミプリマブ	子宮頸がん
抗 PD-L1 抗体薬	アテゾリズマブ	非小細胞肺がん，小細胞肺がん，肝細胞がん，乳がん
	デュルバルマブ	非小細胞肺がん，小細胞肺がん，肝細胞がん，胆道がん
	アベルマブ	腎細胞がん，尿路上皮がん，メルケル細胞がん
抗 CTLA-4 抗体薬	イピリムマブ	悪性黒色腫，非小細胞肺がん，腎細胞がん，結腸・直腸がんなど
	トレメリムマブ	非小細胞肺がん，肝細胞がん

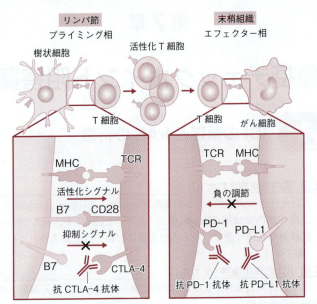

図 7-1-1 抗 PD-1 抗体薬,抗 PD-L1 抗体薬,抗 CTLA-4 抗体薬の作用機序

〔Ribas A：N Engl J Med 366：2517-9, 2012 (PMID：22658126) より〕

1) 抗 PD-1 抗体薬,抗 PD-L1 抗体薬

□ 通常 T 細胞はがん抗原を認識してがん細胞を攻撃している.一部のがん細胞は PD-L1 が高発現しており,PD-L1 を T 細胞上の免疫チェックポイント分子である PD-1 に結合させることで T 細胞からの攻撃を回避する(**図 7-1-1 右上:エフェクター相**).抗 PD-1 抗体薬は T 細胞上の PD-1 に結合し抑制された T 細胞のがん細胞への攻撃を活性化する.同様に抗 PD-L1 抗体薬は,がん細胞上の PD-L1 に結合し T 細胞のがん細胞への攻撃を活性化する.

2) 抗 CTLA-4 抗体薬

□ 一方,T 細胞上に発現した免疫チェックポイント分子である CTLA-4 が,樹状細胞上の刺激分子である B7 と結合すると T 細胞によるがん細胞への攻撃は抑制される(**図 7-1-1 左上:プラ**

イミング相）．また制御性 T 細胞に CTLA-4 が発現した場合は
樹状細胞の B7 は制御性 T 細胞の CTLA-4 と結合するため，樹
状細胞は T 細胞と結合できなくなり抗原提示が抑制され結果的
に T 細胞のがん細胞への攻撃は抑制されてしまう．抗 CTLA-4
抗体薬は T 細胞上または制御性 T 細胞上の CTLA-4 と結合し，
T 細胞によるがん細胞への攻撃を活性化する作用を有している．

3 irAE の概要

□irAE は免疫関連有害事象を指し，immune-related adverse events
の頭文字からそう呼ばれる．もともと人の体中には免疫機能が働
いており，ウイルスや菌などの有害物質の体外からの侵入を防い
でいる．ICI を投与することでがん細胞への攻撃を目的に本来も
つ免疫機能を人工的に活性化するが，同時に正常細胞に対しても
攻撃することで irAE が発現すると考えられている．

4 irAE 発現のメカニズム

□irAE の発症は大きく分けて以下の 4 つのメカニズムが関わって
いる[2,3]．

1) 特異的 T 細胞の活性化（例：心筋炎）

□前述したように ICI が投与されると免疫寛容が解除され，T 細胞
ががん細胞を攻撃する．その際にがん細胞による抗原が正常組織
と類似しているため正常組織も誤って攻撃してしまう現象を指
す[4]．irAE と治療効果が関連することが示唆されているが，そ
れはこの機序の影響と考えられている．

2) B 細胞による抗体産生の増加（例：甲状腺炎）

□もともと自己抗体を保持している患者に対して ICI が投与される
ことで B 細胞の活性化が起こり過剰な自己抗体産生が起こるこ
とで irAE が発現する．また自己免疫疾患誘発の原因と考えられ
ている．特に甲状腺ではもともと PD-1 が甲状腺抗体の免疫寛容
維持に関わっていることがわかっており，抗 PD-1 抗体薬を投与
することで甲状腺機能異常が生じやすいことが示唆されている．

3) 炎症性サイトカインの増加（例：大腸炎）

□ICI の投与によって免疫細胞が活性化することでインターロイキ
ン-17，インターフェロン-γ などの炎症性サイトカインが増加す
ることで発現する．特に抗 CTLA-4 抗体薬投与の際に発現し，
抗サイトカイン療法が奏効することが多い．

34 | 第 7 章　免疫チェックポイント阻害薬

4) 正常組織と抗 CTLA-4 抗体との結合（例：下垂体炎）

□下垂体には常に CTLA-4 が発現しており，抗 CTLA-4 抗体薬の投与により発現頻度が上昇する．抗 CTLA-4 抗体薬の投与により特異的に下垂体に結合し補体や ADCC（抗体依存性細胞傷害：antibody dependent cellular cytotoxicity）活性などを介した障害が生じると考えられている．

5　irAE の特徴

□これまでの臨床試験やリアルワールドデータにより，多くの irAE の特徴がわかりつつある．主なものを以下に記載する．

1) ICI による irAE の種類の違い

□48 件の臨床試験データに基づくシステマティックレビューでは，ICI の種類により irAE の症状に相違があることが示唆されている[5]．抗 PD-1 抗体薬では肺臓炎，甲状腺機能低下，関節痛などの発現率が有意に高く，同様に抗 CTLA-4 抗体薬では大腸炎，下垂体炎，皮疹の発現率が高かった．

2) 発現時期

□抗 PD-1 抗体薬，抗 CTLA-4 抗体薬による irAE は，いずれも好発時期はあるものの発現のタイミングの幅は広く，投与後半年あるいは 1 年後に発現するケースも確認されている．発現時期がおおむね 4 週間以内となるシスプラチンなどの殺細胞性抗がん薬とは大きく異なる．また皮膚や消化管症状は比較的早期（数週間程度）に，内分泌や腎臓障害はやや遅い（数か月後）に発現する傾向がある．さらに抗 PD-1 抗体薬と抗 CTLA-4 抗体薬の併用療法の発現時期は全般的に早期にシフトすることが示唆されている[6]．

3) irAE と治療効果との関係

□Shimozaki らは，肺がん，腎細胞がんの全生存率において irAE が発現し，なおかつ複数発現した方がより高い効果が得られることを示唆している[7]．しかしながら，irAE の重症度が軽度（CT-CAE Grade 1〜2）の場合は予後良好であるが，重症（同 Grade 3〜5）の場合は irAE が発現しない患者と同等の予後であることが示唆されており，irAE が疑われた際は早期診断および早期の治療介入が極めて重要である[8]．

引用文献

1) Ribas A：N Engl J Med 366：2517-9, 2012 (PMID：22658126)
2) Postow MA, et al：N Engl J Med 378：158-68, 2018 (PMID：29320654)
3) Hellmann MD, et al：N Engl J Med 381：2020-31, 2019 (PMID：31562796)
4) Esfahani K, et al：Nat Rev Clin Oncol 17：504-15, 2020 (PMID：32246128)
5) Khoja L, et al：Ann Oncol 28：2377-85, 2017 (PMID：28945858)
6) Tang SQ, et al：Cancer Res Treat 53：339-54, 2021 (PMID：33171025)
7) Shimozaki K, et al：Cancer Manag Res 12：4585-93, 2020 (PMID：32606951)
8) Socinski MA, et al：JAMA Oncol 9：527-35, 2023 (PMID：36795388)

〔鈴木賢一〕

2 ニボルマブ療法（NIV療法）

EXPERT EYES

□irAE（免疫関連有害事象：immune-related adverse events）の免疫学的な5つの特徴（多様性，多発性，相関性，持続性，独自性）を理解する。

□irAEは皮膚，消化管，肝臓，肺，内分泌器に比較的多く生じ，発現時期は皮膚および消化管で早く，内分泌器や腎臓で遅い傾向にある。

□irAEは，がん種，既往疾患によって発症傾向が異なる。

□irAEは早期発見，早期対応が肝要で，患者だけでなくその介護者も含めた教育が必要である。さらに診療科・職種横断的なチーム医療体制の構築ならびに薬局薬剤師との連携も不可欠である。

1 治療効果

(1) Check Mate 577 試験[1]

□**対象患者**：術前化学放射線療法により病理学的完全奏効が認められなかった食道がんまたは食道胃接合部がんの術後患者 794 例

□**無病生存期間**：NIV群 22.4 か月 vs プラセボ群 11.0 か月
ハザード比：0.69 ［96.4%信頼区間：0.56-0.86］（p=0.0003）

(2) Check Mate 274 試験[2]

□**対象患者**：筋層浸潤性尿路上皮がんの術後患者 709 例

□**無病生存期間**：NIV群 20.76 か月 vs プラセボ群 10.84 か月
ハザード比：0.70 ［98.22%信頼区間：0.55−0.90］（p=0.0008）

2 副作用

1) 発現率の高い注意すべき副作用（単剤投与の併合データ）[3]

副作用	発現率（%）	
	全体	Grade 3 以上
大腸炎，小腸炎，重度の下痢	14.1	1.2
甲状腺機能障害	12.2	0.2
神経障害	9.7	0.5
劇症肝炎，肝不全，肝機能障害，肝炎，硬化性胆管炎	6.8	1.7
間質性肺疾患	3.4	0.8
infusion reaction	3.2	0.1
腎障害	2.7	0.4

副作用	発現率（%）	
	全体	Grade 3 以上
下垂体機能障害	2.5	0.2
副腎障害	0.6	0.2

2) 発現率は低いが見逃したくない副作用（単剤投与の併合データ）[3]

副作用	発現率（%）	
	全体	Grade 3 以上
膵炎	0.3	0.2
ぶどう膜炎	0.3	0.0
1 型糖尿病	0.2	0.2
重症筋無力症，心筋炎，筋炎，横紋筋融解症	0.2	0.2
重度の皮膚障害	0.2	0.1

3　診察前の患者面談の POINT

1) 抗がん薬の減量・休薬に関わること

(1) 間質性肺疾患

□Grade 1〜2 で投与は休止，Grade 3 では中止する．

□息切れ，呼吸困難，乾性咳嗽，疲労，発熱，肺音の異常（捻髪音）などの臨床症状および SpO_2 をモニタリングする．異常が認められた場合は，速やかに胸部 X 線，胸部 CT，血清マーカーなどの検査を実施し，必要に応じて呼吸器専門医と連携する．

□間質性肺炎の既往や合併がある症例における NIV の安全性について十分な情報がないため，呼吸器内科専門医と協議の上でリスクを評価する．

(2) 大腸炎，小腸炎，重度の下痢

□Grade 2 で投与は休止，Grade 3 では休止/中止，Grade 4 では中止する．

□持続する腹痛や嘔吐，下痢，排便回数の増加，血便，タール便がないかを，慎重に聞き取り評価する．異常が認められた場合は精密検査を行い，必要に応じて消化器内科専門医と連携する．

(3) 甲状腺機能障害

□甲状腺中毒症および甲状腺機能低下症ともに Grade 2 以上で投与を休止する．

□甲状腺中毒症はびまん性甲状腺腫大，動悸，発汗，発熱，下痢，

振戦，体重減少，倦怠感などの症状を呈する．

□甲状腺機能低下症は甲状腺ホルモンの低下に伴って，倦怠感，食欲低下，便秘，徐脈，体重増加などの症状を呈する．

□抗 TPO 抗体あるいは抗 Tg 抗体が陽性である場合に，甲状腺機能異常の発生率が高くなる[4,5]．また甲状腺エコー検査で甲状腺内部が不均一な患者や FDG-PET 検査で甲状腺に集積を認めている症例においても，発生率が高くなるとの報告がある[5,6]．

(4) その他の irAE

□**皮膚障害**：Grade 3 以上で投与を休止する．

□**肝機能障害**：Grade 2 で投与は休止，Grade 3 では中止する．

□**腎障害**：Grade 2 以上で投与を中止する．

□**神経障害**：Grade 2 で投与は休止，Grade 3 では中止する．

□**1 型糖尿病**：高血糖症状を認めるか，血糖値上昇（空腹時 126 mg/dL 以上，あるいは随時 200 mg/dL 以上）を認めた場合は，速やかに糖尿病を専門とする医師にコンサルトする．

□**下垂体機能障害**：検査値異常を認めたら内分泌内科を受診する．

□**副腎機能障害**：検査値異常を認めたら内分泌内科を受診する．

□**眼障害**：Grade 2 で投与は休止，Grade 3 では中止する．

□**心筋炎**：Grade 2 以上で投与を中止する．

2) 抗がん薬治療や支持療法薬の提案に関わること

(1) ステロイドによる免疫抑制療法

処方提案例：irAE と判断された場合，過剰に活性化した免疫を抑制するために，プレドニゾロン（PSL）やメチルプレドニゾロン（mPSL）の処方を irAE の種類別の Grade に応じて提案する．

□NIV 単剤投与における副作用の発現状況（併合データ）は，「副作用」の項（→36 頁）を参照する．

□患者の既往歴，治療歴の確認も肝要である．具体的には，自己免疫疾患の有無およびその状態（治療中/寛解状態）や自己抗体の測定の有無やその結果，副作用の有無やその状態を把握する．

□irAE マネジメントに必要な検査（KL-6，コルチゾール，TSH，FT$_4$，HbA1c など）について，NIV 開始前および定期的に測定されているかを確認する．

□irAE の発現タイミングは予測困難なため，継続的にモニタリングを行う．早期発見と早期対応が重要である．

② ニボルマブ療法（NIV 療法） | 39

表 7-2-1　種類別・Grade 別の主な irAE への対処法

irAE	Grade 1	Grade 2	Grade 3
肺臓炎	休止	・休止 ・mPSL 1.0 mg/kg/日	・中止 ・mPSL 2.0〜4.0 mg/kg/日
心筋炎	継続	・中止 ・急激なバイタル異常・心電図変化を伴う場合，mPSL 1.0〜2.0 mg/kg/日	・中止 ・mPSL 1.0〜2.0 mg/kg/日
下痢，大腸炎	・継続 ・対症療法	・休止 ・症状が5〜7日以上継続で，PSL 0.5〜1.0 mg/kg/日	・休止/中止 ・PSL 1.0〜2.0 mg/kg/日
肝障害	継続	・休止 ・症状が5〜7日以上継続で，PSL 0.5〜1.0 mg/kg/日	・中止 ・PSL 1.0〜2.0 mg/kg/日
神経障害	継続	・休止 ・PSL 0.5〜1.0 mg/kg/日	・中止 ・PSL 1.0〜2.0 mg/kg/日
腎障害	継続	・中止 ・PSL 0.5〜1.0 mg/kg/日	・中止 ・PSL 1.0〜2.0 mg/kg/日
皮膚障害	・継続 ・対症療法 ・症状が7〜14日を超えて継続した場合，PSL 0.5〜1.0 mg/kg/日		・休止 ・PSL 1.0〜2.0 mg/kg/日

irAE へ対処する際は，詳細を適正使用ガイドなどで事前に確認しておく．

〔オプジーボ® 点滴静注，適正使用ガイド，単剤療法版. pp 125-35, 2024 (小野薬品工業) より〕

□ そのために，患者だけでなくその家族や介護者にも，irAE の初期症状を説明・指導しておく．その上で，ベースラインでの症状の有無を確認し，患者個々に合わせて説明内容を工夫する．

□ 投与前から投与後にかけて，どんな症状がどのように変化したかをモニタリングし，フォローアップする．

□ 患者への症状の聞き取りの際に役立つツールとして，症状から病態をする「逆引き」マニュアルを利用するとよい（インターネット上で無償公開されている）．

□ 多くの irAE は，Grade 2 で NIV を休止の上，経過観察し症状が改善しない場合は PSL 換算で 0.5〜1.0 mg/kg/日 の治療を開始する．Grade 3 以上では，PSL 換算で 1.0〜2.0 mg/kg/日 とする（**表 7-2-1**）[7]．

□ ステロイドの反応性に乏しい場合には，ステロイドに加えてイン

40 ┃ 第 7 章 免疫チェックポイント阻害薬

フリキシマブやミコフェノール酸モフェチル，シクロスポリン，シクロホスファミドなどのステロイド以外の免疫抑制薬が治療選択肢となる．ただし，保険適応を有していない点には注意する．

□irAE に応じて，専門医へコンサルテーションするタイミングを逃さないことが重要であり，院内でコンセンサスをとっておく．

(2) 内分泌障害に伴うホルモン補充療法

> **処方提案例**：内分泌障害に伴うホルモン補充療法は，甲状腺機能低下症ではレボチロキシン，下垂体機能低下症や副腎機能低下症ではヒドロコルチゾン，1 型糖尿病ではインスリンを提案する．

□内分泌障害の中で甲状腺機能障害の頻度が最も高い．

□内分泌障害のモニタリングは，TSH，FT_4，ACTH，コルチゾール，CK，Na，K，血糖値，好酸球などを定期的に測定する．

□症候性の甲状腺機能低下症または TSH が $10\,\mu U/mL$ を超える場合，甲状腺ホルモンの補充療法（レボチロキシン $25\sim50\,\mu g/$日，高齢者や心疾患を有する患者では $12.5\,\mu g/$日）を開始する．

□甲状腺，副腎機能がともに低下している場合には，甲状腺ホルモンのみを補充すると副腎クリーゼを起こす可能性があるため，先行してヒドロコルチゾン $15\sim20\,mg$ を $5\sim7$ 日投与する．

□甲状腺機能低下に対してホルモン補充療法が必要となった症例のほとんどで，ホルモン補充療法を永続的に継続する必要がある[5]．

□副腎機能低下症は，下垂体機能低下症に続発することが多い．副腎クリーゼは，低血糖や意識障害，ショックなどの症状を呈し，早急な対応が必要である．

□下垂体機能低下症に対して補充療法を行う場合は，ヒドロコルチゾン $15\sim20\,mg$ を $2\sim3$ 回（朝に多め）に分けて投与する．

□副腎機能低下症に対して補充療法を行う場合は，生理的コルチゾールの分泌量と日内変動を考慮し，ヒドロコルチゾン $10\sim20\,mg$ を $2\sim3$ 回（朝に多め）に分けて投与する．

□劇症 1 型糖尿病は，急激に重篤化し，早い段階で適切に処置しなければ死亡に至るリスクがある．高血糖症状（口渇，多飲，多尿など）や上気道炎症状，消化器症状などが確認された場合は，糖尿病専門医と緊密に連携する．

2 ニボルマブ療法（NIV療法） | 41

4 副作用の重症度評価と薬学的 ACTION

1) 大腸炎・小腸炎・重度の下痢

□ 大腸炎・小腸炎・重度の下痢の発現率は 14.1%（Grade 3 以上は 1.2%）である．

□ 発現時期の中央値は 49.0 日（1〜637 日）である．

□ 炎症性腸疾患に類似した病態を呈するが，消化管穿孔や大量出血など重篤化に至る場合がある．

薬学的 ACTION ① ロペラミドの使用は控える

- 初期症状は下痢，排便回数の増加，腹痛，粘液便，発熱など他の原因による大腸炎との違いがないため，早期発見には感染性腸炎など他の疾患による下痢との鑑別を行う．
- ロペラミドなどの止瀉薬は適切な治療開始が遅れ，重症化を招くおそれがあるため使用を控える．

2) 重度の皮膚障害

□ 重度の皮膚障害の発現率は 0.2% である．

□ 皮膚障害の発現頻度は高く，治療早期から観察され，その症状は発疹，紅斑，白斑，瘙痒感，皮膚乾燥，脱毛，ざ瘡などがあるが，多くは軽度の症状である．

□ 稀に中毒性表皮壊死症，皮膚粘膜眼症候群，類天疱瘡，多形紅斑など重度の皮膚障害が現れることがある．

薬学的 ACTION ② 重度の皮膚障害は即座に治療介入

- 体表面積の 30% 未満（Grade 1〜2）を占める紅斑であれば，対症療法〔抗ヒスタミン薬，ステロイド外用薬〕を提案する．
  処方提案例
  Grade 1：ヒドロコルチゾン酪酸エステル（顔面），デキサメタゾン吉草酸エステル（顔面以外）
  Grade 2：ビラスチン錠 1 回 20 mg 1 日 1 回，デキサメタゾン吉草酸エステル（顔面），ベタメタゾン酪酸エステルプロピオン酸エステル（顔面以外）
- 体表面積の 30% 以上を占める紅斑または面積にかかわらず水疱やびらん，粘膜疹を認める場合には NIV は中止し，皮膚科専門医と協議のうえ，ステロイドを開始する．
- 成人の皮膚面積の割合を推定するには，熱傷面積の推定に用いられる「手掌法」や「9 の法則」が利用できる．
- **手掌法**：患者の手掌（手首から指全体）の面積を体表面積の約 1%

7

免疫チェックポイント阻害薬

42 ┃ 第 7 章　免疫チェックポイント阻害薬

として推定する.
- **9 の法則**：頭部，上肢（左上肢・右上肢），下肢（左下腿・右下腿・左大腿・右大腿），体幹（前胸部・腹部・胸背部・腰背部臀部）の 11 か所をそれぞれ 9%，陰部を 1%として算出する.

3) 肝障害

□ 劇症肝炎，肝不全，肝機能障害，肝炎，硬化性胆管炎の発現率は 6.8%（Grade 3 以上は 1.7%）である.

□ 発現時期の中央値は 58.0 日（1～568 日）である.

□ AIH（自己免疫性肝炎：autoimmune hepatitis）とは異なる病態であることが報告されており[8]，AIH との鑑別は重要である.

□ 全身症状（倦怠感，発熱，黄疸），消化器症状（食欲不振，悪心・嘔吐，心窩部痛，右季肋部痛），皮膚症状（皮疹，瘙痒感）を観察する.

薬学的 ACTION ③　ステロイド漸減時の肝障害再燃に注意

- 肝機能がベースラインまたは Grade 1 まで改善した場合には，少なくとも 4 週間以上かけて漸減する．その際，症状の再燃がないか注意する.
- **漸減例**：5 日ごとに 10 mg ずつ漸減し，20 mg/日以下は 2～8 週ごとに 5 mg ずつ漸減し，中止する.
- 血清トランスアミナーゼが基準値範囲内に改善する時点までの減量スピードが速い症例や改善時の PSL 投与量が少ない症例では，症状再燃の危険があるため，血清トランスアミナーゼが基準値範囲内に改善するまでは減量を慎重に行う[9].

薬学的 ACTION ④　ステロイド投与による副作用

- irAE に対する治療は，多くの場合ステロイド投与で対応可能だが，ステロイド投与による副作用に注意する.
- ステロイドの主な副作用は，精神症状（不眠や気分障害）や感染症，高血糖，消化性潰瘍，血圧上昇，骨粗鬆症がある.
- HBV（B 型肝炎ウイルス：hepatitis B virus）のキャリアおよび既往感染者の場合，HBV の再活性化にも注意すべきである.
- ステロイドの主な副作用の発現時期を**表 7-2-2** に示す[10, 11].
- PSL 換算 20 mg/日以上で 4 週間以上投与の場合，日和見感染症（ニューモシスチス肺炎）予防として抗菌薬投与（ST 合剤 1 回 1 錠 1 日 1 回）を検討する.

② ニボルマブ療法（NIV 療法） | **43**

表 7-2-2　ステロイドの主な副作用の発現時期

発現時期	投与量	主な副作用
数時間	大量投与	高血糖，不整脈
数日以降	中等量以上	高血圧，高血糖，浮腫，不整脈，精神障害
1〜2 か月以降	中等量以上	感染症（細菌），満月様顔貌，筋肉量減少，無菌性骨壊死，脂質異常，消化性潰瘍，骨粗鬆症，精神障害
3 か月以降	少量以上	感染症（ウイルス・結核菌），骨粗鬆症，消化性潰瘍，満月様顔貌，脂質異常・動脈硬化，高血糖，副腎不全，白内障・緑内障

〔大島久二，他：臨床研修プラクティス 5：21-29，2008 を参考に作成〕

5　服薬説明の Point

□irAE は既存の抗がん薬による副作用と異なり低頻度ではあるが，重篤化する場合も多く，症状は多岐にわたることを説明する．

□患者および介護者が，症状の変化に気付くことが早期発見のために重要となる．また，すでに発現している症状を医療者と患者が相互理解した上で，患者個々に合わせた説明を行う．さらに，症状の出現や増悪に気付いた場合の連絡先についても説明しておく．

□irAE の症状チェックリストを提示し，患者および介護者が評価できるように指導する．また，チェックリストを自宅の目につきやすい場所に掲示するなどの工夫を行うとよい．

□NIV の投与終了後も，半年〜1 年程度は irAE が発現する可能性があることを説明する．

□irAE の発症予測は困難だが，患者の既往歴，合併症，治療歴を問診し，投与前の患者の症状について確認し，投与前から，投与後にかけて，どんな症状がどのように変化したかをモニタリングし，フォローアップする．

引用文献

1) Kelly RJ, et al：N Engl J Med 384：1191-203, 2021 (PMID：33789008)
2) Bajorin DF, et al：N Engl J Med 384：2102-14, 2021 (PMID：34077643)
3) オプジーボ® 点滴静注，適正使用ガイド，単剤療法版．p 12, 2024 (小野薬品工業)
4) Kobayashi T, et al：J Endocr Soc 2：241-51, 2018 (PMID：29600292)
5) Okada N, et al：Br J Cancer 122：771-7, 2020 (PMID：32009131)
6) Yamauchi I, et al：PLoS One 14：e0216954, 2019 (PMID：31086392)

44 ┃ 第7章　免疫チェックポイント阻害薬

7) オプジーボ® 点滴静注，適正使用ガイド，単剤療法版．pp 125-35, 2024（小野薬品工業）
8) De Martin E, et al：J Hepatol 68：1181-90, 2018（PMID：29427729）
9) 厚生労働省難治性疾患政策研究事業「難治性の肝・胆道疾患に関する調査研究」班：自己免疫性肝炎（AIH）診療ガイドライン（2021年）．2022
10) National Comprehensive Cancer Network：NCCN Guidelines：Prevention and Treatment of Cancer-Related Infections Version 1. 2024
11) 大島久二，他：臨床研修プラクティス5：21-29, 2008

〔内山将伸〕

3 デュルバルマブ＋トレメリムマブ療法

EXPERT EYES

□局所治療の適応とならない切除不能な肝細胞がんの1次治療の1つ.
□デュルバルマブ単剤と比較してより多くのirAE（免疫関連有害事象：immune-related adverse events）がみられ，ステロイド治療を有する有害事象が高頻度である.
□肝細胞がん特有の病態や臨床症状を踏まえたうえでの薬学的介入が重要である.

1 治療効果

□**対象患者**：前治療のない切除不能な肝細胞がん患者1171例[1]

□**全生存期間**
- デュルバルマブ＋トレメリムマブ療法：16.43か月［95％信頼区間：14.16-19.58］
  ハザード比：0.78［95％信頼区間：0.65-0.93］（p＝0.0035）
- デュルバルマブ単剤：16.56か月［95％信頼区間：14.06-19.12］
  ハザード比：0.86［95％信頼区間：0.73-1.03］（p＝0.0674）
- ソラフェニブ単剤：13.77か月［95％信頼区間：12.25-16.13］

□デュルバルマブ＋トレメリムマブ療法群やデュルバルマブ単剤群では，ソラフェニブ単剤群に比べて，QOL・身体機能低下までの期間の延長がみられた.

2 副作用

1）発現率の高い副作用

□**HIMALAYA試験（肝細胞がん）**[1]

副作用	発現率（%）	
	全体	Grade 3以上
下痢	26.5	4.4
瘙痒症	22.9	0
発疹	22.4	1.5
AST増加	12.4	5.2
甲状腺機能低下症	12.1	0
腹痛	11.9	1.3
不眠症	10.3	0.3

7

免疫チェックポイント阻害薬

副作用	発現率 (%)	
	全体	Grade 3 以上
ALT 増加	9.3	2.6
甲状腺機能亢進症	8.2	0.3
背部痛	7.2	1.0

2) 発現率は低いが見逃したくない副作用[2)]

副作用	発現率 (%)	
	全体	Grade 3 以上
肝胆道系障害	7.0	3.3 (Grade 5 1.0)
腎および尿路障害	2.3	1.0
肺臓炎	1.8	0.3 (Grade 5 0.3)
大腸炎	1.5	1.5
副腎機能不全	1.5	0.3
筋炎	0.8	0.3
心筋炎	0.5	0.3 (Grade 5 0.3)
下垂体機能低下症	0.3	0

3 診察前の患者面談の POINT

1) 抗がん薬の減量・休薬に関わること

(1) 肝予備能を中心とした評価

□HIMALAYA 試験では Child-Pugh 分類 A の患者を対象としている．検査所見では，Hb≧9 g/dL，好中球数≧1,000/μL，血小板数≧75,000/μL，TB≦2×ULN，AST/ALT≦5×ULN，Alb≧2.8 g/dL，PT-INR≦1.6，Cockcroft-Gault 式 Ccr または 24 時間尿 Ccr が≧50 mL/分の患者を選択基準としており[3)]，適用時は配慮すべきである．

□HBV（B 型肝炎ウイルス：hepatitis B virus）に感染している場合（HBs 抗原陽性および/または抗 HBc 抗体陽性で HBV-DNA 検出）は，抗ウイルス療法によりウイルスが十分抑制されていることが適用条件となる[3)]．

(2) irAE

□ほぼすべての irAE において Grade 2 以上では休薬が必要となる．心筋炎など重篤な irAE については，永続的に中止する．各 irAE の所見や Grade に応じて，ステロイドの投与，ホルモン補

充療法などの適切な処置を行い，症状が Grade 1 以下に回復し，irAE 治療で使用するステロイドの投与量がプレドニゾロン（PSL）換算で 10 mg/日以下まで減量されている場合は，投与を再開できる[3]．

(3) 全身状態の評価

□ HIMALAYA 試験では PS（全身状態：performance status）0 または 1 の患者を対象としている[3]．PS の評価は判断に苦しむ場合もあるが，しっかり評価し，十分に活用すべきである．

□ 非小細胞肺がんにおける報告によれば，PS 不良症例における ICI（免疫チェックポイント阻害薬：immune checkpoint inhibitor）適用は予後が悪いとされている[4]．同報告では，死亡間際の ICI 使用は病院での死亡リスクを上昇させる，と考察しており，PS の評価は治療効果と有害事象の両面において特に重要である．

2) 抗がん薬治療や支持療法薬の提案に関わること

(1) 肝細胞がん特有の病態を踏まえた ICI の適用

> **処方提案例**：医師から適用の可否について相談があった．患者の PS は 1，腹水穿刺などを要さない軽度の腹水を認め，AST/ALT は Grade 1，Child-Pugh 分類は A と判定されている．HBs 抗体陽性で HBV-DNA の検出があったが，エンテカビル投与で十分に制御されていた．臨床試験の選択や除外基準を参考とし，適用に問題のないことを報告した．

□ ICI は腹水を有する症例でも比較的安全に投与できるとされる．一方，固形腫瘍では 3% 以下ではあるが，偽性増悪（pseudoprogression）を生じ，遅れて奏効することがあり[5]，治療初期の腹水増加では偽性増悪の可能性を念頭に置く．

□ 両剤の母集団薬物動態解析で得られた結果から，肝機能が患者の薬剤曝露量に臨床的に意義のある影響を及ぼさないことが示されている[2,6]．特殊病態に対する ICI 投与の情報は限られているが，肝硬変，検査値上の肝機能異常値を呈する症例においても有害事象の増加はなかったと報告されている[7]．

□ 同報告では肝炎ウイルス既往症例と非感染者に有害事象の差はなかった[7]．一方，ICI による HBV 再活性化の可能性が指摘されており，B 型肝炎治療ガイドラインのフローチャートに基づいて対応することが推奨されている[8]．

48 ┃ 第 7 章　免疫チェックポイント阻害薬

□両剤の母集団薬物動態解析の結果で，血清中 Alb はクリアラン
スに対して統計学的に有意な共変量の 1 つとして特定された[2,6]．
血清中 Alb は多くの ICI において，クリアランス変動因子の 1
つとして特定されており[9]，低アルブミン血症でクリアランス上
昇を認める報告が散見される[10]．

□血小板減少による出血傾向にも注意する．デュルバルマブにトレ
メリムマブを追加しても重度の肝毒性発現は増加せず，出血リス
クも認めないとされているが，HIMARAYA 試験では，肝機能
の状態，血小板数，消化管出血の既往，リスクの高い食道静脈瘤
を有する患者に関する選択基準，除外基準を設定しており，出血
リスクの高い患者に対する安全性が十分に確認されていない点に
留意する[3]．

(2) irAE 肝機能障害に対する対処

> 処方提案例：AST/ALT が急上昇する場合，肝機能異常をき
> たす多様な病態を評価項目に挙げ，医師とともに鑑別する．
> irAE 肝機能障害の可能性が高いと判断した場合には，両剤
> の休薬を提案し，回復のない場合には PSL 1～2 mg/kg/日
> の開始を提案する．

□肝機能検査値（AST/ALT，TB）をモニタリングし，鑑別・除外
診断として原因精査（病勢増悪，治療歴，ウイルス性，薬剤性，
自己免疫性，アルコールなど）を十分に行う[11]．

□irAE 心筋炎または筋炎，CRS（サイトカイン放出症候群：cyto-
kine release syndrome）由来で AST 上昇をきたすこともあり，
鑑別項目として忘れないこと．

□ICI 治療中において肝胆道系酵素上昇の原因で最も多いのはがん
の進展・転移である（64.2％）．次いで，irAE 肝炎（14.2％），筋
炎・心筋炎などの肝臓外疾患（8.3％），がんによる胆道閉塞
（3.6％）であり[12]，鑑別の参考とする．

□irAE の同時・多発合併発症について調査した結果，約 30％で 2
つ以上の臓器で irAE が併発していた[13]．このうち，肝機能異常
を含む多発合併症例の頻度が高かったため，他の irAE 併存につ
いても確認する．

□ベースラインの AST もしくは ALT が ULN を超えている肝細胞
がん患者では，Grade 評価法と対処法が通常と異なっていること

③ デュルバルマブ＋トレメリムマブ療法 | **49**

表 7-3-1　irAE 肝機能障害の対応方法（ベースラインの AST/ALT が基準値の患者）

CTCAE v4.03	数値	デュルバルマブ	トレメリムマブ
Grade 1	以下のいずれかを満たす場合 ・AST≦ULN×3 ・ALT≦ULN×3 ・TB≦ULN×1.5	投与継続	投与継続
Grade 2	以下のいずれかを満たす場合 ・ULN×3＜AST≦ULN×5 ・ULN×3＜ALT≦ULN×5 ・ULN×1.5＜TB≦ULN×3	Grade 1 以下になるまで休薬	Grade 1 以下になるまで休薬
Grade 3〜4	以下のいずれかを満たす場合 ・ULN×5＜AST≦ULN×10 ・ULN×5＜ALT≦ULN×10	Grade 1 以下になるまで休薬	永続的に中止
	以下のいずれかを満たす場合 ・AST＞ULN×10 ・ALT＞ULN×10 ・TB＞ULN×3 以下をすべて満たし，本剤以外に原因が考えられない場合 ・AST/ALT＞ULN×3 ・TB＞ULN×2	永続的に中止	永続的に中止

各検査値の ULN：AST＝30 U/L，ALT（男）＝42 U/L，ALT（女）＝23 U/L，TB＝1.5 mg/dL（参考：日本臨床検査標準協議会「共用基準範囲一覧」）

〔イミフィンジ® 点滴静注/イジュド® 点滴静注，適正使用ガイド．2023 年 11 月作成（アストラゼネカ）より〕

に注意する（**表 7-3-1，2**）[3]．

□irAE 肝機能障害では Grade 2 以上において両剤ともに休薬が必要となる．Grade 3 以上では両剤ともに永続的な中止が必要となる．

□休薬で改善のない場合，PSL 換算 1〜2 mg/kg/日を開始する．Grade 1 以下に回復した後，4 週以上かけて漸減する．ステロイド不応性・難治性の症例では，保険適応はないがミコフェノール酸モフェチルなど他の免疫抑制薬の使用も検討する．インフリキシマブは肝毒性が危惧されるため使用を回避すること[3,14]．

□ステロイド抵抗性を示し難治性の経過である場合は，irSC（IgG4 関連硬化性胆管炎：IgG4 related sclerosing cholangitis）の可能性も考慮する．

50 │ 第 7 章　免疫チェックポイント阻害薬

表 7-3-2　irAE 肝機能障害の対応方法（ベースラインの AST/ALT が ULN を超えている肝細胞がんを有する患者）

TCAE V4.03	数値	デュルバルマブ	トレメリムマブ
Grade 1	—	投与継続	投与継続
Grade 2	ベースライン×2.5＜AST/ALT ≦ベースライン×5，かつ≦ULN ×20	「＜ベースライン×2.5」になるまで休薬	「＜ベースライン×2.5」になるまで休薬
Grade 3〜4	ベースライン×5＜AST/ALT≦ベースライン×7，かつ≦ULN ×20 以下をすべて満たし，本剤以外に原因が考えられない場合 ・ベースライン×2.5＜AST/ALT ≦ベースライン×5，かつ≦ ULN×20 ・ULN×1.5＜TB＜ULN×2	「＜ベースライン×2.5」になるまで休薬	永続的に中止
	以下のいずれかを満たす場合 ・AST/ALT＞ベースライン×7 ・AST/ALT＞ULN×20 ・TB＞ULN×3 以下をすべて満たし，本剤以外に原因が考えられない場合 ・AST/ALT＞ベースライン×2.5 ・TB＞ULN×2	永続的に中止	永続的に中止

各検査値の ULN：AST＝30 U/L，ALT（男）＝42 U/L，ALT（女）＝23 U/L，TB ＝1.5 mg/dL（参考：日本臨床検査標準協議会「共用基準範囲一覧」）

〔イミフィンジ® 点滴静注/イジュド® 点滴静注，適正使用ガイド．2023 年 11 月作成（アストラゼネカ）より〕

> **処方提案例**：irAE の治療としてステロイドを開始する場合，その副作用対策を忘れずに準備する．肝細胞がんにおける特徴的な病態と ICI 適用下といった背景を踏まえて，処方を検討する．

□ステロイド由来の副作用対策では，がん患者の有する多様なリスク因子を踏まえて対応する．加えて肝細胞がん特有の病態を考慮して薬学的に介入することが重要である．

□PSL 換算 20 mg/日以上，4 週以上の長期投与症例では，ニューモシスチス肺炎の予防として ST 合剤の投与が推奨される[15]．

□irAE 治療管理中の真菌予防の有用性は不明とされているが，長

期の免疫抑制を受けている患者は侵襲性真菌感染症のリスクが高い可能性があり，感染対策として抗真菌薬の予防投与を行うことが推奨されている[15]．

□ 胃炎のリスクが高い患者〔NSAIDs（非ステロイド性抗炎症薬：nonsteroidal anti-inflammatory drugs），抗凝固薬の投与症例など〕では，PPI（プロトンポンプ阻害薬：proton pump inhibitor）や H_2 ブロッカーの併用を考慮する[15]．特に PPI はほぼ肝代謝型薬剤で，肝障害時に AUC 上昇の可能性があることを念頭に置く．

□ irAE 腎炎の危険因子の1つに PPI の継続使用が報告される[16]．PPI は腸内細菌叢に影響することで ICI の抗腫瘍効果を損ねる可能性も指摘されており[17]，ICI 適用症例における PPI 処方には十分な検討が必要である．また，PPI は collagenous colitis の危険因子とされており[18]，本レジメンで報告の多い irAE 腸炎との鑑別も重要である．

□ ステロイド性骨粗鬆症の管理と治療のガイドライン[19]では，加齢（65歳以上）や投与量（PSL 7.5 mg/日以上）などがリスク因子とされている．薬物療法としてビタミン D 製剤とカルシウムの補給などが推奨されている[15]．

□ ステロイド投与症例では糖尿病合併症例でなくとも平均的には約50 mg/dL の血糖値上昇があるとされ，その頻度は 34.3～56％と報告されている[20]．内因性インスリン分泌能は保持されていることが多い．空腹時血糖正常で随時血糖高値のパターンでは，食事・運動療法に食後過血糖改善薬を考慮し，空腹時・随時血糖ともに高値のパターンでは，内因性インスリン分泌能の低下を示唆する病態であり，インスリン療法を検討する[21]．

□ 肝障害時ではスルホニル尿素薬，グリニド薬の代謝・排泄能が低下するため，低血糖のリスクが高い．DPP-4 阻害薬の多くは腎排泄型だが，肝代謝・胆汁排泄の関与があるものは注意する．ビグアナイド薬は重度の肝機能障害患者において乳酸アシドーシスのリスクを高める可能性があり禁忌である．α-グルコシダーゼ阻害薬，GLP-1 受容体作動薬で誘発される便秘を契機として肝性脳症の悪化をきたす可能性があるので注意する．SGLT-2 阻害薬はグルクロン酸抱合による代謝を受けるものが多いが，本活性は肝硬変患者でも残存していることが多い．ピオグリタゾンは重篤な肝機能障害患者では禁忌である[22]．

52 | 第7章 免疫チェックポイント阻害薬

4 副作用の重症度評価と薬学的 ACTION

1) 下痢

□ デュルバルマブ＋トレメリムマブ療法における下痢の発現率は，26.5％（Grade 3 以上 4.4％）と最も多い副作用である[1]．

□ 重篤な下痢への進展回避のために，脱水に伴う電解質や腎機能の変化に注意する．

□ 頻回の水様便が主な臨床症状であり，腹痛や下血などの頻度は必ずしも高くはない[23]．

□ 大腸内視鏡で全周性の壁肥厚や潰瘍形成を確認できるが，irAE に特異的ではない．

□ 感染症の除外と消化器症状をきたす irAE（副腎クリーゼなど）の可能性を考慮する．

□ NSAIDs 併用，炎症性腸疾患の既往などが危険因子とされている[24]．

薬学的 ACTION ① 副腎不全による下痢

- ICI 誘発性 ACTH 単独欠損症の臨床症状として，下痢は約 50％と高頻度である[25]．
- 突然死がありうるため，下痢を見たらまず否定すべき病態である．
- コルチゾールは日内変動があり，午前 10 μg/dL，午後 5 μg/dL 前後とされ，午前採血で 4 μg/dL 未満では副腎不全を疑う．
- 検査所見として，低 Na 血症，高 K 血症，好酸球増多，低血糖，低血圧などがある．
- デキサメタゾン使用中はコルチゾールと ACTH はともに低値を示し，PSL やヒドロコルチゾン使用中では ACTH が低値であってもコルチゾールは正常〜高値を示す．
- ステロイド中止後であっても，PSL 換算≧7.5 mg/日，3 週以上の投与が副腎機能を有意に抑制する[26]ため，ステロイド使用状況の確認は特に重要である．

2) 心筋炎

□ トレメリムマブまたはデュルバルマブとの因果関係が否定できない心筋炎の有害事象報告は，2 例（全体の発現率で 0.5％），うち 1 例（0.3％）が Grade 5 だった[2]．

□ 重症筋無力症と筋炎・心筋炎の合併例が報告されるため[27]，同時にアセスメントすることが重要である．

□「息苦しい」といった呼吸器症状を伴うことが多いため[28]，感染

③ デュルバルマブ＋トレメリムマブ療法 **53**

症，肺臓炎，肺塞栓，心不全，irAE 重症筋無力症は重要な鑑別項目である[29]．

□稀だが早期より重篤化しやすく，投与開始 1〜3 か月以内に好発する[30,31]．

□十分に解明されていないが，ICI 併用は最も重要な危険因子とされている[32]．

□検査の感度・侵襲度・迅速性から，心電図・心エコー・血液検査（心筋トロポニン，CK，CK-MB，BNP，NT-proBNP）による評価が有用である．心電図異常とトロポニン高値の 2 項目を満たす場合，臨床的に irAE 心筋炎を疑うことは十分妥当である[30,33]．

□トロポニン高値は主要有害心血管イベントの発症と相関があり，irAE 心筋炎においても最も高感度とされる[30]．

薬学的 ACTION ② ステロイドパルス療法

- irAE 心筋炎では，ステロイドの高用量投与と早期導入が予後によい影響をもたらす[34]．そのため，Grade を問わずステロイドパルス療法（mPSL 500〜1,000 mg/日，3〜5 日間）を早期に（入院後 24 時間以内に）開始することが重要であり[14,34]，医師とともに迅速に対応する．

- 臨床的な改善（24〜72 時間以内にトロポニンがピーク値から半分以下となる，心機能や不整脈の改善など）を認めれば，経口ステロイド薬（PSL 1 mg/kg/日，最大 80 mg/日まで）に変更し，再増悪がないことを確認しながら 4〜6 週以上かけて漸減する．

- ICI 併用療法症例や短期間で重症化する症例において，他の免疫抑制薬の追加投与を要する傾向にあるが，インフリキシマブ投与例では心血管系死亡が多く，心血管死のリスク上昇と関連する可能性がある[35]．インフリキシマブは，中等度から重度のうっ血性心不全症例（LVEF≦35％または NYHA Ⅲ/Ⅳ）では投与禁忌であることを情報共有する．

3）皮膚症状

□デュルバルマブ＋トレメリムマブ療法における瘙痒症と発疹の発現率はそれぞれ 22.9％，22.4％と高頻度である[1]．

□稀ではあるが，Stevens-Johnson 症候群や中毒性表皮壊死症，水疱性類天疱瘡などを呈する場合もあり，重症例を迅速に察知できるようにしておきたい．

□ICI によって惹起された免疫調節不全により薬剤アレルギーの出

7

免疫チェックポイント阻害薬

現頻度が上昇する可能性が報告されている．ST 合剤に関する報告は多いので注意する[36]．

□肝細胞がんをはじめとした肝・胆道系疾患が原因となる皮膚症状（瘙痒症など）の混在を踏まえて対処する．

□irAE 皮膚症状と診断された場合，Grade 1,2 であれば ICI は継続しながらステロイド外用薬や抗ヒスタミン薬で対処，Grade 3 以上では ICI 休薬のうえ，ステロイド外用薬や抗ヒスタミン薬に加えて PSL 換算 0.5〜1 mg/kg/日の全身投与を検討[14]．ただし，ステロイド全身投与は短期間に留めることを目標とする．

薬学的 ACTION ③ 　ナルフラフィン

- ナルフラフィンは選択的オピオイド κ 受容体作動薬であり，慢性肝疾患患者において既治療薬で効果不十分な瘙痒症に対して使用される．

- これまでに，irAE 皮膚症状の瘙痒症に対する使用例，有用性に関する報告は国内外問わずなされていないが，原疾患である肝細胞がんの病態に対して適用されるケースは多いものと思われる．

- ナルフラフィンは肝代謝型薬剤であり，Child-Pugh 分類 B 以上では AUC が 2 倍以上に上昇する可能性がある[37]．

- ナルフラフィンの主要代謝酵素は CYP3A4 であるが，Child-Pugh 分類 B，C では CYP の薬物代謝能が低下し薬物間相互作用の強度が増大する可能性がある[38]．併用を余儀なくされる場合は，ナルフラフィンの副作用（不眠，眠気，頻尿，便秘，血中プロラクチン上昇など）に配慮する．

---

4) 疼痛

□トレメリムマブまたはデュルバルマブとの因果関係が否定できない筋骨格系および結合組織障害の有害事象報告は，全体の発現率で 9.0％，うち 1.5％が Grade 3 以上であり，比較的多い[2]．

□疼痛の原因は多様だが，原疾患由来の骨転移，腫瘍随伴性関節炎は最低限確認する．

□ICI 治療下では，内在するリウマチ疾患の再燃，irAE 関節リウマチ様多関節炎，リウマチ性多発筋痛症の他，irAE 下垂体炎の筋骨格系症状や irAE 筋炎の可能性を忘れてはならない．

□リウマチ性 irAE による疼痛の初期治療では NSAIDs が頻用されるが，約 40％の症例で効果不十分と評される[39]．また，肝機能低下症例では，NSAIDs の代謝に関与する CYP の活性低下[38, 40]，

③ デュルバルマブ＋トレメリムマブ療法 | **55**

低アルブミン血症などによる血中濃度の上昇，食道胃静脈瘤の出血リスクの増加[41]などがあるので，注意する．

□ステロイドは中等症から重度まで，PSL換算10〜20 mg/日（30 mg/日まで増量可）で治療反応性を得られるとされる[39, 42]．

□csDMARDs（従来型合成抗リウマチ薬：conventional synthetic DMARDs）は主にステロイド抵抗例で用いられ，特にメトトレキサートが頻用される[39, 42]．ただし，メトトレキサートにある有害事象として，間質性肺疾患，ニューモシスチス肺炎などの感染症，血液毒性，腎障害などには十分注意する．

□bDMARDs（生物学的抗リウマチ薬：biological DMARDs）は原則的にICIとの併用は行わない．ステロイド抵抗例かつcsDMARDsより早い効果を期待する場合に一時的なbDMARDsの適用を検討する[39, 42]．

薬学的 ACTION ④　自己免疫疾患合併がん患者

- 自己免疫疾患合併がん患者におけるICI治療では，ある一定の頻度で何らかの免疫毒性（原病の再燃，新規irAE）の出現を認める[43]．
- 特にリウマチ性疾患のICI導入後の再燃率が高く，関節炎やリウマチ性筋痛は高頻度だが，大部分は低Gradeである[44]．
- 一方，炎症性腸疾患のような自己免疫疾患の場合，消化器系irAEの発症率や重篤度が高まるといった報告もあり[45]，疾患別の配慮は必要である．
- 抗核抗体やリウマチ因子の測定意義は明確ではないが，いずれかの自己抗体が陽性であった場合はirAE頻度が上昇する可能性があり注視する[46]．
- 自己免疫疾患併存例ではステロイドを含む多種多様な免疫抑制薬や分子標的治療薬が使用される．各種ガイドラインにて，PSL換算10 mg/日以下がICI適用の目安とされており[15, 42]，併存疾患の確認とともに，継続している薬剤の情報は正確に把握し，関わるスタッフには確実に情報共有する．

7

免疫チェックポイント阻害薬

5　服薬説明の POINT

□特徴的な副作用がirAEである．下痢や皮膚症状などの高頻度かつ鑑別しやすいものから，心筋炎などのように稀で鑑別がしづらいものまで多様である．早期発見，対応のためにも，些細な体調変化でも早めに報告するよう説明する．

□irAE は遅れて発現する可能性があり，次治療の経過観察中や薬物治療完遂後に認めることもある．患者には十分な理解を得るよう説明する．

□irAE に対してステロイドの治療が開始された場合には，継続服用の重要性とともに，医師の指示通りに減量することを認識してもらう．ステロイドの副作用対策で処方された薬についても，主治医の指示がない限り，自己判断で中止することのないよう注意喚起する．

□肝細胞がんの病態特性に肝機能障害や低アルブミン血症などがあり，副作用や薬物間相互作用のリスクが高まることを認識してもらう．

引用文献

1) Abou-Alfa GK, et al：NEJM Evid 1：EVIDoa2100070, 2022（PMID：38319892）
2) イジュド®点滴静注，医薬品インタビューフォーム．2023年3月改訂（第2版）（アストラゼネカ）
3) イミフィンジ®点滴静注/イジュド®点滴静注，適正使用ガイド．2023年11月作成（アストラゼネカ）
4) Petrillo LA, et al：Cancer 126：2288-95, 2020（PMID：32142165）
5) Chiou VL, et al：J Clin Oncol 33：3541-3, 2015（PMID：26261262）
6) イミフィンジ®点滴静注，医薬品インタビューフォーム．2023年11月改訂（第9版）（アストラゼネカ）
7) El-Khoueiry AB, et al：Lancet 389：2492-502, 2017（PMID：28434648）
8) 日本肝臓学会肝炎診療ガイドライン作成委員会（編）：B型肝炎治療ガイドライン，第4版．日本肝臓学会，2022
9) Centanni M, et al：Clin Pharmacokinet 58：835-57, 2019（PMID：30815848）
10) Bajaj G, et al：CPT Pharmacometrics Syst Pharmacol 6：58-66, 2017（PMID：28019091）
11) Regev A, et al：J Autoimmun 114：102514, 2020（PMID：32768244）
12) Cunningham M, et al：PLoS One 16：e0253070, 2021（PMID：34115819）
13) Sznol M, et al：J Clin Oncol 35：3815-22, 2017（PMID：28915085）
14) 日本臨床腫瘍学会（編）：がん免疫療法ガイドライン，第3版．金原出版，2023
15) National Comprehensive Cancer Network：NCCN Guidelines：Management of Immunotherapy-Related Toxicities Version 2.2023
16) Cortazar FB, et al：J Am Soc Nephrol 31：435-46, 2020（PMID：31896554）
17) Cortellini A, et al：J Immunother Cancer 8：e001361, 2020（PMID：33154150）
18) Yamashiro K, et al：Sci Rep 12：17652, 2022（PMID：36271126）
19) Suzuki Y, et al：J Bone Miner Metab 32：337-50, 2014（PMID：24818875）
20) Tamez-Pérez HE, et al：World J Diabetes 6：1073-81, 2015（PMID：26240704）

21) 飯降直男, 他：薬事 58：2299-2305, 2016
22) 谷藤亜希子：薬局 71：3596-3605, 2020
23) Beck KE, et al：J Clin Oncol 24：2283-9, 2006 (PMID：16710025)
24) Soularue E, et al：Gut 67：2056-67, 2018 (PMID：30131322)
25) Percik R, et al：Autoimmun Rev 19：102454, 2020 (PMID：31838158)
26) Cooper MS, et al：N Engl J Med 348：727-34, 2003 (PMID：12594318)
27) Suzuki S, et al：Neurology 89：1127-34, 2017 (PMID：28821685)
28) Sun JY, et al：Int J Cardiol 344：170-8, 2021 (PMID：34563597)
29) Shannon VR, et al：Support Care Cancer 28：6145-57, 2020 (PMID：32880733)
30) Mahmood SS, et al：J Am Coll Cardiol 71：1755-64, 2018 (PMID：29567210)
31) Salem JE, et al：Lancet Oncol 19：1579-89, 2018 (PMID：30442497)
32) Waliany S, et al：Annu Rev Pharmacol Toxicol 61：113-34, 2021 (PMID：32776859)
33) Caforio AL, et al：Eur Heart J 34：2636-48d, 2013 (PMID：23824828)
34) Zhang L, et al：Circulation 141：2031-4, 2020 (PMID：32539614)
35) Cautela J, et al：J Immunother Cancer 8：e001887, 2020 (PMID：33298621)
36) Micheletti RG, et al：J Invest Dermatol 138：2315-21, 2018 (PMID：29758282)
37) レミッチ®カプセル/レミッチ®OD錠, 医薬品インタビューフォーム, 2022年4月改訂 (第18版) (鳥居薬品)
38) Shiffman ML, et al：Ther Drug Monit 18：372-7, 1996 (PMID：8857553)
39) Leipe J, et al：Rheumatology (Oxford) 58：vii49-58, 2019 (PMID：31816078)
40) Imani F, et al：Hepat Mon 14：e23539, 2014 (PMID：25477978)
41) Hamilton JP, et al：Management of pain patients with advanced chronic liver disease or cirrhosis. UpToDate, 2019
42) Kostine M, et al：Ann Rheum Dis 80：36-48, 2021 (PMID：32327425)
43) Tison A, et al：Arthritis Rheumatol 71：2100-11, 2019 (PMID：31379105)
44) McCarter KR, et al：Semin Arthritis Rheum 64：152335, 2024 (PMID：38100899)
45) Abu-Sbeih H, et al：J Clin Oncol 38：576-83, 2020 (PMID：31800340)
46) Toi Y, et al：JAMA Oncol 5：376-83, 2019 (PMID：30589930)

〔吉野真樹〕

第8章

乳がん

4　乳がんの病態生理

1　臓器とがんの OVERVIEW[1]

□乳房の構造を図8-4-1に，乳房の周囲のリンパ節を図8-4-2に示す．

□乳がんは乳腺の組織にできるがんで，多くは乳管から発生する乳管がんが全体の約90％と多くを占めることが知られているが，一部は小葉から発生する小葉がんもある．稀に乳腺以外の乳房の組織から発生することもある．乳管や小葉内に留まっている乳がんを非浸潤がんといい，乳管の外まで拡大しているものを浸潤がんという．

□乳がんは進行すると，周囲の組織を壊しながら増殖し，血液やリンパ液を介して転移する．主な転移部位は，乳房付近のリンパ節，骨，肝臓，肺，脳である．

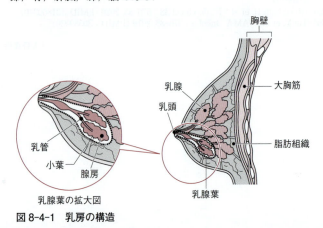

図8-4-1　乳房の構造

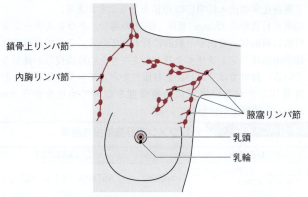

図 8-4-2　乳房の周囲のリンパ節

- 男性乳がんも女性と同様，多くの場合乳管から発生し，治療方法も基本的には女性乳がんと同様である．
- 乳がんの好発罹患年代は，45～79歳であり，その後は減少する．
- 乳がんのリスク因子として，家族歴，アルコール，放射線曝露，糖尿病，肥満，高濃度乳房，良性乳腺疾患（特に異型乳管過形成などの上皮内病変），喫煙，閉経後女性ホルモン補充療法などが知られている．
- 代表的な遺伝性乳がんとして遺伝性乳がん卵巣がん（HBOC：hereditary breast cancer and ovarian cancer）が知られている．HBOC が疑われる場合は，*BRCA1*, *BRCA2* 病的バリアントの有無を調べる遺伝学的検査も検討する．これ以外の遺伝性腫瘍症候群に関連する遺伝子としては，*TP53*, *PTEN*, *NF1* などが知られており，これらの遺伝子検査はがん細胞において変化した遺伝子の検査ではなく，先天的な病的バリアントの有無を調べる生殖細胞系列の遺伝学的検査で行われる．

2　病態生理の POINT

- 病理検査の結果をもとに St.Gallen サブグループ分類（triple negative, luminal/HER2 positive, HER2 positive, luminal A-like, liminal B-like）に従い病期（Stage）に応じて治療法を決定する．
- 手術治療の対象病期は Stage 0 期（非浸潤性乳管がん）～ⅢA 期（浸潤がん）とされている．早期乳がん（Stage Ⅰ～ⅢA）では乳房部分切除術を行うことや残存病変に基づく治療選択を目的とし

て術前化学療法±抗 HER2 療法を行うことがある.

□局所進行乳がん（Stage ⅢB，ⅢC）の場合，ダウンステージング目的に術前化学療法が一般的に行われている．ここで選択される化学療法はアントラサイクリンとタキサンの順次投与が推奨されている．最近ではリンパ節転移陽性やホルモン受容体陰性などの再発リスクが高い場合に治療強度を高めて治療を行う dose-dense 化学療法が行われている．

薬学的 ACTION ① 各レジメンの肝機能投与基準

レジメン	TB*	AST/ALT
エピルビシン（EPI）＋シクロホスファミド（CPA）	≦ULN	AST≦ULN×1.5，ALT なし
ドセタキセル（DTX）＋CPA	≦ULN	AST≦ULN×3，ALT なし
パクリタキセル（PTX）＋ベバシズマブ（BEV）	≦ULN	AST≦ULN×2 AST≦ULN×5（肝転移あり）
トラスツズマブ　デルクステカン（T-DXd）	≦ULN×3	AST/ALT≦ULN×5
カペシタビン（CAP）	≦ULN×1.5	AST/ALT≦ULN×2.5
パルボシクリブ	≦ULN×1.5	AST/ALT≦ULN×3
アベマシクリブ	≦ULN×1.5	AST/ALT≦ULN×3

各検査値の ULN：TB＝1.5 mg/dL，AST＝30 U/L，ALT（男）＝42 U/L，ALT（女）＝23 U/L（参考：日本臨床検査標準協議会「共用基準範囲一覧」）
*DTX＋CPA については TB ではなく D-BiL（直接ビリルビン）.

薬学的 ACTION ② 各レジメンの腎機能投与基準

レジメン	検査値
EPI＋CPA	Ccr＞60 mL/分
DTX＋CPA	sCr≦1.5 mg/dL
PTX＋BEV	sCr≦2.0 mg/dL
T-DXd	Ccr≧30 mL/分
CAP	Ccr≦50 mL/分 30≦Ccr＜50 mL/分　25%減量 Ccr＜30 mL/分　投与中止
パルボシクリブ	該当なし
アベマシクリブ	sCr≦ULN×1.5

sCr の ULN：sCr（男）＝1.07 mg/dL，sCr（女）＝0.79 mg/dL（参考：日本臨床検査標準協議会「共用基準範囲一覧」）

□乳がんの好発転移部位の1つに肝臓が知られている．乳がん薬物療法では肝転移による肝機能障害時の投与量調整が必要になる薬剤があることを把握しておく．時には慢性腎不全や糖尿病を合併している場合もあり，そのような場合には腎機能低下も併発することがあるため，腎機能による調整方法の把握も重要である．

薬学的 ACTION ③　各レジメンの心機能投与基準

レジメン	検査値
トラスツズマブ (Tmab)	LVEF≧55%（投与開始前） LVEF≧50%（投与中）
ペルツズマブ (PER)＋Tmab	LVEF≧50%（転移・再発） LVEF≧55%（術前・術後）
トラスツズマブ エムタンシン (T-DM1)	LVEF≧50%（手術不能・再発） LVEF≧50%（術後）
T-DXd	LVEF≧50%，QTc 間隔≦470 ミリ秒
nab-PTX	心電図：臨床上問題となる所見なし

LVEF（左室駆出率：left ventricular ejection fraction）

薬学的 ACTION ④　各薬剤の心機能測定のタイミング[2]

薬剤	治療中	治療後
アントラサイクリン系抗がん薬	投与総量が， ・240 mg/m^2 を超えた時点 ・500 mg/m^2 を超えた時点 ・3 か月毎 ・治療終了時	治療終了後6か月，12か月．その後必要に応じて実施
抗 HER2 抗体薬	・3 か月毎 ・治療終了時	治療終了時に LVEF／GLS* の低下がなければフォロー終了
免疫チェックポイント阻害薬	・治療終了時	治療終了時に LVEF／GLS* の低下がなければフォロー終了

*GLS (global longitudinal strain)：心エコー図検査で求められる，心筋の長軸方向の収縮機能の指標．LVEF よりも心筋障害を感度よく検出でき，再現性に優れた指標として，欧米の循環器関連および米国腫瘍学会のガイドラインで使用が推奨されている．

□乳がん治療はアントラサイクリン系，抗 HER2 が治療の鍵だが，これらの薬剤による CTRCD（がん治療関連心機能障害：cancer therapeutics-related cardiac dysfunction）が報告されている．特に，LVEF 低下が懸念されるため開始前に心エコー検査にて LVEF の測定が推奨されている．

□抗 HER2 抗体薬である Tmab の心筋障害は用量依存性がみられ

ないため，治療開始前のみならず，継続的な測定が必要と考えられている．アントラサイクリン系を例に挙げると，測定のタイミングは開始前とその後は治療中3か月ごとの測定と治療終了後は6か月後，12か月後など薬剤ごとに推奨されている．

薬学的 ACTION ⑤　確定診断に必要な生検と病理診断

□ 乳がんの確定診断には細胞や組織を用いた診断が必要なため，細い針を腫瘍に穿刺し細胞塊を吸引する穿刺吸引細胞診や少し太い針を使用するコア針生検，マンモトーム生検が行われている．これらの検体を用いてエストロゲン受容体，プロゲステロン受容体，HER2 発現量，細胞増殖の指標である Ki-67 の値を評価し，治療方針を決定する．

□ 特に HER2 発現に関しては浸潤性乳がんの予後予測因子，効果予測因子であるため，厳密な検査が求められている．HER2 過剰発現の確認には，免疫組織化学法（IHC 法）と遺伝子増幅を確認する ISH 法があるが，優先的に簡便な IHC 法を行うのが一般的である．ただし IHC 法の結果が 2＋の場合，ISH 法による再検が必要になる点に注意する．抗 HER2 抗体薬を使用する際には，病理診断結果の確認は必須である．

引用文献

1) 日本乳癌学会（編）：乳癌診療ガイドライン―1 治療編 2022 年版，第 5 版．金原出版，2022
2) 日本心エコー図学会：抗がん剤治療関連心筋障害の診療における心エコー図検査の手引．http://www.jse.gr.jp/guideline_onco2020-2.pdf accessed 2024.10.21

〔高田慎也〕

5 カペシタビン療法（CAP 療法）

EXPERT EYES

- 手術不能または再発乳がんに CAP を単剤で用いる場合は，A 法，B 法の 2 つがある.
- A 法，B 法で用法用量や副作用の発現頻度が異なるので注意する.
- 手足症候群が Grade 2 以上となると休薬対象となるため，症状の早期発見，早期対応が必要となる.
- CAP の減量や休薬により有効性が損なわれないことが報告されている[1].
- 外来治療でも使用される経口抗がん薬であるため，治療を継続していく上で保険薬局薬剤師の関わりも重要となる.

1 治療効果

(1) J015155 試験[2]

- **対象患者**：ドセタキセル（DTX）無効の進行・再発乳がん患者 60 例
- **試験方法**：825 mg/m^2/回　1 日 2 回，21 日間投与 7 日間休薬を 1 コースとして 2 コース以上
- **奏効率**：20.0 %

(2) J016526 試験[3]

- **対象患者**：アントラサイクリン系薬剤既治療で，タキサン系薬剤無効の進行・再発乳がん患者 35 例
- **試験方法**：1,250 mg/m^2/回　1 日 2 回，14 日間投与 7 日間休薬を 1 コースとして，2 コース以上 6 コースまで
- **奏効率**：21.9 %

2 副作用

1）発現率の高い副作用

(1) 825 mg/m^2/回　1 日 2 回，21 日間投与 7 日間休薬[4]

副作用	発現率（%）	
	全体	Grade 3 以上
手足症候群	50.7	11.3
赤血球減少	37.9	2.0
白血球減少	33.0	0.5

8

乳がん

副作用	発現率 (%)	
	全体	Grade 3 以上
リンパ球減少	31.0	17.7
TB 上昇	28.6	10.8
悪心	26.1	—
下痢	20.2	1.5

(2) 1,250 mg/m²/回 1日2回, 14日間投与7日間休薬[5]

副作用	発現率 (%)	
	全体	Grade 3 以上
手足症候群	76.8	13.7
悪心	42.1	1.1
食欲不振	40.0	4.2
口内炎	38.9	—
下痢	36.8	2.1

2) 発現率は低いが見逃したくない副作用

(1) 825 mg/m²/回 1日2回, 21日間投与7日間休薬[4]

副作用	発現率 (%)	
	全体	Grade 3 以上
PT 延長	6.4	—
心電図異常	1.0	
呼吸困難	0.5	—
APTT 延長	0.5	0.5
急性腎不全	0.5	—

(2) 1,250 mg/m²/回 1日2回, 14日間投与7日間休薬[5]

副作用	発現率 (%)	
	全体	Grade 3 以上
発熱性好中球減少症	1.1	1.1
PT 延長	1.1	—
黄疸	1.1	1.1
深部静脈血栓症	1.1	1.1

5 カペシタビン療法（CAP 療法） | 65

表 8-5-1　症状回復までの期間

投与法	最高時 Grade	発現件数	症状消失までの日数　中央値（範囲）
A 法	Grade 1〜3	125	29.0 日（ 2〜546 日）
	うち Grade 3	17	57.0 日（11〜295 日）
B 法	Grade 1〜3	53	32.0 日（ 2〜189 日）
	うち Grade 3	4	83.5 日（49〜120 日）

〔チェプラファーム社内資料：国内前期第Ⅱ相臨床試験および後期第Ⅱ相臨床試験における副作用発現状況（手足症候群），チェプラファーム社内資料：1,250 mg/m²/回（1 日 2 回）副作用発現状況（手足症候群）より〕

3　診察前の患者面談の POINT

1）抗がん薬の減量・休薬に関わること

（1）手足症候群

□Grade 2 以上で CAP の投与を中断する．

□Grade 3 に至る症例では症状の消失・軽快までにより時間を要するため，症状悪化の前に休薬などの適切な処置をする（表 8-5-1）[6,7]．

（2）腎障害

□重篤な腎障害のある患者は投与禁忌となっているが，添付文書上明確な基準はない．

□腎機能低下例において副作用の重篤化や発現率が上昇する可能性があるため注意する．

□EU の SmPC（製品概要：summary of product characteristics）では，腎障害の目安，CAP の投与量について以下の記載がある．

- 投与開始前 Ccr 30 mL/分未満：投与禁忌
- 投与開始前 Ccr 30〜50 mL/分：25％減量（1 レベル減量）
- 投与開始前 Ccr 51〜80 mL/分：減量不要

（3）A 法の場合

□減量・休薬の規定は定められておらず，重篤な副作用が発現した場合は休薬する．

□国内第Ⅱ相臨床試験時は，休薬・減量規定が定められていた[2]．

（4）B 法の場合

□Grade 2 以上の副作用が発現した際はただちに休薬する．Grade 0〜1 に軽快後，表 8-5-2 に従って再開する．

8

乳がん

66 | 第8章 乳がん

表8-5-2 減量・休薬の規定

NCIによる毒性の Grade判定		治療期間中の処置	治療再開時の投与量
Grade 1		休薬・減量不要	減量不要
Grade 2	初回発現	Grade 0～1に回復するまで休薬	減量不要
	2回目発現	Grade 0～1に回復するまで休薬	1レベル減量
	3回目発現	Grade 0～1に回復するまで休薬	2レベル減量
	4回目発現	投与中止・再投与不可	―
Grade 3	初回発現	Grade 0～1に回復するまで休薬	1レベル減量
	2回目発現	Grade 0～1に回復するまで休薬	2レベル減量
	3回目発現	投与中止・再投与不可	―
Grade 4	初回発現	・投与中止・再投与不可 ・あるいは治療継続が患者にとって望ましいと判定された場合は，Grade 0～1に軽快するまで投与中断	2レベル減量

2) 抗がん薬治療や支持療法薬の提案に関わること
(1) 手足症候群に対する支持療法薬

> **処方提案例**：手足症候群の予防として，治療開始時に保湿薬の処方提案を行い，症状の悪化時にはステロイド外用薬やCAPの減量，休薬を提案する．継続評価を行い，症状の改善が認められた際には，ステロイド外用薬のランクダウンや中止を提案する．

□手足症候群の好発部位は手掌や足底の皮膚，爪の四肢末端部である．

□CAPによる手足症候群の発現時期はキナーゼ阻害薬による手足症候群の発現のピークより遅い．

□手足症候群は発現機序が不明であり，確実な予防法や治療法は確立していない．

□手足症候群に対する最も効果的な対応方法は，CAPの休薬または減量である．Grade 2の手足症候群が発現している場合には，CAPの休薬が必要である．

□手足症候群の予防に対して，保湿薬のエビデンスレベルは十分ではない[8]．しかしながら，益に対して害がほとんどないことか

ら，治療開始時より白色ワセリン，ヘパリン類似物質含有製剤などの保湿薬を塗布するよう指導する．

□保湿薬の塗布回数は，手は手洗い後毎回，足は1日5回を目標に少なくとも2〜3回を目安として指導する．

□Grade 2以上の症状が認められたら，very strong〜strongestクラスのステロイド外用薬を塗布する．

□手足症候群の予防として，適正使用ガイドにはビタミンB_6による症状軽減の記載はあるがエビデンスはないとされているため[9]，ビタミンB_6の処方に関しては中止を提案する．

□Grade 2とGrade 3を区別するポイントは，安静時の痛みの有無や身の回りの日常生活動作に支障がないかである．

□症状の改善が認められた場合は，ステロイド外用薬のランクダウンや中止の提案をする．

□カペシタビン投与時のセレコキシブ併用が手足症候群の発現予防に有効であるという報告がある[10]．

(2) 悪心・嘔吐に対する支持療法薬

> **処方提案例**：悪心・嘔吐の症状を確認し，メトクロプラミドの効果と副作用を考慮し処方提案を行う．継続評価して効果が不十分，有害事象の発現がある場合は，他の救済治療薬への切り替えを提案する．

□CAPの催吐リスク分類は軽度である．

□高度・中等度催吐リスクに分類される抗がん薬を対象とした研究では，患者関連リスク因子として女性，若年，妊娠悪阻の経験，過去の抗がん薬での悪心・嘔吐の経験，飲酒習慣，乗り物酔いの経験，強い不安，短い睡眠時間などが報告されている．

□重度の場合はD_2受容体遮断薬であるメトクロプラミドやプロクロルペラジン，5-HT_3受容体拮抗薬のラモセトロンの救済治療薬追加を検討する．ただし5-HT_3受容体拮抗薬は，D_2受容体遮断薬と比べ高価となる．また副作用に便秘もあるため支持療法薬に対する副作用マネジメントも重要となる．

(3) ワルファリンカリウムとの併用

> **処方提案例**：ワルファリンカリウムの併用にてPT-INRの延長が報告されているため，血液凝固能検査の実施を提案す

68 | 第8章 乳がん

る．また患者の既往歴を確認し，可能ならば別の抗凝固薬〔DOAC（直接作用型経口抗凝固薬：direct oral anticoagulant）〕への変更を提案する．

□CAP とワルファリンカリウムの併用によりワルファリンカリウムの作用が増強し，血液凝固能検査値異常や出血の発現が報告されている（CAP 投与前と比較して投与後における S-ワルファリンの AUC は 57%，PT-INR は 91% 増加した[11]）．

□併用して治療を行う場合には，頻繁な血液凝固能検査（PT，PT-INR など）が必要である．

□ワルファリンカリウムからエドキサバンやアピキサバンなどの DOAC への変更を提案することも選択肢の 1 つである．

4 副作用の重症度評価と薬学的 ACTION

1) 下痢

□下痢の発現率は A 法で 20.2%，B 法で 36.8% である．

□発現時期の中央値は A 法で 50.0 日（7〜599 日），B 法で 22.0 日（1〜194 日）である．

□治療開始前の患者の排便ベースラインを基準として Grade 評価を行う．

□発熱や嘔吐を伴う場合は，感染性腸炎の可能性があるため注意する．

□CAP の不活化に関与する酵素である DPD（ジヒドロピリミジンデヒドロゲナーゼ：dihydropyrimidine dehydrogenase）が欠損している患者は極めて稀だが，治療開始早期に Grade 3 以上の重篤な副作用（口内炎，下痢，血液障害，神経障害など）が発現することが報告されている．

薬学的 ACTION ① ロペラミドの使用

- 止瀉薬であるロペラミドを使用する際は，感染性腸炎との鑑別（発熱有無，食事内容など）を行う．
- ロペラミドの添付文書上の用法・用量（成人に 1 日 1〜2 mg を 1〜2 回に分割経口投与する．なお症状により適宜増減する）でコントロールできない場合は，ASCO（米国臨床腫瘍学会）ガイドライン[12] で推奨されているロペラミドの投与法での対応を考慮してもよいが，Grade 3 以上の副作用発現が疑われるため，医療機関への連絡もあわせて説明し，状況に応じて受診を促す．

2）手足症候群

□手足症候群の発現率は A 法で 50.7％，B 法で 76.8％である．

□発現時期の中央値は A 法で 43.0 日（4〜284 日），B 法で 30.0 日（5〜122 日）である．

□手湿疹や掌蹠膿疱症などの類似する症状を呈する皮膚疾患が多数存在するため，本剤投与開始前に手足の状態を観察し，他の疾患や病態が存在していないか確認しておく．

□発症初期は，しびれ，チクチクまたはピリピリするような感覚の異常やびまん性の紅斑，色素沈着が認められる．この時期には視覚的な変化を伴わない可能性がある．

薬学的 ACTION ②　手足症候群に対する治療介入

- 治療開始時に保湿薬の処方を確認するが，日常的に保湿薬を使用している患者には，手持ちの保湿薬に刺激物質が含まれてないかを確認する．
- 患者に対して副作用状況を確認する際に手掌の確認は行いやすいが，足底の確認は履物を脱ぐなど患者が億劫に感じることが多い．
- **足底の手足症候群を疑うポイント**：患者の履いている履物（サンダルなどのつま先を覆っていない履物），来局時の歩行の仕方（ぎこちない歩き方）．これらによって，疑わしい場合は積極的に足底の状況を確認する．

5　服薬説明の POINT

□CAP 療法でポイントとなる副作用に手足症候群があり，症状が Grade 2 以上にならないように指導を行う．手足症候群でステロイド外用薬開始の際，保湿薬の塗布をやめてしまう場合があるため，ステロイド外用薬塗布中も保湿を継続するよう指導する．

□保湿薬やステロイド外用薬には，軟膏やローション剤などの剤形が各種あるため，患者の使用状況などを確認しながら，各種剤形があることを説明し，保湿薬の保湿効果を保つためには，1 日 2 回以上塗布が必要となること指導する[13]．

□保湿薬やステロイド外用薬の塗布量は FTU（finger tip unit）を目安に用いて指導する．1 FTU は軟膏・クリーム剤の場合は大人の人差し指の第 1 関節から指先の量（約 0.5 g）まで，ローション剤の場合は 1 円玉大の量（約 0.5 g）である．塗布はティッシュが貼りつく程度に，すり込まず乗せるように行う．

□手足症候群は圧力がかかる部位に症状が発現しやすいため，靴底

の高いハイヒールは避け，クッション性の高い靴を履くことをすすめる．買い物袋の重さで手掌が圧迫されないように，リュックサックの使用や家族に荷物を持ってもらうなど，重症化させないための具体的な工夫を指導する．

□CAPの減量や休薬により有効性が損なわれないことが報告されているため，症状を我慢せず報告するよう指導する．

□色素沈着に対する治療法は確立していないが，投与中止により軽快する場合が多い．継続投与中は紫外線により色素沈着が増悪することがあるため，日焼け対策を行うよう指導する．

□妊娠可能な女性患者およびパートナーが妊娠する可能性のある男性患者には，投与中および投与終了後一定期間は適切な避妊を行うように指導する．米国添付文書には避妊期間の目安として投与中および投与終了後に女性患者の場合は6か月間，男性患者の場合は3か月間の記載がある．

□手術不能または再発乳がんに対して，ラパチニブと併用して用いられる場合もある．その際のCAPの用法・用量はC法（1,000 mg/m^2/回 1日2回，14日間投与7日間休薬）となるため注意する．また添付文書上ではCAPは食後30分以内，ラパチニブは食事の1時間以上前または食後1時間以降に服用することが記載されており，服用タイミングが異なる点についても説明する．

引用文献

1) Leonard R, et al：Ann Oncol 17：1379-85, 2006（PMID：16966367）
2) ドセタキセル無効の進行・再発乳癌を対象とした後期第2相臨床試験（2003年4月16日承認，申請資料概要ト．1-3-2）
3) チェプラファーム社内資料：タキサン系薬剤無効の乳癌を対象とした第2相臨床試験
4) ゼローダ®錠，適正使用ガイド，乳癌．pp 24-8, 2024（チェプラファーム）
5) ゼローダ®錠，適正使用ガイド，乳癌．pp 40-3, 2024（チェプラファーム）
6) チェプラファーム社内資料：国内前期第Ⅱ相臨床試験および後期第Ⅱ相臨床試験における副作用発現状況（手足症候群）
7) チェプラファーム社内資料：1,250 mg/m^2/回（1日2回）副作用発現状況（手足症候群）
8) 藤井千賀，他：癌と化学療法 35：1357-60，2008
9) Kang YK, et al：J Clin Oncol 28：3824-9, 2010（PMID：20625131）
10) Zhang RX, et al：Ann Oncol 23：1348-53, 2012（PMID：21940785）
11) Camidge R, et al：J Clin Oncol 23：4719-25, 2005（PMID：16034047）
12) Benson AB 3rd, et al：J Clin Oncol 22：2918-26, 2004（PMID：15254061）
13) 大谷真理子，他：日本皮膚科学会雑誌 122：39-43, 2012

〔五十嵐保陽〕

6 dose-dense エピルビシン＋シクロホスファミド療法（ddEPI＋CPA 療法, ddEC 療法）

EXPERT EYES

□ リンパ節転移陽性やホルモン受容体陰性などの再発リスクが高い早期乳がんに対して，dose-dense 療法を行うことが強く推奨されている（図 8-6-1）[1]．

□ 乳がんの周術期化学療法（術前・術後補助療法）の目的は再発予防効果を高めることなので，安易な減量や延期は避けるべきである．適切な有害事象マネジメントにより，可能な限り高い RDI（相対用量強度：relative dose intensity）を保つことが重要である．

1 治療効果

□ 対象：リンパ節転移陽性の早期乳がん患者　ddEC 療法 502 例
□ 無増悪生存期間：dose-dense 療法[*1]（2 週）未到達 vs 標準療法[*2]（3 週）16.52 か月

　ハザード比[*3]：0.77［95％信頼区間：0.67-0.89］（p＝0.0004）

[*1] dose-dense 療法は ddEC 療法（502 例）と ddFEC 療法（500 例）の合計
[*2] 標準療法は EC 療法（542 例）と FEC 療法（544 例）の合計
[*3] ddEC（ddFEC）療法または EC（FEC）療法 4 コース後にパクリタキセル 4 コース（HER2 陽性には術後 1 年間トラスツズマブ併用）

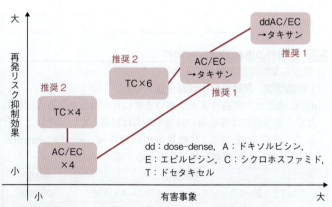

図 8-6-1　各レジメンの再発リスク抑制効果と有害事象の関係

〔日本乳癌学会（編）：乳癌診療ガイドライン―1 治療編 2022 年版, 第 5 版. 金原出版, 2022 を参考に作成〕

72 | 第8章 乳がん

2 副作用

1) 発現頻度の高い副作用[2, 3]

副作用	発現率	
	全体	Grade 3 以上
悪心	77	3
貧血	67	1
骨痛	55	2
脱毛	60	11
筋肉痛	51	3
神経障害	51	4
発熱性好中球減少症[2, 4]	89	48
嘔吐	42	1
口内炎	37	1
トランスアミナーゼ上昇	37	2
好中球減少[2, 4]	24~42	10~14

2) 発現率は低いが見逃したくない副作用[2, 3]

副作用	発現率 (%)	
	全体	Grade 3 以上
発熱	26	<1
下痢	16	<1
心毒性[5]	4	0

3 診察前の患者面談の POINT

1) 抗がん薬の減量・休薬に関わること

(1) 骨髄機能, 発熱性好中球減少症

□ddEC 療法は, 再発リスクが高い患者に行う強度を高めた治療のため, 基本的には各薬剤の減量や休薬は回避したい. その対策として, 骨髄抑制, FN (発熱性好中球減少症: febrile neutropenia) では G-CSF 製剤を使用して対応する.

	検査項目	投与量
EPI	TB 1.2~3.0 mg/dL かつ AST 2~4×ULN	50%減量
	TB 3.1~5.0 mg/dL かつ AST >4×ULN	75%減量

⑥ dose-dense エピルビシン＋シクロホスファミド療法（ddEC 療法） **73**

	検査項目	投与量
CPA	GFR（mL/分）＜10	25%減量
	TB 3.1〜5.0 mg/dL　かつ　AST ＞6×ULN	
	TB ＞5.0 mg/dL	中止

各検査値の ULN：TB＝1.5 mg/dL，AST＝30 U/L（参考：日本臨床検査標準協議会「共用基準範囲一覧」）

2) 抗がん薬治療や支持療法薬の提案に関わること

(1) FN 予防のペグフィルグラスチム

> **処方提案例**：ddEC 療法の day 2〜4 のタイミングで，ペグフィルグラスチム　1 コースあたり 1 回 3.6 mg 皮下投与を提案する.

□乳がんのがん薬物療法において，再発リスク低下や全生存期間の延長を目的する際，G-CSF 製剤の 1 次予防投与は FN 発症率を低下させることが示されており，ガイドラインでは G-CSF 製剤の 1 次予防投与について強く推奨されている.

□G-CSF 製剤の 1 次予防投与を前提に，乳がんの周術期がん薬物療法のコースを 3 週ごとから 2 週ごとに短縮する dose-dense 療法によって，全生存期間や無イベント生存期間の改善が示唆されている. 乳がん周術期治療としての dose-dense 療法はエビデンスレベル高として推奨されている.

□dose-dense 療法に対する G-CSF 製剤の 1 次予防投与のポイントとして，FN 発症率と疼痛に注目する. FN 発症率はメタアナリシスの結果，dose-dense 療法群で FN 発症率の増加は認めなかった〔奏効率 0.90［95％信頼区間：0.58-1.40］（p＝0.65）〕と有用性が示されている. 一方で，疼痛はメタアナリシスの結果，dose-dense 療法群で疼痛が増強することが示された〔奏効率 2.57［95％信頼区間：1.00-6.62］（p＝0.05）〕[6].

(2) 制吐薬選択のポイント

> **処方提案例**：制吐薬適正使用ガイドライン第 3 版では，ddEC 療法は高度催吐性リスクに分類される. その場合，5-HT$_3$ 受容体拮抗薬，アプレピタント，デキサメタゾン（DEX），オランザピンで対応する. ステロイドスペアリングを適用するケース（day 2 以降の悪心が軽度な場合）では第 2 世代

8

乳がん

74 │ 第8章 乳がん

> 5-HT$_3$ 受容体拮抗薬のパロノセトロンを使用することで，day 2 以降の DEX を削除可能なため，DEX の副作用を確認しながら適切な制吐薬を提案する．

☐ ステロイドスペアリング導入のきっかけは，DEX による副作用を軽減することである．DEX による副作用には，高血糖や易感染状態がある．特に糖尿病を合併している場合では制吐薬のオランザピンが禁忌なので，DEX を省略することで制吐薬の効果が減弱することが危惧される．そこで半減期の長いパロノセトロンやホスネツピタントを選択することで，遅発性悪心への対応が可能になる可能性を考慮する．

☐ また dose-dense 療法で懸念される有害事象の1つに，ニューモシスチス肺炎を含む日和見感染のリスク増加もある．その頻度は 0.6％程度と低いが，発症すると化学療法の中断や延期を余儀なくされるため，重要である[7]．G-CSF 製剤が作用しないリンパ球の減少が関係していると考えられており，これには DEX も関与する可能性がある．ステロイドスペアリングを適応することでリスクを軽減できる可能性があるため，必要に応じて検討する．

(3) 心毒性に対する多角的アプローチ

> **処方提案例：** ddEC 療法は，CTRCD（がん治療関連心機能障害：cancer therapeutics-related cardiac dysfunction）を発症する可能性があるので，治療開始前に心血管系の合併症や既往歴を確認し，心エコー検査未実施の場合はその必要性について確認する．

☐ EPI による CTRCD を想定し，累積投与量に注意する．EPI（ドキソルビシン換算係数 0.5）の場合，900 mg/m^2 を超えないように正確に計算と記録をする．

☐ EPI の心毒性を type Ⅰ といい，これはフリーラジカルなどによる直接的な心筋細胞壊死であるため，不可逆的な障害である．

☐ CTRCD のリスク因子として，65歳以上の高齢者または15歳未満，冠動脈疾患の既往，慢性心不全・心筋症の既往，高血圧・糖尿病・喫煙・肥満のうち2つ以上を有する症例が知られているため，開始前にこれらの因子を確認する[8]．

□左室機能の測定方法には，ディスク法によるLVEF測定とスペックルトラッキング法によるGLS（global longitudinal strain）が用いられる．ディスク法によるLVEFの計測誤差は約10%であり，ベースラインから10%低下というCTRCDの診断基準の幅と等しいことは，問題とされている．

□測定誤差（再現性の問題）の点から，LVEFのわずかな変化は必ずしも真の変化とはいえないこともあり，近年，再現性に優れた指標としてGLSが利用されている[8]．GLSは左心機能のわずかな変化を検出でき，LVEFよりも早期の異常を捉えるのに効果的である．欧米の循環器関連のガイドラインのみならずASCO（米国臨床腫瘍学会）のガイドラインでもその使用が推奨されている[8]．

4 副作用の重症度評価と薬学的ACTION

1) 悪心・嘔吐

□悪心の発現率は77%，嘔吐の発現率は約42%である[2,3]．

□高度催吐性レジメンのため，day 1に5-HT$_3$受容体拮抗薬（例：パロノセトロン，グラニセトロン），アプレピタント，デキサメタゾン口腔用軟膏，オランザピン，day 2, 3でアプレピタント，DEX，day 4でDEXを投与する．

□制吐薬は症状に応じて追加，削除を検討する．具体的には，4剤併用時でもday 5以降に遅発的な悪心（超遅発期，遅発期後期）が認められる場合，アプレピタントからホスネツピタントへの変更で対応できる場合がある．これはホスネツピタントの半減期が約70時間と，アプレピタントに比較して長いためである．

2) 便秘

□ddECレジメンにおける便秘の発現率は不明だが，制吐薬として使用するパロノセトロンによる便秘の発現率は19%と報告されている[9]．

□治療1週目は，悪心などの影響もあり，食事摂取量も減ることも一因と考えられる．

□制吐薬であるパロノセトロンの影響で便秘を発現する場合が多いため，治療1週目は排便管理に注意する．難治性，遅発性の悪心がこの便秘由来の悪心や食欲不振となる場合もあるため，排便状況を確認し，適宜下剤にて対応する．

薬学的 ACTION ① パロノセトロン

● 治療 1 週目に難治性の便秘を発現する場合がある．この原因として ddEC 療法も否定できないが，パロノセトロンによる腸管蠕動運動抑制によって起こったことも考えられる．パロノセトロンの薬物動態の特徴として，70%以上の 5-HT$_3$ 受容体結合占有率が約 5 日間継続すると推察されている．この便秘の対応方法は，まず症状に応じて一般的な下剤（酸化マグネシウム，センナ製剤）を使用する．それでも改善が不十分な場合，悪心のコントロールができていることを前提に，パロノセトロンを同効薬で半減期の短いグラニセトロンに変更する．この対応により，便秘が解消される場合がある．

3) 骨髄抑制

□ ddEC 療法は通常の 3 週ごとのレジメンに比較して，予後改善効果が期待される．ddEC 療法で最も問題になるのが骨髄抑制であり，G-CSF 製剤の併用が必須である．

□ G-CSF 適正使用ガイドライン第 2 版の CQ25 では，G-CSF 製剤 1 次予防投与とその有用性について検証されている．主な対象レジメンは，ddEC 療法，ddAC 療法である．FN の発症率は，メタアナリシスの結果，dose-dense 療法群で増加は認められなかった〔奏効率 0.90 [95%信頼区間：0.58-1.40]（p = 0.65）〕[6]．

□ G-CSF 製剤によるデメリットとして投与後の疼痛（骨痛）が dose-dense 療法群で増強することが示されている〔奏効率 2.57 [95%信頼区間：1.00-6.62]（p = 0.05）〕．臨床的には，骨盤付近や背中の鈍痛が認められることが多く，37.5℃前後の発熱を伴うことが多い．これには，腎機能を考慮しつつ NSAIDs の内服薬で十分に対応できることが多い[6]．

薬学的 ACTION ② G-CSF 製剤の副作用

● FN 発症予防目的に G-CSF 製剤を併用するが，G-CSF 製剤投与後も造血機能亢進時に発熱が代償反応として認められることがある．FN の発症予防が目的にもかかわらず発熱することに不安になる患者もいるため，G-CSF 製剤投与後 2〜3 日以内の 37.5℃前後の発熱は，造血機能亢進に伴う発熱であることを事前に伝え，必要に応じて NSAIDs の使用を検討する．

● 仮に FN が発症する場合は，day 10 前後に 37.5℃を超える発熱になることが一般的なので，発熱の程度と発現タイミングを患者

6 dose-dense エピルビシン＋シクロホスファミド療法（ddEC 療法）　**77**

に事前に伝えることが重要である.
- また見過ごせない症状に骨痛と関節痛がある. これらの症状は, 2〜3 日続くこともあり, 事前に症状や対応方法を伝えておく.
- ペグフィルグラスチムの RMP（医薬品リスク管理計画書：risk management plan）では, 骨痛・背部痛等の関連事象は重要な特定されたリスクに定義されている.
- 国内臨床試験併合解析では, 骨痛 29 例/632 例（4.6%）, 背部痛 121 例/632 例（19.1%）と報告されている[6]. このような支持療法の副作用でつらい思いをする場面を少しでも回避できるように努めたい.

薬学的 ACTION ③　ペグフィルグラスチム

- G-CSF 製剤は持続型 G-CSF 製剤であるペグフィルグラスチムを選択する必要がある. 持続型製剤の開発によって, 外来治療で day 2〜4 に 1 回投与することで複数来院が不要になったことから, ddEC 療法においても有効な支持療法である.
- ペグフィルグラスチムの自動投与デバイス（ジーラスタ® 皮下注 3.6 mg ボディーポッド）は, 治療当日にこれを腹部へ穿刺して貼付し 27 時間後に注入が開始される. このデバイスを使用する場合, day 2 以降の来院が不要であり, 最近注目されている時間毒性に対する解決策としても有効である. day 2 以降に悪心や倦怠感, 仕事などで来院が困難な場合も自宅にて投与可能なことから積極的な導入も検討している.
- 骨痛・背部痛対策として, ペグフィルグラスチム投与日から数日間はアセトアミノフェンもしくはロキソプロフェンなどの鎮痛薬を使用できるように準備する.

4) 心機能障害（左室機能障害）

□ 左室機能障害に伴う自覚症状としては, 呼吸症状（呼吸困難, 咳嗽, 息切れ）, 動悸, 下肢浮腫, 倦怠感, 疲労感, 四肢末端の冷えが知られている.

□ アントラサイクリン系による CTRCD は累積投与量に比例しその頻度が高くなるが, ddEC 療法の場合, 4 コース終了時で最大 $400\,mg/m^2$ ≒ ドキソルビシン換算 $200\,mg/m^2$ である.

□ ddEC 療法の 2 次治療としてタキサン系薬剤を使用することが多い. その際にドセタキセルを投与する場合, 下肢浮腫が問題になるケースもあるためアントラサイクリン系やトラスツズマブによ

るCTRCDによる浮腫との鑑別が必要になることを押さえておく.

5 服薬説明のPOINT

□ ddEC療法での副作用マネジメントのポイントとして悪心の管理がある. 標準的な制吐薬で不十分な場合はメトクロプラミド, ドンペリドンなどの制吐薬の追加を検討できることを説明する.

□ 治療強度を高めるddEC療法においては, 治療間隔の延長につながるおそれがあるFNの管理は重要であり, 特にジーラスタ®皮下注3.6 mgボディーポッドを使用する場合は, 適正に使用するための管理方法を説明する.

□ ペグフィルグラスチムによる副作用(骨痛, 発熱)の管理も必要な場合があるため, 必要に応じて解熱鎮痛薬を使用することを説明する.

□ 難治/遅発性の悪心が出た時は, パロノセトロンなどに誘導された便秘も一因の可能性があるため, 排便管理が適正に行われているか確認し, 下剤による排便管理が必要であることを説明する.

引用文献

1) 日本乳癌学会(編):乳癌診療ガイドライン―1 治療編2022年版, 第5版. 金原出版, 2022
2) Del Mastro L, et al:Lancet 385:1863-72, 2015 (PMID:25740286)
3) Del Mastro L, et al:Lancet Oncol 23:1571-82, 2022 (PMID:36370716)
4) Mirzaei HR, et al:Int J Breast Cancer 2013:404396, 2013 (PMID:24187626)
5) Li Q, et al:Chin J Cancer Res 32:485-96, 2020 (PMID:32963461)
6) 日本癌治療学会(編):G-CSF適正使用ガイドライン2022年10月改訂, 第2版. 金原出版, 2022
7) Waks AG, et al:Breast Cancer Res Treat 154:359-67, 2015 (PMID:26420402)
8) 日本心エコー図学会:抗がん剤治療関連心筋障害の診療における心エコー図検査の手引. http://www.jse.gr.jp/guideline_onco2020-2.pdf accessed 2024. 10.21
9) アロキシ®静注/アロキシ®点滴静注バッグ, 添付文書. 2021年5月改訂(第2版)(大鵬薬品工業)

〔高田慎也〕

7 dose-dense パクリタキセル療法（ddPTX 療法）

EXPERT EYES

□HER2 陰性乳がんにおける術前後の補助薬物療法として，dose-dense ドキソルビシン＋シクロホスファミド療法（ddDXR＋CPA 療法，ddAC 療法）または dose-dense エピルビシン＋シクロホスファミド療法（ddEPI＋CPA 療法，ddEC）療法（→71 頁）に続けて使用されるレジメンである．

□DFS（無病生存期間：disease-free survival）の延長が示されているものの，3 週間隔投与と比較し副作用が増加する．そのため特に再発リスクが高い患者で用いられる．

□副作用として，関節痛や筋肉痛，骨痛，発熱などがある．発現時期により対応が異なり，副作用の発現時期や原因を考えて対応する．

1 治療効果

□**対象患者**：腋窩リンパ節転移を有するが遠隔転移を有さない，術後薬物療法を実施する患者 2,091 例[1]

□**5 年無病生存率**：ddEC 療法→ddPTX 療法（2 週ごと投与）78％ vs EC→PTX（3 週ごと投与）74％

ハザード比：0.77［95％信頼区間：0.65-0.92］（p＝0.004）

2 副作用

1）発現率の高い副作用

□ddEC 療法＋ddPTX 療法[1]

副作用	発現率（％）	
	全 Grade	Grade 3 以上
悪心	76.6	3.0
貧血	67.5	1.2
倦怠感	61.9	2.6
骨痛	55.2	2.2
筋肉痛	50.8	3.0
神経障害	50.6	3.8

80 | 第8章 乳がん

□PTX単剤[2]

副作用	発現率（%）	
	全Grade	Grade 3以上
脱毛症	92.3	—
好中球減少	75.1	31.5
Hb減少	74.0	4.4
末梢神経障害	76.8	5.0
疲労	70.2	2.8
筋痛	43.1	0
関節痛	39.8	0
悪心	39.2	2.2
味覚異常	12.7	—
発熱	12.2	0

2) 発現率は低いが見逃したくない副作用

□ddEC療法＋ddPTX療法[1]

副作用	発現率（%）	
	全Grade	Grade 3以上
トランスアミナーゼ上昇	37.3	2.2
発熱	26.6	0.2
好中球減少	24.0	10.1
下痢	15.9	0.4

3 診察前の患者面談のPOINT

1) 抗がん薬の減量・休薬に関わること

(1) 骨髄抑制

□好中球数1,500/μL以上，血小板数10万/μL以上であることを確認する[1].

□FN（発熱性好中球減少症：febrile neutropenia）や好中球数500/μL未満，血小板数2.5万/μL未満となった場合は，25%減量を考慮する.

□25%減量後に再度減量が必要となった場合，50%減量を考慮する.

(2) 肝機能障害

□AST*とALT*はULNの5倍未満，TB*はULNの3倍未満であることを確認する[1].

□AST と ALT は ULN の 5 倍以上，TB は ULN の 3 倍以上となった場合には，次コースからは 25% 減量を考慮する．

□必要な場合は Grade 1 に改善するまで，2 週間以内の延期は許容される．

> *各検査値の ULN：AST = 30 U/L，ALT(男) = 42 U/L，ALT(女) = 23 U/L，TB = 1.5 mg/dL（参考：日本臨床検査標準協議会「共用基準範囲一覧」）

(3) 末梢神経障害

□「洋服のボタンのとめ外しができない」や「文字が書きにくい」「スマートフォンの操作が行いにくい」などの日常生活に支障がないかを患者の生活に寄り添いながら，慎重に聞き取る．

□Grade 1 以下であれば予定通り治療を継続する[1]．

□Grade 2 以上であれば休薬や減量を考慮する．海外第Ⅲ相試験において Grade 4 では治療中止，Grade 3 では Grade 1 以下へ回復後 15% 減量し再開されている．

(4) 併用薬

□PTX は CYP2C8 や CYP3A4 で代謝されるため，併用薬でこれらの阻害薬や誘導薬があることで血中濃度が変動し，副作用が増強したり効果が減弱したりする可能性がある[3]．

□治療開始時だけではなく，特に他院で治療中に開始された薬剤がない確認する．

2) 抗がん薬治療や支持療法薬の提案に関わること

(1) 倦怠感の把握と対応

> **処方提案例**：面談時に患者へ倦怠感の有無を聞き取る．身の回りの日常生活動作へ影響する倦怠感がある場合には，治療効果や患者の希望を考慮し，休薬や 3 週間ごと投与への変更を医師へ提案する．

□ddPTX 療法では倦怠感を訴える患者は多い．医療者からの説明によっては，副作用が少ないとの認識が先行し，治療継続に不安を感じる患者も多い．

□倦怠感は患者自身から訴えることが少ない副作用であり，薬剤師外来では積極的に患者へ倦怠感の有無を確認すべきである．

□周術期薬物療法では治療強度の維持が重要だが，日常生活に支障があるなど倦怠感が強い場合には治療強度や患者の治療希望を踏まえ，休薬や 3 週間ごと投与への変更を検討する．

82 ┃ 第8章 乳がん

(2) 悪心・嘔吐の発現状況に応じた制吐療法

> **処方提案例**：前治療における悪心・嘔吐の発現状況と不安の強さを聴取する必要がある．十分な説明を行っても不安が強い患者では予期性悪心・嘔吐対策としてロラゼパムかアルプラゾラムを医師へ提案する（ただし，予期性悪心・嘔吐に対する処方は両薬剤ともに保険適用外である）．

□予期性悪心・嘔吐の予防には，患者に悪心・嘔吐を経験させないことが最善の対策である．

□前治療で用いられる ddAC 療法や ddEC 療法は高度催吐性リスクのレジメンであり，悪心・嘔吐のコントロールに難渋することがある．

□患者の不安が強い場合には，前治療と ddPTX 療法の催吐性リスクの違いについて患者へ十分に説明し，リスクが軽減する旨を理解してもらう．特に内服制吐薬であるアプレピタントやオランザピンの処方がなくなることで不安を覚える患者も多い．

□十分な説明を行っても不安が強い患者では予期性悪心・嘔吐対策を提案する．ロラゼパム（1 回 0.5～1.0 mg　1 日 2～3 回経口投与）かアルプラゾラム（1 回 0.4～0.8 mg　1 日 3 回経口投与）を治療前夜と当日治療の 1～2 時間前まで内服して対応する[4]．

(3) 関節痛・筋肉痛への鎮痛薬

> **処方提案例**：患者の日常生活にどの程度影響が出現したかを聴取する．患者の希望や症状に応じて，ロキソプロフェンやアセトアミノフェンの頓服を提案する．

□PTX による非蓄積性の副作用の 1 つとして，関節痛・筋肉痛がある．

□多くの患者では軽症であり，薬剤を希望しない患者も多い．症状を聞き取り，生活への影響を踏まえ，必要に応じて処方提案する．

□投与後数日で発生し，1 週間程度で改善することが多い．感染時の発熱をマスキングすることを防ぐために，処方提案する場合には頓服で提案する．

（4）末梢神経障害への支持療法

> **処方提案例**：症状の出現時期や左右差の有無，生活への影響を聴取し，必要に応じてプレガバリンやデュロキセチンの開始を提案する．開始後に再度評価し，効果がなかったり，眠気などの副作用が強かったりする場合は中止を提案する．

□ 末梢神経障害は PTX の代表的な副作用である．特に ddPTX 療法では投与間隔が短いため，累積投与量が少なくても症状が出現し重篤化することがある．

□ ddPTX 療法は周術期薬物療法であり，症状をコントロールし，治療強度を維持することが重要である．

□「がん薬物療法に伴う末梢神経障害診療ガイドライン 2023 年版」[5] では，末梢神経障害に対してデュロキセチンは「投与することを提案する」〔推奨の強さ：2（弱），エビデンスの確実性：B（中）〕，プレガバリンとミロガバリンは「投与の推奨なし」〔推奨の強さ：3（推奨なし），エビデンスの確実性：C（弱）〕とされている．

□ ガイドラインの推奨と異なるが，実臨床においてはデュロキセチンよりもプレガバリンの方がより高頻度に処方されていることが報告されている[6]．

□ プレガバリンは腎機能正常患者で初期用量 1 回 75 mg　1 日 2 回で開始し，効果や副作用を確認し，1 回 150 mg　1 日 2 回への増量を検討する．また，クレアチニンクリアランス（Ccr）60 mL/分未満では腎機能に応じて投与量が異なるため，Ccr を算出し，投与量を提案する．

□ デュロキセチンは，1 回 20 mg　1 日 1 回朝食後より開始する．効果や副作用を確認し，1 週間以上の間隔を空けて 20 mg ずつ増量し，最大 1 回 60 mg までの増量を検討する．なお，デュロキセチンは化学療法による末梢神経障害に対しては保険適用外である点に注意する．

□ 末梢神経障害に対してプレガバリンやデュロキセチンを開始した場合には，効果の有無と眠気などの副作用の確認が大切である．継続的なフォローアップができる薬剤師外来ではこれらの副作用を継続的に確認する．

84 ┃ 第8章　乳がん

(5) 心機能障害

> **処方提案例**：ddPTX療法中も息切れや胸部違和感の自覚があれば，心エコー検査などの心機能検査を提案する．

□ddPTX療法の前には，原則DXRやEPIが投与されている．

□PTXによる心機能障害の頻度は低いが，アントラサイクリン系抗がん薬による心機能低下がPTX投与中に発生することがある．そのため，アントラサイクリン系抗がん薬の投与終了6か月，12か月でのフォローアップ心エコー検査が推奨されている[7]．

□定期的に自覚症状の聞き取りを実施した上で，心機能低下が疑われる場合には心エコー検査を提案する．

4　副作用の重症度評価と薬学的ACTION

1) 悪心・嘔吐

□PTXは軽度催吐性リスクに分類され，デキサメタゾン（DEX）による制吐療法が推奨されている[4]．

□過敏症予防に前投薬としてDEX 19.8 mg（静脈内投与）が投与されるため，このDEXが制吐療法を兼ねている．

□若年や女性，飲酒習慣なし，乗り物酔いしやすい，妊娠悪阻の経験などが制吐療法の効果を低下させるリスク因子として同定されている．

薬学的ACTION ①　制吐療法の検討

- 制吐療法の効果を低下させる患者関連リスク因子の評価に加え，前治療における悪心・嘔吐のコントロール状況の確認や患者の不安を聴取することが必要である．
- ddAC療法やddEC療法で制吐療法の効果が十分ではなかった患者では，グラニセトロン1 mgやパロノセトロン注0.75 mgの併用を検討する．

2) 末梢神経障害

□手先や足裏の感覚障害を主体とする神経障害であり，PTX自体と溶解補助剤であるポリオキシエチレンヒマシ油が関与していると考えられている．

□蓄積性の副作用で累積投与量500〜1,000 mg/m^2が閾値とされる．

□ddPTX療法4コースで700 mg/m^2と必ずしも閾値には届かない

7 dose-dense パクリタキセル療法（ddPTX 療法） | 85

ものの，投与間隔が短いことも踏まえると末梢神経障害が発現する可能性がある．

薬学的 ACTION ② 薬物療法と非薬物療法

- 症状出現時は発現時期や症状（左右差の有無など）を患者から聴取し，PTX による末梢神経障害の可能性を評価する．
- 末梢神経障害の治療としてはデュロキセチンが推奨されているが，疼痛が強い患者を対象としたエビデンスを基にした推奨である点に注意する[8]．
- 日常診療で処方されることの多いプレガバリンは前述の通り推奨なしとされており，十分といえるエビデンスはないことを患者へ説明した上で開始することが望ましい[5]．
- 運動やマッサージなどの非薬物療法は，予防や治療として推奨されており[5]，患者へ指導を行う．
- リンパ節郭清を行っている場合は患側のマッサージを行ってはならないため，注意する．

3）疼痛（関節痛，筋肉痛，骨痛を含む）

☐ PTX による急性期の神経障害として，関節や筋肉の痛みを自覚することがある．非蓄積性といわれており，PTX 投与後数日で発生し，1 週間程度で改善することが多い．

☐ ペグフィルグラスチムにより腰痛や骨痛が数日間出現することがある．ロキソプロフェンやナプロキセンで対応が可能と報告されている[9]．

薬学的 ACTION ③ 疼痛コントロール

- 具体的な疼痛発現時期や部位を確認し，症状の原因を考える．
- PTX による関節痛や筋肉痛であれば，患者本人の希望に応じ NSAIDs やアセトアミノフェン頓服での対応を検討する．
- ペグフィルグラスチムによる疼痛であれば，患者本人の希望に応じ NSAIDs 頓服での対応を検討する．
- 感染症による発熱をマスキングする可能性があり，使用は必要最低限に留めることを指導する．

4）骨髄抑制

☐ ddPTX 療法の副作用に骨髄抑制が知られており，FN に注意する．

☐ 顆粒球コロニー刺激因子（G-CSF）の併用は必須であり，国内で

86 | 第8章 乳がん

はペグフィルグラスチムが推奨されている[10].

□ペグフィルグラスチムは皮下注製剤と自動投与デバイス（ボディーポッド）製剤がある．患者の理解度やニーズを把握して変更が必要な場合には，製剤の変更を提案する．

□G-CSFを併用しても好中球減少やFNを発症する可能性はあるため，日常的な感染予防行動の必要性を説明する．

薬学的 ACTION ④　発熱への対応

● ペグフィルグラスチム投与により数日間は発熱する可能性があり，時にFNとの区別に苦慮することがある．

● ロキソプロフェンやアセトアミノフェンが有効だが，漫然とした投与は感染時の発熱をマスキングする可能性があり，頓服での処方を提案する．

● 事前にペグフィルグラスチムによる発熱の可能性について説明する．また37.5℃以上の発熱で，特に悪寒・戦慄を伴う場合は，病院へ速やかに連絡するように指導する．

薬学的 ACTION ⑤　リンパ球減少への対応

● DXRやEPIなどのアントラサイクリン系薬やCPAは，悪性リンパ腫の治療に用いられるなどリンパ球を減少させることが知られている．

● ddAC療法＋ddPTX療法では，63％の患者でリンパ球数500/μL未満となったことが報告されている[11].

● 前治療でddEC療法やddAC療法が行われていた場合には，リンパ球をモニタリングし，リンパ球数200/μL未満が持続する場合には，ニューモシスチス肺炎予防を目的としたST合剤の開始を含め対応を医師と相談する．

5　服薬説明の POINT

□周術期薬物療法ではRDI（相対用量強度：relative dose intensity）を維持することで治療効果を高めることができるため，支持療法薬を積極的に使用してRDIを維持することの重要性を説明し理解を得る．

□ddAC療法またはddEC療法に引き続いて投与されるため，前治療から引き続き心機能障害に注意することを説明する．

□軽度催吐性リスクであるものの，ddAC療法またはddEC療法で悪心・嘔吐を経験した症例ではコントロールに難渋することがあ

7 dose-dense パクリタキセル療法（ddPTX 療法）

る．ddPTX 療法開始時に，催吐性リスクの違いを十分に説明し，前治療の状況や患者の不安を考慮して制吐薬の調節を行う．
□ddAC 療法や ddEC 療法と比較し副作用が軽度な印象があるが，ddPTX 療法の方が前治療と比較し治療継続がつらいと訴える患者もいる．必要以上に副作用を強調する必要はないが，慎重に説明する．

引用文献

1) Del Mastro L, et al：Lancet 385：1863-72, 2015 (PMID：25740286)
2) タキソール®注射液，医薬品インタビューフォーム．2024 年 7 月改訂（第 13 版）（チェプラファーム）
3) Mendes MS, et al：Eur J Pharm Sci 150：105355, 2020 (PMID：32438273)
4) 日本癌治療学会（編：制吐薬適正使用ガイドライン 2023 年 10 月改訂，第 3 版．金原出版，2023
5) 日本がんサポーティブケア学会（編）：がん薬物療法に伴う末梢神経障害診療ガイドライン 2023 年版，第 2 版．金原出版，2023
6) Hirayama Y, et al：Jpn J Clin Oncol 50：897-902, 2020 (PMID：32424420)
7) 日本腫瘍循環器学会編集委員会（編）：腫瘍循環器診療ハンドブック．p74，メジカルビュー社，2020
8) Smith EM, et al：JAMA 309：1359-67, 2013 (PMID：23549581)
9) Kirshner JJ, et al：J Clin Oncol 30：1974-9, 2012 (PMID：22508813)
10) 日本癌治療学会（編）：G-CSF 適正使用ガイドライン 2022 年 10 月改訂，第 2 版．金原出版，2022
11) Tolaney SM, et al：Clin Breast Cancer 8：352-6, 2008 (PMID：18757263)

〔坂本靖宜〕

8 ドセタキセル＋シクロホスファミド療法（DTX＋CPA療法，TC療法）

EXPERT EYES

□HER2陰性の早期乳がんに対する術後薬物療法として使用されるレジメンの1つ.

□アントラサイクリン系薬剤による心毒性の回避を目的に選択されることがある.

□本療法が術後薬物療法の1つとして確立される背景にUS Oncology 9735試験[1]があった．この試験ではリンパ節転移陰性または1〜3個陽性例が主に登録されており，実臨床ではpN0〜N1症例に対して使用することが多い.

□日本人の乳がん患者では高頻度に，FN（発熱性好中球減少症：febrile neutropenia）が認められた[2]ため，予防的なG-CSF製剤の投与を考慮する.

1 治療効果

□**対象患者**：Stage I〜Ⅲの手術可能な浸潤性乳がん患者1,016例[3]

□**7年間無病生存率**：TC療法 81％ vs ドキソルビシン＋シクロホスファミド（DXR＋CPA療法，AC療法）75％

ハザード比：0.74［95％信頼区間：0.56-0.98］（p＝0.033）

□**7年間生存率**：TC療法 87％ vs AC療法 82％

ハザード比：0.69［95％信頼区間：0.50-0.97］（p＝0.032）

2 副作用

1) 発現率の高い副作用[1]

副作用	発現率（%）	
	全体	Grade 3以上
無力症	79	3
好中球数減少症	63	61
悪心	54	2

2) 発現率は低いが見逃したくない副作用[1]

副作用	発現率（%）	
	全体	Grade 3以上
浮腫	35	＜1

副作用	発現率（%）	
	全体	Grade 3 以上
筋肉痛	34	1
口内炎	34	1
発熱	24	5
感染	20	8

3 診察前の患者面談の POINT

1) 抗がん薬の減量・休薬に関わること

(1) 骨髄機能

□day 1 で好中球数 1,400/μL 以上，血小板数 10 万/μL 以上，Hb 9.0 g/dL 以上，D-Bil 1.5 mg/dL 以下，AST は ULN の 2.5 倍以下であることを確認する．

(2) 減量基準

□US Oncology 9735 試験[1]では減量は許容されていなかった．乳がんに対する周術期薬物療法では，RDI（相対用量強度：relative dose intensity）を高く保つことが有用であるとされているため，投与量の調節についてはリスク・ベネフィットを考慮して主治医と相談する．

2) 抗がん薬治療や支持療法薬の提案に関わること

(1) 皮膚障害への対応

> **処方提案例**：手足症候群の予防目的にヘパリン類似物質クリームなどの保湿薬の処方を提案する．必要に応じて手足症候群発現時に患者が自身で使用するためのステロイド軟膏（strong クラス）の処方提案も検討する．

□DTX による副作用としてさまざまな皮膚障害（発疹，手足症候群，薬剤誘発性全身性エリテマトーデス，色素沈着など）が知られている[4]．

□中でも HFS（手足症候群：hand foot syndrome，手掌・足底発赤知覚不全症候群ともいう）が一般的である（表 8-8-1）．

□DTX による HFS は特に手背の紅斑が特徴的であり瘙痒感，疼痛，灼熱感などの自覚症状を伴うことが多く，足底に発生する場合もある[4]．

□HFS の発症メカニズムは明らかになっていないが，皮膚のバリ

90 ┃ 第8章 乳がん

表8-8-1　手掌・足底発赤知覚不全症候群の重症度評価（CTCAE v5.0）

Grade 1	疼痛を伴わない軽微な皮膚の変化または皮膚炎（例：紅斑，浮腫，角質増殖症）
Grade 2	疼痛を伴う皮膚の変化（例：角層剝離，水疱，出血，亀裂，浮腫，角質増殖症）；身の回り以外の日常生活動作の制限
Grade 3	疼痛を伴う高度の皮膚の変化（例：角層剝離，水疱，出血，亀裂，浮腫，角質増殖症）；身の回りの日常生活動作の制限

　ア機能を保つために，保湿薬の予防投与を行うことを検討する.

□疼痛を伴う Grade 2 の HFS 発現時には皮膚科への対診を主治医と検討し，DTX の投与継続が困難であればリスク・ベネフィットを考慮し，術後薬物療法の治療方針の再検討も視野に入れる.

□また DTX による皮膚障害の1つにアピアランスケアが重要な爪障害（爪変形，色素沈着，剝離，爪甲下膿瘍など）がある.

□タキサン系薬剤による爪障害に関するシステマティックレビューで，DTX の発現頻度は 34.9％であったと報告されている[5].

□しかしその発現機序は明らかになっておらず，爪変形に対してはベースコート塗布による爪の保護や保湿薬の塗布などが行われることが多い.

□また爪が脆くなった際には爪切りではなく，やすりによって爪を整えるよう説明する.

□爪の表面を削るジェルネイルは避けるよう説明する.

(2) 浮腫に対する支持療法薬

　処方提案例：浮腫に対する予防投与として，ドセタキセル投与前日から3日間デキサメタゾン（DEX）錠 1回8mg 1日2回内服の処方提案を行う.

□発症機序は毛細血管の透過性亢進および間質へのうっ血，リンパ管灌流障害が主であるとされている[6].

□DTX による浮腫は累積投与量の増加に応じて発現頻度が高くなる.

□上記処方提案例の通り DEX を併用して DTX 100 mg/m^2 を3週間間隔で投与した患者では累積投与量 818.9 mg/m^2（中央値）以上で，DEX を併用しない患者では累積投与量 489.7 mg/m^2（中央値）以上投与した時に浮腫の発現率が高くなったと報告されている.

□ ただし浮腫予防のための DEX の用量については明確な基準がない.

□ 糖尿病などによりステロイドの使用が躊躇される状況では, 主科および併存疾患の診療科医師と相談のうえ, 投与の可否を判断する.

□ 初期症状は体重増加・両下腿浮腫であることが多い.

□ 術後患側上肢のみの浮腫の場合, リンパ浮腫の可能性を疑う.

□ 腹部膨満感, 息切れ, 片側だけの浮腫などの訴えがある場合は, 肝硬変・心不全・深部静脈血栓症などの DTX 以外の要因がないか問診や視診などにより慎重にアセスメントする.

4 副作用の重症度評価と薬学的 ACTION

1) 悪心

□ 悪心の発現率は約 50% である.

□ 中等度催吐性リスクでは, day 1 に DEX 注 6.6 mg, day 2, 3 に DEX 錠 8 mg を投与する.

□ 制吐薬適正使用ガイドラインでの注意点に, day 1 にパロノセトロン注を使用する場合は day 2, 3 の DEX 錠を省略可能なことが記載されている.

薬学的 ACTION ① 制吐療法における患者関連因子

- 「乳癌診療ガイドライン 2022 年版」によると, 乳がんの年齢階級別罹患率は 45〜69 歳の間にピークがあり, 他のがん種と比べて比較的若年で治療を開始する場合がある.
- 制吐療法の効果に影響を及ぼす患者関連因子として, 若年, 女性, 飲酒習慣なし, 乗り物酔いや妊娠悪阻の経験がある[7-9].
- TC 療法は中等度催吐性リスクレジメンだが, 乳がん患者は上記患者関連因子に該当する場合があるため, 事前の問診を行い必要に応じて高度催吐性リスクレジメンに準じた制吐療法を行うことも検討する.

2) 便秘

□ 日本人 53 例を対象とした忍容性試験[10] における便秘の発現率は 24.6% である.

□ タキサン系薬剤の副作用による便秘に加えて, 制吐療法として用いる 5-HT$_3$ 受容体拮抗薬による便秘が重なり, 投与後 3 日程度便秘を認めることがある.

92 | 第8章 乳がん

薬学的 ACTION ② 水分摂取を心がける

- 抗がん薬に伴う便秘には酸化マグネシウムなどの薬剤で対処する場合が多いが，1日の水分摂取量が明らかに少ない場合（例えば服薬時のコップ1杯程度の水分のみ）は水分摂取量を増やすことも便秘解消の手段の1つである．
- 加えてこのレジメンでは高用量ではないものの，CPA投与に伴う出血性膀胱炎を回避するために適切な水分摂取を促すことで，便秘の解消および出血性膀胱炎の予防が可能となる．

3) 末梢神経障害

□日本人53例を対象とした忍容性試験[10]における末梢神経障害の発現率は22.7％である．

□DTXは用量依存的に感覚障害や運動障害を引き起こすとされており，類似薬のパクリタキセル（PTX）よりも発現頻度は少ないと報告[11]されている．

□早期乳がんを対象とした治療強度と効果の関連を検討したメタアナリシス[12]において，DTXのdose intensityと効果に関する報告はなかった．

□DTXのRDIと効果の関連については不明だが，術後薬物療法として回数限定で行うTC療法において神経障害に対するDTXの減量・休薬については主治医や患者と十分に協議する．

薬学的 ACTION ③ 関節痛，筋肉痛

- タキサン系薬剤投与後，数日で発現する関節痛や筋肉痛はTAPS（タキサン急性疼痛症候群：taxane acute pain syndrome）として知られており，主に下半身に発現する．投与後1～3日目に発症し，5～7日目頃まで続くことが多い．その発現機序は不明だが，神経障害との関連を示唆する報告[13]もあるため，関節痛や筋肉痛により生活に支障が生じている場合は神経障害の一部として考えDTXの減量・休薬も検討事項に挙げる．

4) 貧血，好中球減少，血小板減少

□試験により発現率は異なるが，貧血の発現率は約6％，好中球数減少は約60％，血小板数減少は約2％である．

□日本人におけるペグフィルグラスチムの有効性を検討したプラセボ対照ランダム化第Ⅲ相試験[2]ではプラセボ群の68.8％にFNを

⑧ ドセタキセル＋シクロホスファミド療法（TC 療法） | 93

認めた.

薬学的 ACTION ④　G-CSF 製剤の投与

- がん薬剤師外来では，前回投与からの自宅での症状の種類や有無を確認する．関節痛の訴えがあった場合はいつ関節痛があったのかを評価する．
- 乳がん患者を対象としたペグフィルグラスチムの国内臨床試験[14]において，がん化学療法 1 コース目の骨痛の発現率が 6.4%（11例/173 例），背部痛の発現率が 19.1%（33 例/173 例）であった．
- 投与後数日での関節痛は DTX による TAPS だけなく，G-CSF 製剤を併用している場合は G-CSF 製剤による骨痛・関節痛の可能性も考慮する．
- G-CSF 製剤による骨痛・腰背部痛の多くは一過性であり，必要に応じて NSAIDs などで対処する．

5　服薬説明の POINT

☐ TC 療法でポイントとなる副作用の 1 つに好中球減少がある．DTX 投与による好中球数の最低値までの期間は 10 日前後とされており[15]，特に投与後 1 週間前後は感染予防のため，手洗いやうがいなどの感染対策を忘れずに行うよう説明する．

☐ 治療開始後 1〜3 週間で脱毛を高頻度に認めるため，治療開始前にはウィッグなどのアピアランスケア用品の準備が望ましいことを必ず説明する．

☐ 使用する DTX 製剤によってはアルコールを含有しているため，アルコール過敏症の有無について投与前に確認する．

☐ アルコール過敏症であった場合，アルコール非含有製剤の使用あるいはアルコールを含まない溶解液を用いて DTX 製剤を溶解して投与する．

引用文献

1) Jones SE, et al：J Clin Oncol 24：5381-7, 2006（PMID：17135639）
2) Kosaka Y, et al：Support Care Cancer 23：1137-43, 2015（PMID：25576433）
3) Jones S, et al：J Clin Oncol 27：1177-83, 2009（PMID：19204201）
4) Sibaud V, et al：Eur J Dermatol 26：427-43, 2016（PMID：27550571）
5) Capriotti K, et al：Br J Dermatol 173：842-5, 2015（PMID：25704465）
6) Hugenholtz-Wamsteker W, et al：Eur J Cancer Care（Engl）25：269-79, 2016（PMID：25348689）

94 ┃ 第8章 乳がん

7) Warr DG, et al：Support Care Cancer 19：807-13, 2011（PMID：20461438）
8) Sekine I, et al：Cancer Sci 104：711-7, 2013（PMID：23480814）
9) Tamura K, et al：Int J Clin Oncol 20：855-65, 2015（PMID：25681876）
10) Takabatake D, et al：Jpn J Clin Oncol 39：478-83, 2009（PMID：19491086）
11) Hilkens PH, et al：Neurology 46：104-8, 1996（PMID：8559354）
12) Early Breast Cancer Trialists' Collaborative Group（EBCTCG）：Lancet 393：1440-52, 2019（PMID：30739743）
13) Loprinzi CL, et al：J Clin Oncol 29：1472-8, 2011（PMID：21383290）
14) ジーラスタ®皮下注/ジーラスタ®皮下注ボディーポッド，医薬品インタビューフォーム．2024年5月改訂（第8版）（協和キリン）
15) ワンタキソテール®点滴静注，医薬品インタビューフォーム．2024年6月改訂（第13版）（サノフィ）

〔石森雅人〕

9 アベマシクリブ＋内分泌療法

EXPERT EYES

□ 肝機能障害，CYP3A 阻害薬併用時は減量を考慮する.

□ 下痢の副作用を 80％以上で合併する. 下痢が発現した場合は止瀉薬を使用し，脱水症状を起こさないよう十分な水分補給を行うよう指導する. 止瀉薬使用で症状が改善しない場合は休薬・減量を考慮する.

□ 可逆的な sCr 上昇が起こることがあるため，服用期間中の腎機能評価には Cr 以外の腎機能マーカーの使用を考慮する.

1 治療効果

(1) MONARCH2 試験[1]〔アベマシクリブ＋フルベストラント(FLU)〕

□ **対象患者**：ホルモン受容体陽性かつ HER2 陰性の手術不能または再発乳がん

□ **全生存期間**：アベマシクリブ＋FUL 群 46.7 か月 vs FUL 群 37.3 か月

ハザード比：0.757［95％信頼区間：0.606-0.945］

(2) MONARCH3 試験[2]〔アベマシクリブ＋NSAI（非ステロイド性アロマターゼ阻害薬：nonsteroidal aromatase inhibitor)〕

□ **対象患者**：ホルモン受容体陽性かつ HER2 陰性の手術不能または再発乳がん

□ **無増悪生存期間**：アベマシクリブ＋NSAI 群 28.2 か月 vs NSAI 群 14.8 か月

ハザード比：0.540［95％信頼区間：0.418-0.698］

□ **全生存期間**：アベマシクリブ＋NSAI 群 66.8 か月 vs NSAI 群 53.7 か月

ハザード比：0.804［95％信頼区間：0.637-1.015］

(3) monarchE 試験[3]

□ **対象患者**：ホルモン受容体陽性かつ HER2 陰性の再発高リスク＊の乳がんにおける術後薬物療法

＊①同側腋窩リンパ節転移 4 個以上で転移陽性，②同側腋窩リンパ節転移 1～3 個で転移陽性，かつ原発腫瘍径 5 cm 以上または組織学的グレード 3

□ **浸潤性疾患のない 2 年生存率**：アベマシクリブ＋標準的術後内分泌療法群 92.1％ vs 標準術後内分泌療法群 88.4％

ハザード比：0.714［95％信頼区間：0.569-0.896］

96 | 第8章 乳がん

2 副作用

1) 発現率の高い副作用[1,2]

	発現率 (%)			
	MONARCH2 試験		MONARCH3 試験	
	全体	Grade 3 以上	全体	Grade 3 以上
下痢	86.4	13.4	81.3	9.5
好中球減少	46.0	26.5	41.3	21.1
悪心	45.1	2.7	38.5	0.9
疲労	39.9	2.7	40.1	1.8
貧血	29.0	7.3	28.4	5.8
嘔吐	25.9	0.9	28.4	1.2

2) 発現率は低いが見逃したくない副作用[1,2]

	発現率 (%)			
	MONARCH2 試験		MONARCH3 試験	
	全体	Grade 3 以上	全体	Grade 3 以上
脱毛	15.6	—	26.6	—
便秘	13.6	0.7	15.9	0.6
ALT 上昇	13.4	4.1	15.6	6.1
AST 上昇	12.2	2.3	14.7	3.4
sCr 上昇	11.8	0.9	19.0	2.1
静脈血栓塞栓症	4.8	2.0	4.9	3.1
間質性肺疾患	2.3 (日本人集団 1.6)	0.4	3.4 (日本人集団 7.9)	0.3

3 診察前の患者面談の POINT

1) 抗がん薬の減量・休薬に関わること

(1) 臨床検査値の確認 (表 8-9-1)

□ 重度の肝障害 (Child-Pugh 分類 C) のある患者では, アベマシクリブの曝露量が増加し, 消失半減期が延長するとの報告があるため, 1 回 150 mg 1 日 1 回に減量する[4].

(2) 薬物相互作用の確認[5]

□ CYP3A 阻害薬・誘導薬:アベマシクリブは主に CYP3A により代謝される.

□ CYP3A 阻害薬との併用時は血中濃度が上昇するおそれがある.

9 アベマシクリブ＋内分泌療法 **97**

表 8-9-1　臨床試験の選択基準

全身状態		ECOG PS が 1 以下
肝機能検査	TB	≦ULN×1.5 mg/dL
	ALT および AST	AST≦ULN×3 U/L*または ALT≦ULN×3 U/L [肝転移が認められる場合は，AST≦ULN×5 U/L*または ALT≦ULN×5 U/L]
骨髄機能検査	好中球数	1.5×10^9/L 以上
	血小板数	100×10^9/L 以上
	Hb	8 g/dL 以上
腎機能検査	sCr	≦ULN×1.5 mg/dL

各検査値の ULN：TB＝1.5 mg/dL，AST＝30 U/L，ALT（男）＝42 U/L，ALT（女）＝23 U/L，sCr（男）＝1.07 mg/dL，sCr（女）＝0.79 mg/dL（参考：日本臨床検査標準協議会「共用基準範囲一覧」）

〔Sledge GW Jr, et al：J Clin Oncol 35：2875-84, 2017（PMID：28580882），Goetz MP, et al：J Clin Oncol 35：3638-46, 2017（PMID：28968163）より〕

□強い CYP3A 阻害薬の併用が避けられない場合には，アベマシクリブを 1 回 100 mg 1 日 2 回に減量することを考慮する．副作用により，すでに 1 回 100 mg 1 日 2 回に減量している場合には，1 回 50 mg 1 日 2 回に減量することを考慮する．

□中等度または弱い CYP3A 阻害薬を併用する場合には，副作用の発現に注意して患者の状態を慎重に観察する．

□CYP3A 誘導薬との併用では血中濃度が低下し，効果が減弱するおそれがあり，CYP3A 誘導作用のない薬剤への代替を考慮する．

□アベマシクリブは P 糖蛋白および BCRP（乳がん耐性蛋白：breast cancer resistance protein）を阻害するため，治療域の狭いジゴキシンなどの P 糖蛋白および BRCP 基質薬と併用した場合相互作用を起こす懸念がある．

□アベマシクリブと主活性代謝物は OCT2，MATE1 および MATE2-K を阻害するため，腎トランスポーターを介した相互作用を起こす可能性がある．例えば，メトホルミン（OCT2，MATE1，MATE2-K の基質）と併用した場合，メトホルミンの AUC が増加することが報告されている[6]．

(3) 既往歴・薬剤性肺障害リスク因子の確認

□間質性肺疾患の合併や既往歴，薬剤性肺障害，薬剤性肺障害の非特異的なリスク因子を有する患者では間質性肺疾患の発症または

8

乳がん

98 ┃ 第8章 乳がん

重症化のリスクが高いため，慎重に投与開始を判断する.

□ **薬剤性肺障害の非特異的なリスク因子**[7]

・既存の肺病変（特に間質性肺炎，肺線維症）
・年齢60歳以上　　　　　・肺への放射線照射
・低肺機能　　　　　　　・腎障害の存在
・抗腫瘍薬の多剤併用

2) 抗がん薬治療や支持療法薬の提案に関わること

(1) 併用する内分泌療法薬

□ ホルモン受容体陽性かつHER2陰性の手術不能または再発乳がんに対する使用では，FULまたはNSAI

□ ホルモン受容体陽性かつHER2陰性の再発高リスクの乳がんにおける術後薬物療法では，アロマターゼ阻害薬またはタモキシフェン（TAM），閉経前患者ではLH-RHアゴニスト併用

(2) 下痢に対する止瀉薬の処方

□ 下痢は高頻度に発現し，Grade 2以上の場合は休薬や減量が必要になる. 比較的早期に発現するため，初回導入時に下痢に対する処方を確認しておく.

処方提案例：ロペラミド錠　1mg　下痢時頓服

□ 最初に1mgを服用し，症状が回復すればそのままアベマシクリブを継続. 症状が改善しない場合，2時間以上間隔をあけてロペラミドを1〜2mg服用する.

(3) sCr上昇による腎排泄型薬剤の用量調整

□ アベマシクリブ投与期間中のCr濃度はベースラインから15〜40%程度上昇した値で推移し，投与を中止すると1か月以内にベースライン値まで低下する. アベマシクリブ投与中のsCr上昇の機序は，腎尿細管のCr分泌に関わるトランスポーターを可逆的に阻害する[6]ことで血中から尿中に分泌されるCr量が変化するためであり，糸球体濾過量（GFR）は変化しない. このため，血中尿素窒素（BUN）やシスタチンCなどの腎機能マーカーは影響を受けない. sCrの上昇によってみかけのGFRが変化した場合でも，腎排泄薬剤の用量調整はCr以外の指標も加味した上で行う.

9 アベマシクリブ＋内分泌療法 | 99

■4 副作用の重症度評価と薬学的 ACTION

1) 悪心・嘔吐

□アベマシクリブによる悪心・嘔吐の発現率は約 30％である.

□NCCN ガイドラインでの催吐性リスク：Minimal to Low emetic risk（＜30％）

□悪心・嘔吐の初回発現時期の中央値は MONARCH2 試験で 11.0 日，MONARCH3 試験で 14.0 日だった.

□必要に応じて，制吐薬の投与を検討する.

2) 下痢

□アベマシクリブによる下痢の発現率は 80％以上で，最も頻度が高い副作用である.

□臨床試験における下痢の初回発現時期（中央値）は 6.0〜8.0 日であり，投与開始後早期は特に注意する[5].

□下痢の徴候（軟便傾向）が認められた場合は，ロペラミドなどの止瀉薬および水分補給で対応する.

□下痢はアベマシクリブの用量依存性の副作用と報告されている[1,2].

薬学的 ACTION ① ／ 下痢発現時の対応

- 普段の排便状況を確認し，服用後の排便回数や便の性状の変化に注意する.
- 下痢症状が出たら止瀉薬を服用し，脱水を避けるため水分補給を指示する. 具体的には，ロペラミド 1 mg を開始用量とし，下痢発現時に服用，服用後も回復しない場合は 2 時間以上間隔をあけてロペラミド 1〜2 mg/回を使用する.
- 下痢が続いている間は，脱水症状を起こさないようにこまめな水分補給を心がけるよう指導する.
- 止瀉薬を使用しても Grade 2 以上の下痢（ベースラインと比べて 4〜6 回の排便回数増加）が 24 時間以上持続する場合や，下痢に伴う吐き気で水分がとれない，めまい，頭痛，尿量現象，濃縮尿など脱水症状の徴候がある場合は，休薬の上主治医に連絡するよう指導する[5].
- 下痢発現前から予防的に止瀉薬を投与することは，便秘のリスクがあるため推奨されていない.

---

3) 間質性肺疾患

□初期症状（呼吸困難，咳嗽，発熱）を確認し，必要に応じて胸部 X 線，胸部 CT，血清マーカーなどの検査を実施する[5].

□ 間質性肺炎疾患の好発時期は同定されていない．投与開始後5か月以内での発症が多いが，それ以降の発症の報告もある．頻度は少ないが死亡例の報告もあり，服用期間を通じて注意する．

□ 間質性肺疾患が発現した場合は速やかにアベマシクリブを中止する．初発の間質性肺疾患で軽度（Grade 1）の場合は回復するまで休薬し，再投与の可否を慎重に判断する．Grade 1でも再発の場合やGrade 2以上の間質性肺疾患の場合は再投与しない．

薬学的 ACTION ② 間質性肺疾患患者への指導

- 間質性肺疾患については，頻度は少ないものの死亡例の報告もあり，患者に以下のように説明する．
- 治療中に，階段を登ったり少し無理をしたりすると息切れがする（息苦しくなる），空咳（痰のない咳）が出る，発熱するなどの症状がみられた場合は，アベマシクリブを休薬し，速やかに医療機関を受診すること．
- 間質性肺疾患は早期発見と早期治療が大切である（症状が認められてから数日で重篤化し，死亡に至った症例も報告されている）．

4) 好中球数減少症

□ 好中球数減少の初回発現中央値は約30日であり，最初の2コース（56日）以内に発現する割合が多い．治療開始後6か月を超えての発現は少ない．

□ 投与開始後2か月間は2週間に1回，その後の2か月は月に1回，それ以降は必要に応じて血液検査を行う．

□ FN（発熱性好中球減少症：febrile neutropenia）を起こす頻度は低いが，好中球減少症の程度によっては休薬・減量を行う．

5) 静脈血栓塞栓症

□ 臨床症状（手足の腫脹，疼痛，息切れ，胸苦しさなど）について説明しておく．

□ 静脈血栓塞栓症のリスク要因（65歳以上，BMI>35 kg/m^2，肥満，高血圧・高コレステロール血症・糖尿病の既往歴など）がある患者では特に注意する．

□ 静脈血栓塞栓症の初回発現中央値は173日だが，好発時期は確認されていない．

6) 全身倦怠感

□ 全身倦怠感・疲労は約40％の患者で発現するため，その可能性

について説明し，日常生活における活動の優先順位を決める，適宜休息を挟むことなどを助言する．

□間質性肺疾患や肝機能障害による症状の一部として発現することもあるため，症状が遷延する際には鑑別を行う．

5 服薬説明の POINT

□アベマシクリブ服用後比較的早期に下痢が高頻度に発現する．下痢が発現した際にどのように対応するのか，どの程度の症状で服薬を中断し，病院に連絡するのか，あらかじめ患者に説明しておく．

□骨髄抑制・好中球数減少や肝機能障害は投与開始2か月以内に起こりやすいため，定期的に血液検査を実施し，基準に沿って適宜休薬・減量を行う．

□間質性肺炎や静脈血栓塞栓症など頻度が少ないものの重症化しうる副作用については，発現する可能性のある症状を説明し来院の基準について指導する．

引用文献

1) Sledge GW Jr, et al：J Clin Oncol 35：2875-84, 2017 (PMID：28580882)
2) Goetz MP, et al：J Clin Oncol 35：3638-46, 2017 (PMID：28968163)
3) Johnston SRD, et al：J Clin Oncol 38：3987-98, 2020 (PMID：32954927)
4) ベージニオ®錠，添付文書．2021年12月改訂（第2版）（日本イーライリリー）
5) ベージニオ®錠，適正使用ガイド．2024年10月作成（日本イーライリリー）
6) Chappell JC, et al：Clin Pharmacol Ther 105：1187-95, 2019 (PMID：30449032)
7) 重篤副作用疾患別対応マニュアル，間質性肺炎．厚生労働省，2019 https://www.mhlw.go.jp/topics/2006/11/dl/tp1122-1b01_r01.pdf accessed 2024.10.21

〔日置三紀〕

10 パルボシクリブ+レトロゾール or フルベストラント療法

EXPERT EYES

□ パルボシクリブは閉経後ホルモン受容体陽性 HER2 陰性転移・再発乳がんに対する1次治療として強く推奨されている.

□ 副作用では好中球減少症の発現頻度が高いため,抗がん薬の休薬,減量,スケジュールについて,医師,患者とともに調整していく.

□ 最初の1,2コースにおける投与開始2週間後(15日)の血液検査は必ず実施し,3週間投与1週間休薬のスケジュール維持が可能な用量に調整する.

1 治療効果

(1) PALOMA-2 試験

□ **対象患者**:HR(ホルモン受容体:hormone receptor)陽性かつ HER2 陰性の進行乳がんに対し内分泌療法歴のない手術不能または再発閉経後乳がん患者 666 例(日本人 46 例を含む)

□ **無増悪生存期間**:パルボシクリブ+レトロゾール(LET)群 444 例 24.8 か月 vs プラセボ+LET 群 222 例 14.5 か月

ハザード比:0.576 [95%信頼区間:0.463-0.718]($p < 0.000001$)[1]

□ **全生存期間**:パルボシクリブ+LET 群 444 例 53.9 か月 vs プラセボ+LET 群 222 例 51.2 か月

ハザード比:0.96 [95%信頼区間:0.78-1.18]($p = 0.34$)[2]

(2) PALOMA-3 試験

□ **対象患者**:HR 陽性かつ HER2 陰性の内分泌療法に抵抗性の手術不能または再発乳がん患者(閉経状態を問わない)521 例(日本人 35 例を含む)

□ **無増悪生存期間**:パルボシクリブ+フルベストラント(FUL)群 347 例 9.2 か月 vs プラセボ+FUL 群 174 例 3.8 か月

ハザード比 0.422 [95%信頼区間:0.318-0.560]($p < 0.000001$)[3]

□ **全生存期間**:パルボシクリブ+FUL 群 347 例 34.9 か月 vs プラセボ+FUL 群 174 例 28.0 か月

ハザード比 0.81 [95%信頼区間:0.64-1.03]($p = 0.09$)[4]

10 パルボシクリブ＋レトロゾール or フルベストラント療法 | 103

2 副作用[5)]

1) 発現頻度の高い副作用

副作用	発現率（%）			
	全体		Grade 3 以上	
内分泌療法薬	LET	FUL	LET	FUL
好中球減少症	78.4	82.6	66.4	66.1
白血球減少症	38.5	57.4	24.5	35.1
脱毛症	31.5	16.5	—	—
疲労	30.2	33.0	1.4	1.7
口内炎	23.2	20.3	0.9	0.6
悪心	21.6	25.2	0.2	0.3

2) 発現率は低いが見逃したくない副作用

副作用	発現率（%）			
	全体		Grade 3 以上	
内分泌療法薬	LET	FUL	LET	FUL
感染症	19.1	14.5	8.1	1.2
発疹	10.8	11.6	0.7	0.6
発熱	3.8	3.8	0.0	0.0
深部静脈血栓	0.7	0.3	0.2	0.0
間質性肺疾患	0.2	—	0.0	—

3 診察前の患者面談の POINT

1) 抗がん薬の減量・休薬に関わること

(1) 骨髄機能

□day 1 では好中球数 1,500/μL 以上，血小板数 100,000/μL 以上，Hb 9.0 g/dL 以上であることを確認する．

□発熱（→発熱性好中球減少症），めまい・動悸・頭重感（→貧血），鼻血・歯肉出血・皮膚内出血などの出血傾向（→血小板減少症）がないか確認する．

□血液検査直後に診察前面談を行う場合は検査結果が不明なことが多い．患者に自覚する副作用症状がなくても，骨髄抑制が起こっている可能性を説明し，血液検査結果次第では休薬になることを伝える．

□好中球数の推移を示したグラフの使用は，好中球減少症に対する

8

乳がん

104 | 第8章　乳がん

表 8-10-1　減量して投与を継続する場合の投与量

通常投与量	1レベル減量	2レベル減量
125 mg/日	100 mg/日	75 mg/日

〔イブランス® 錠，添付文書．2024年1月改訂（第3版）（ファイザー）より〕

患者理解を深めるだけでなく，安心感にもつながる．パターンが
あれば，患者と共有するのがよい．

(2) 口内炎

□口腔粘膜の変化，痛みの有無，口腔内乾燥，味覚の変化について
問診する．

□発現部位（上唇・下唇の内側，頬粘膜，軟口蓋，舌背部，舌縁，
口腔底）を確認する．

□発症様式（いつからか），寛解・増悪因子，性質，広がりも併せ
て評価する．

□経口摂取への影響（食事の変更の有無，固形物や液体食品の摂取
可否）も併せて確認する．

□カンジダ性口内炎，ウイルス性口内炎，外傷性潰瘍（義歯性口内
炎など），薬物関連顎骨壊死などの可能性も考慮する．

□口腔内の不衛生だけでなく，好中球減少症など免疫力が低下して
いる状況では，口内炎の発現や増悪のリスク因子となりうるた
め，含嗽および口腔ケアを投与開始時から継続して行うよう指導
し，適宜実施状況を確認する．

2) 抗がん薬治療や支持療法薬の提案に関わること

(1) 好中球減少症に対するパルボシクリブの減量

> **処方提案例**：パルボシクリブを125 mg/日で開始したが，day
> 15にGrade 3の好中球数減少（発熱なし）で休薬を提案し
> た．休薬後，回復するまでに3週間を要したため，1レベル
> 減量（100 mg/日）での投与再開を提案した（**表8-10-1**）[6]．

□好中球数減少 Grade 3（38.5℃以上の発熱または感染症なし）では
休薬し，Grade 2以下に回復後，同一投与量で投与再開する．た
だし，回復に1週間以上の日数を要する場合やGrade 3の好中球
数減少が再発する場合は，減量を考慮する．

□最初の1，2コースにおける投与開始2週間後（15日）の血液検
査だけでなく，day 1でのパルボシクリブの処方日数も14日分

が望ましい（休薬後，減量になる場合が多いため）．

(2) 好中球減少症に対するパルボシクリブの投与スケジュールの変更

処方提案例：好中球減少症に対して 75 mg/日（最低用量）への減量後も Grade 3 以上の好中球数減少が再発，または回復に日数を要するため，3 投 1 休のスケジュールを 2 投 2 休または 3 投 2 休へのスケジュール変更で提案した．

□投与開始から好中球減少症の初回発現までの期間中央値は 15 日であり，最初の 1，2 コースにおける投与開始 2 週間後（15 日）の血液検査は Grade 4 の好中球数減少の発現を防ぐために重要で，この間に 3 週間投与 1 週間休薬（3 投 1 休）のスケジュール維持が可能な用量に調整することがその後の治療継続のために重要である．しかし，75 mg/日まで減量しても好中球減少症を再発する場合や回復に日数を要する場合は，3 週間投与での忍容性がないと判断し，2 週間投与 2 週間休薬（2 投 2 休）や 3 週間投与 2 週間休薬（3 投 2 休）のスケジュール変更を提案し，医師と協議する．

□特に内分泌療法薬が FUL の場合や，4 週ごとに投与する注射薬（卵巣機能抑制薬，ビスホスホネート製剤，抗 RANKL モノクローナル抗体など）を併用している場合は，2 投 2 休の 1 サイクル 28 日間で提案するとよい（国際共同第Ⅲ相試験の PALOMA-3 試験では 75 mg/日への減量かつ 2 投 2 休が許容されていた[3]）．

□内分泌療法薬が内服薬の場合や，4 週ごとに投与する注射薬を併用していない場合で，Grade 3（38.5℃ 以上の発熱または感染症なし）で休薬するが，Grade 2 以下への回復が 1 週間以内と早いのを繰り返す場合は，減量よりも 3 投 2 休を医師と協議する．

□3 投 1 休以外のスケジュール変更は現段階では認められていない．しかし，患者の来院および血液検査の負担軽減も含め，治療継続への一方法であると考える．

(3) 口内炎に対する支持療法薬

処方提案例：痛みで食事が摂れないため，アズレンスルホン酸ナトリウム・リドカイン含嗽液を毎食前使用で処方提案した．

□疼痛がある場合，特に食事への影響が強い場合は，リドカインを含む含嗽薬を食前に使用する．口腔乾燥がある場合は，グリセリ

106 | 第8章 乳がん

表8-10-2 非血液系の副作用に対する用量調節

副作用	処置
Grade 1 または 2	同一投与量を継続する.
Grade 3 以上, 治療しても症状が継続する場合	・Grade 1 以下または Grade 2 で安全性に問題がない状態に回復するまで休薬する. ・回復後, 1 レベル減量し投与を再開する.

〔イブランス®錠, 添付文書. 2024 年 1 月改訂（第 3 版）（ファイザー）より〕

ン液を加える（処方例：アズレンスルホン酸ナトリウム液 25～35滴, 4％リドカイン液 5～15 mL, グリセリン 60 mL を水に加えて 500 mL とする）.

4 副作用の重症度評価と薬学的 ACTION

1) 悪心

□悪心の発現率は約 20％である.

□Grade 3 以上の悪心は稀.

□軽度催吐性リスクに分類されている.

> **薬学的 ACTION ①　メトクロプラミド**
>
> ● パルボシクリブによる悪心は発現頻度も重症度も決して高くない. しかし, 乳がんへの罹患は女性, 若年が多く, これらは悪心・嘔吐の患者関連因子であるので注意する.
> ● 特にパルボシクリブが初の抗がん薬治療となる場合（前治療が内分泌療法のみの場合）, 治療開始前（初回面談時）に患者に十分説明するとともに, 悪心に対する不安が強ければ, メトクロプラミドなどの制吐薬を頓用で処方提案する.
> ● Grade 3 の悪心が発現後, 治療をしても症状が継続する場合は, 休薬, 減量（表 8-10-2）または次コースの投与開始を延期するなど, 適切な処置を行う.

2) 下痢

□下痢の発現率は約 15％である（日本人患者では低い傾向にある）.

□Grade 3 以上の下痢は稀.

> **薬学的 ACTION ②　ロペラミド**
>
> ● 治療開始前（初回面談時）に患者に十分説明するとともに, 普段の排便状況や下剤の使用有無を聴取しておき, 下痢が発現した場合は, まずは下剤の使用をやめるよう指導する.
> ● 下痢が発現した場合は, 十分な水分補給を行い, 必要に応じて止瀉薬（ロペラミド）を服用するよう指導する.

- Grade 3 以上の下痢が発現後，治療をしても症状が継続する場合は，休薬，減量（**表 8-10-2**）または次コースの投与開始を延期するなど，適切な処置を行う．

3）口内炎

□口内炎の発現率は 20％以上である（日本人患者では約 45％と高い傾向にある）．

□Grade 3 以上の口内炎は稀．

□含嗽薬，口腔用ステロイド外用薬，鎮痛薬などによる治療（処置）を行った上で，重症度を評価する（評価の際には経口摂取状況の確認が必須である）．

薬学的 ACTION ③　デキサメタゾン口腔用軟膏

- 口内炎発現時には，症状，部位，広がりに応じて，含嗽薬，口腔用ステロイド外用薬，鎮痛薬などによる治療（処置）を行う．
- 口腔用ステロイド外用薬（デキサメタゾン口腔用軟膏）は，アフタ性口内炎の表面を保護し，接触痛の緩和目的で使用するが，好中球減少症など免疫力が低下している状況下では，口腔内感染症を引き起こす可能性もあり，注意する．
- Grade 3 以上の口内炎が発現後，治療をしても症状が継続する場合は，休薬，減量（**表 8-10-2**）または次コースの投与開始を延期するなど，適切な処置を行う．

4）骨髄抑制（好中球数減少，貧血，血小板数減少）

□発現率は好中球数減少が 81.4％，貧血が 23.6％，血小板数減少が 20.0％である[6]．FN（発熱性好中球減少症：febrile neutropenia）の発現率は 1.4％と稀である[6]．

□休薬と用量調整により骨髄抑制をマネジメントする．

薬学的 ACTION ④　好中球減少症に対する休薬と用量調整

- 国際共同第Ⅲ相試験（PALOMA-2 試験，PALOMA-3 試験）では，好中球減少症の発現率は，外国人患者と比べて日本人患者でそれぞれ全 Grade は 93.8％，92.6％，Grade 3 以上が 87.5％，92.6％と高い傾向にあった．
- 国内第Ⅱ相試験，国際共同第Ⅲ相試験では，好中球減少症の初回発現までの期間中央値は 15 日，Grade 3 以上の好中球数減少の持続期間中央値は 7 日と報告されている（回復が早いのが特徴であり，3 投 1 休のゆえんである）．

108 | 第8章 乳がん

表8-10-3 好中球減少症および血小板減少症に対する用量調節

副作用	処置
Grade 1 または 2	同一投与量を継続する.
Grade 3 以上	・休薬し, 1週間以内に血液検査(血球数算定)を行う. Grade 2以下に回復後, 同一投与量で投与を再開する. ・Grade 3の好中球減少の回復に日数を要する場合(1週間以上)や次コースでGrade 3の好中球減少が再発する場合は, 減量を考慮する.
Grade 3 (好中球減少に付随して38.5℃以上の発熱または感染症がある場合)	Grade 2以下に回復するまで休薬する. 回復後, 1レベル減量し投与を再開する.
Grade 4	Grade 2以下に回復するまで休薬する. 回復後, 1レベル減量し投与を再開する.

〔イブランス®錠, 添付文書. 2024年1月改訂(第3版)(ファイザー)より〕

- 国内第Ⅱ相試験, 国際共同第Ⅲ相試験では, 日本人データにおいてパルボシクリブの休薬が約90%, 減量が約50%であった.
- 診察までに薬剤師が血液検査結果を把握し,「休薬・減量基準(表8-10-3)」に従い, 医師に提案するとよい.

5 服薬説明のPOINT

□ パルボシクリブは「1日1回3週間連続して経口投与し, その後1週間休薬する」が, 連日服用ではないこと,「3日間連続して経口投与し, その後1日間休薬する」と間違えないように指導する.

□ イブランス®カプセルは食後投与だが, イブランス®錠は食事の有無に関係なく投与できる(錠剤の方が利便性は高い).

□ 併用する内分泌療法薬が経口薬の場合, 内分泌療法薬は連日服用であるため, パルボシクリブの休薬期間にも服用することを説明する.

□ 発現頻度が最も高い副作用は好中球減少症だが, 自覚症状に乏しいため, 事前に採血の必要性や, 投与量および投与スケジュールを調整する可能性があることを説明しておく. また, 適切な休薬や減量は治療効果に影響しないことも伝えておく[7].

□ 治療期間中は感染予防を行う(発熱して医療機関を受診する際には, パルボシクリブの治療中であることを伝えるよう指導する).

□口内炎予防として，含嗽および口腔ケアを投与開始時から継続して行うよう指導する（齲歯など感染巣の除去や義歯の整備なども勧める）．

□間質性肺炎や深部静脈血栓症の発現頻度は低いが，発現した場合に重症度が高いため，初期症状（間質性肺炎は呼吸困難，咳嗽，発熱で，深部静脈血栓症は下肢浮腫・疼痛，皮膚の変色）を指導し，発現した場合には，速やかに医療機関を受診するよう伝える．

引用文献

1) Finn RS, et al：N Engl J Med 375：1925-36, 2016（PMID：27959613）
2) Slamon DJ, et al：J Clin Oncol 42：994-1000, 2024（PMID：38252901）
3) Turner NC, et al：N Engl J Med 373：209-19, 2015（PMID：26030518）
4) Turner NC, et al：N Engl J Med 379：1926-36, 2018（PMID：30345905）
5) イブランス®錠．適正使用ガイド．2024 年 3 月改訂（第 11 版）（ファイザー）
6) イブランス®錠．添付文書．2024 年 1 月改訂（第 3 版）（ファイザー）
7) Verma S, et al：Oncologist 21：1165-75, 2016（PMID：27368881）

〔郷 真貴子〕

第9章

肺がん

11 肺がんの病態生理

1 臓器とがんの OVERVIEW

□肺の構造について,図9-11-1に示す.
□肺は体内に酸素を取り入れ,不要となった二酸化炭素を体外に排

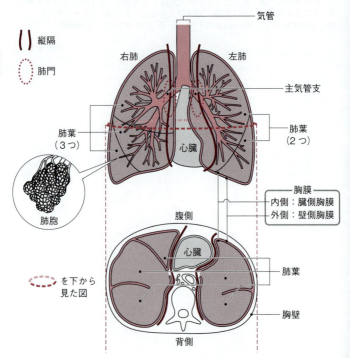

図9-11-1 肺の構造

11 肺がんの病態生理 | 111

表9-11-1 肺がんの組織型とその特徴

組織型			発生しやすい部位	特徴
非小細胞肺がん	非扁平上皮がん	腺がん	肺野	・日本人の肺がんの中で最も多い ・女性患者の多くは非喫煙者 ・早期では症状が出にくい ・進行や転移の速さに個人差あり
		大細胞がん	肺野	・比較的稀 ・男性に多い ・進行や転移が速い場合がある
	扁平上皮がん		肺門（肺野も増えている）	・男性の肺がんの約40％，女性の肺がんの約15％ ・男性に多い ・患者のほとんどが喫煙者
小細胞肺がん	小細胞肺がん		・肺野 ・肺門	・肺がん全体の約15％ ・男性に多い ・患者のほとんどが喫煙者 ・進行や転移が非常に速い

出する機能をもつ．空気の通り道である気管が左右の主気管支に分かれて肺に入る部分を肺門，気管支の末梢から肺胞のある肺の奥の部分を肺野という．右肺は3つ，左肺は2つの肺葉からなり，気管支が何回も枝分かれをした先端付近には袋状の肺胞がある．肺胞では毛細血管が網目状に存在し，静脈血を動脈血に変換する．

□肺がんとは気管や気管支，肺胞の細胞ががん化したものであり，病状の進行に伴い咳嗽，喀痰，血痰，発熱，呼吸困難などの症状がある．

□発生部位別に肺門型（中心型）と肺野型（末梢型）に分類され，肺野型および早期の症例では無症状の場合が多いが，肺門型では有症状であることが比較的多い．

□肺がんは組織の違いにより非小細胞肺がんと小細胞肺がんに大別され，治療法も大きく異なる．非小細胞肺がんは肺がん全体の80〜90％を占め，「腺がん」「扁平上皮がん」「大細胞がん」に分類される．小細胞肺がんは肺がん全体の約10〜15％を占め増殖速度が速く，早期にリンパ節転移や遠隔転移を認めることが多い．

□表9-11-1に肺がんの組織型とその特徴を示す．

112 | 第9章 肺がん

2 病態生理の POINT

1) 腫瘍随伴症候群

□腫瘍随伴症候群とは，原発巣や転移巣による直接的な影響とは別に起こる症候群である．肺がん患者での合併頻度は約10%と最も高い[1]．

□肺がんでは神経症候群，内分泌症候群など多彩な腫瘍随伴症候群がある．扁平上皮がんの高Ca血症と小細胞肺がんのSIADH（抗利尿ホルモン不適合分泌症候群：syndrome of inappropriate secretion of antidiuretic hormone）が有名である[2]．

薬学的 ACTION ① SIADH の評価と治療

- SIADHは小細胞肺がんの7～16%に合併する．その頻度と病期に相関はない．
- 脱水の所見を認めず，かつ以下の条件を満たせば確定診断となる[3]．
  ①血清Na濃度は135 mEq/Lを下回る
  ②血漿浸透圧は280 mOsm/kgを下回る
  ③低Na血症，低浸透圧血症にもかかわらず，血漿バソプレシン濃度が抑制されていない
  ④尿浸透圧は100 mOsm/kgを上回る
  ⑤尿中Na濃度は20 mEq/L以上である
  ⑥腎機能正常
  ⑦副腎皮質機能正常
  ⑧甲状腺機能正常
- 治療は原疾患の治療とともに，水制限（15～20 mL/kg/日）が基本である．血清Na値が120 mEq/L以下の場合や，意識障害などの中枢神経障害を伴う場合には速やかに補正する．浸透圧性脱髄症候群の発現に注意しながら，高張（3%）食塩水を投与し，適宜フロセミドを静注する．
- 2020年6月にトルバプタンがSIADHにおける低Na血症の改善に適応拡大され使用可能となった．浸透圧性脱髄症候群の発現や急激な利尿による脱水に注意する．

2) 間質性肺炎合併例

□IIPs（特発性間質性肺炎：idiopathic interstitial pneumonias）では約20%に肺がんが発症する．IIPs患者における肺がんの相対リスクは7～14倍と高く，肺がんは急性増悪，慢性呼吸不全に次いでIIPs患者の死因の第3位であると報告されている[4]．

11 肺がんの病態生理 | 113

表 9-11-2　初回化学療法の主要なレジメン別の実施状況と治療関連急性増悪

レジメン	例数	急性増悪の例数 (%)	レジメン*	例数	急性増悪の例数 (%)
CBDCA+PTX	140	12 (8.6)	PTX contain	146	18 (12.3)
CBDCA+ETP	82	3 (3.7)	ETP contain	124	7 (5.6)
CDDP+ETP	38	4 (10.5)	VNR contain	51	10 (19.6)
CDDP+VNR	9	2 (22.2)	DTX contain	19	6 (31.6)
DTX alone	7	1 (14.3)	GEM contain	6	1 (16.7)
CBDCA+DTX	6	4 (66.7)	CPT-11 contain	2	1 (50)
CDDP+DTX	6	1 (16.7)			
Gefitinib	6	5 (83.3)			

*単剤および 2 剤/3 剤併用療法の合計
CBDCA：カルボプラチン，CDDP：シスプラチン，PTX：パクリタキセル，
ETP：エトポシド，VNR：ビノレルビン，DTX：ドセタキセル，GEM：ゲムシタビン，CPT-11：イリノテカン

〔弦間昭彦，他：特発性間質性肺炎合併肺癌に対する化学療法の現況と治療関連急性増悪に関する実態調査．びまん性肺疾患に関する調査研究　平成 21 年度研究報告書．pp105-7, 2010 を参考に作成〕

□平成 21 年度びまん性肺疾患に関する調査研究班で IIPs 合併肺がんの初回化学療法を対象に実施された全国実態調査[5]では，治療関連性急性増悪の発症率は 13.1％と報告されており，IP（間質性肺炎：interstitial pneumonia）合併進行肺がん症例に対する化学療法は，非合併症例と比較して重篤な呼吸不全の危険性が高い（表 9-11-2）.

薬学的 ACTION ②　IP 合併肺がんの治療

- IP 合併肺がんに対して，安全性が十分に確立された薬剤はないことを理解しておく．CPT-11 は IP または肺線維症がある患者への投与は禁忌であり，またアムルビシン（AMR），GEM は胸部単純 X 線写真で明らかで，かつ臨床症状がある IP または肺線維症の患者への投与は禁忌である[6].
- 2017 年には日本呼吸器学会から「間質性肺炎合併肺がんに関するステートメント」が発刊されており，疫学から診断，治療まで詳しく記載されている[6].
- 2023 年に「特発性肺線維症の治療ガイドライン 2023（改訂第 2 版）」が発刊され，IP 合併肺がんについて，各種抗がん薬投与の推奨度についてクリニカルクエスチョンの中で言及されている[7].

114 | 第9章 肺がん

表 9-11-3 合併肺がんに対する各種抗がん薬の推奨度

殺細胞性抗がん薬 行うことを提案（一部の患者には合理的でない可能性がある） 【推奨の強さ：2（弱），エビデンスの強さ：C（低）】	・非小細胞肺がん（NSCLC）において RCT はなし，初回化学療法における複数の前向き研究はあり ・小細胞肺がん（SCLC）や二次治療における情報は限定的 ・過去の報告なども踏まえると，NSCLC に対しては CBDCA＋タキサン系薬剤，SCLC に対してはプラチナ製剤＋ETP が選択しやすい．
血管新生阻害薬 行うことを提案（一部の患者には合理的でない可能性がある） 【推奨の強さ：2（弱），エビデンスの強さ：D（非常に低）】	・血管内皮細胞増殖因子の肺線維化や血管透過性亢進作用を抑制する可能性あり ・NSCLC に対して，プラチナ製剤併用レジメンにベバシズマブを上乗せすることで急性増悪の発症が抑制できる可能性について報告あり ・報告は少なく症例数も少ないが，比較的安全に併用できる可能性はあり
分子標的治療薬（ドライバー遺伝子変異） 行わないことを提案または推奨 【推奨の強さ：結論なし，エビデンスの強さ：D（非常に低）】	・一定の基準に達しなかったため，推奨の強さについて，現段階では結論付けないと判断 ・日本人の肺がん患者を対象としてゲフィチニブと化学療法を比較した試験において，ゲフィチニブ群で間質性肺疾患の頻度が高く（ゲフィチニブ群 4.0%，化学療法群 2.1%），死亡率が 30% を超えたことなどが要因の 1 つ
免疫チェックポイント阻害薬 行わないことを提案（一部の患者には合理的でない可能性がある） 【推奨の強さ：2（弱），エビデンスの強さ：D（非常に低）】	・臨床試験では，多くの場合 IP 合併例は除外されておりデータが少ない ・無治療 BSC（best supportive care）を対象とした RCT もなく，IP 合併患者のみを対象とした研究も乏しい ・報告ごとに肺臓炎の頻度や重症度に大きな差異あり

〔日本呼吸器学会（監修），「特発性肺線維症の治療ガイドライン」作成委員会（編）：特発性肺線維症の治療ガイドライン 2023，改訂第 2 版．南江堂，2023 より〕

　表 9-11-3 に簡単にまとめる．
- IP 急性増悪時の対処としては，通常の治療と同様に，重症度に応じてステロイドパルス療法（メチルプレドニゾロン 0.5～1 g/日 ×3 日間を 1 週間ごとに 1～4 回繰り返す）を行い，症状安定後に経口プレドニゾロン（PSL）へ切り替えた後に漸減を行う（PSL 0.5～1 mg/kg/日から開始し，2～4 週ごとに 5 mg 減量）．
- 長期の治療（PSL 換算 20 mg/日以上を 1 か月間以上）が必要となるため，ST 合剤の併用，さらにリスクによってはビスホスホネート製剤も併用する．

引用文献

1) Spiro SG, et al：Chest 132：149S-60S, 2007（PMID：17873166）
2) Kanaji N, et al：World J Clin Oncol 5：197-223, 2014（PMID：25114839）
3) 間脳下垂体機能障害と先天性腎性尿崩症および関連疾患の診療ガイドライン作成委員会（編）：日本内分泌学会雑誌 99：i-171, 2023
4) 軒原 浩, 他：肺癌 60：74-80, 2020
5) 弦間昭彦, 他：特発性間質性肺炎合併肺癌に対する化学療法の現況と治療関連急性増悪に関する実態調査. びまん性肺疾患に関する調査研究 平成21年度研究報告書. pp105-7, 2010
6) 日本呼吸器学会腫瘍学術部会・びまん性肺疾患学術部会（編）：間質性肺炎合併肺癌に関するステートメント. 南江堂, 2017
7) 日本呼吸器学会（監修）,「特発性肺線維症の治療ガイドライン」作成委員会（編）：特発性肺線維症の治療ガイドライン 2023, 改訂第2版. 南江堂, 2023

〔輪湖哲也〕

12 オシメルチニブ療法

EXPERT EYES

□EGFR チロシンキナーゼ阻害薬（EGFR-TKI）であるオシメルチニブは EGFR 遺伝子変異を有する NSCLC（非小細胞肺がん：non-small-cell lung cancer）におけるキードラッグである.

□EGFR 遺伝子変異 NSCLC の術後補助療法，進行再発の 1 次治療・2 次治療だけではなく，今後は術前補助療法でも使用される可能性がある.

□副作用として皮膚障害や下痢が現れる可能性が高いが，支持療法を上手に行うことで重篤化させずに長期の治療継続が可能になる.

1 治療効果

(1) 術後補助療法（ADAURA 試験）[1]

□**試験内容・対象患者**：腫瘍の完全切除術後の EGFR 遺伝子変異陽性の NSCLC 患者（IB～IIIA 期）682 例を対象に，オシメルチニブの術後補助療法に対する有効性，安全性を評価する無作為化二重盲検プラセボ対照国際共同第III相試験.プラセボあるいはオシメルチニブ 80 mg を 1 日 1 回経口投与にて 3 年間または再発するまで治療継続.

□**全生存期間（5 年生存率）**：オシメルチニブ群 85% vs プラセボ群 73%

ハザード比：0.49［95%信頼区間：0.33-0.73］（p＜0.001）

(2) 1 次治療（FLAURA2 試験）[2]

□**試験内容・対象患者**：局所進行（IIIB～IIIC 期）または転移性（IV期）EGFR 遺伝子変異陽性 NSCLC 患者に対する 1 次治療を検討する第III相無作為化非盲検国際多施設共同試験.オシメルチニブ 1 回 80 mg 1 日 1 回 経口投与に化学療法ペメトレキセド（PEM，500 mg/m^2）およびシスプラチン（CDDP，75 mg/m^2）またはカルボプラチン（CBDCA，AUC5）を 3 週間ごとに 4 コース，その後はオシメルチニブと PEM による維持療法を 3 週間ごとに投与する併用治療.

□**無増悪生存期間（中央値）**：オシメルチニブと化学療法併用群 25.5 か月 vs オシメルチニブ群 16.7 か月

ハザード比：0.62［95%信頼区間：0.49-0.79］（p＜0.001）

(3) 2 次治療 (LAURA 試験)[3]

□**試験内容・対象患者**：プラチナ製剤ベースの根治的化学放射線療法後に病勢が進行しなかった，切除不能なステージⅢの EGFR 遺伝子変異陽性 NSCLC 患者を対象とした，無作為化，二重盲検，プラセボ対照，多施設共同，国際共同第Ⅲ相試験．対象患者には，病勢進行，許容できない毒性，またはその他の中止基準を満たすまで，オシメルチニブ 1 回 80 mg 1 日 1 回 経口投与．

□**全生存期間 (中央値)**：オシメルチニブ群 39.1 か月 vs プラセボ群 5.6 か月

ハザード比 0.16 [95％信頼区間：0.10-0.24] (p＜0.001)

2 副作用

1) 発現率の高い副作用[4]

副作用	発現率 (%)	
	全体	Grade 3 以上
発疹・ざ瘡	40.8	頻度不明
下痢	39.7	頻度不明
爪障害 (爪囲炎を含む)	30.6	頻度不明
皮膚乾燥・湿疹など	26.2	頻度不明
口内炎	23.6	頻度不明

2) 発現頻度は低いが見逃したくない副作用[4]

副作用	発現率 (%)	
	全体の発現率	Grade 3 以上
血小板減少	9.2	頻度不明
肝機能障害	8.5	1.1
好中球減少	8.1	頻度不明
QT 間隔延長	7.4	0.7
間質性肺疾患	3.3	1.3
左室駆出率低下	1.6	0.3

3 診察前の患者面談の POINT

1) 抗がん薬の減量・休薬に関わること

(1) 間質性肺炎

□薬剤師が投与開始前に胸部 CT 検査の実施の有無を確認し，未実施の場合には CT 検査を提案する．

□医師とともに，治療開始前に間質性肺炎の合併がないことを確認する．

□間質性肺炎や肺臓炎が認められる場合は，投与を中止する．

(2) QT 間隔延長

□開始前に心電図測定を実施し，QT 間隔（QTc）が 500 ミリ秒未満であることを確認する．

□500 ミリ秒を超える QTc 値が認められる場合，481 ミリ秒未満またはベースラインに回復するまで休薬し，481 ミリ秒未満またはベースラインに回復した後，1 段階減量（1 回 40 mg 1 日 1 回）し投与を再開する（3 週間以内に回復しない場合は本剤の投与を中止すること）．

(3) うっ血性心不全

□開始前に心エコー検査を実施し，LVEF のベースラインを確認する（基準値≧50％）．

□LVEF の減少はオシメルチニブの服用を始めてから約 6 か月以内に発現し，オシメルチニブの服用継続により LVEF が減少し続けるのではなく低値のまま推移する．さらに，オシメルチニブの服用中止することで LVEF は元の値まで回復し，心疾患の既往があると副作用が起こりやすい報告[5]がある．

2) 抗がん薬治療や指示療法の提案に関わること

(1) 間質性肺炎のマネジメント

> **処方提案例**：間質性肺炎に対して KL-6，SP-A，SP-D の定期的な測定を提案する．

□使用成績調査により日本人患者の間質性肺炎は 5.5％で発症，そのうち Grade 3 以上が 43.1％，11.2％の患者で死亡の報告がある[6]．

□ステロイド治療を要する間質性肺炎の既往，およびニボルマブなどの ICI（免疫チェックポイント阻害薬：immune checkpoint inhibitor）の前治療歴は，オシメルチニブによる間質性肺炎との相関が認められている．

□治療開始前に既往歴や治療歴を確認し，治療開始後に発熱，咳嗽，呼吸困難などの自覚症状があった際には，医療機関に受診するという指導を治療開始前から一貫して行うことが重要である．

□治療開始後 12 週までに発症が多いことを認識し，発熱，咳嗽，呼吸困難などの自覚症状を聴取し，必要に応じて SpO_2 測定，胸

部 X 線写真を医師に提案する.

□SpO$_2$の低下, 胸部 X 線写真にて陰影が確認された場合は, 間質性肺炎の可能性を考え, オシメルチニブの投与中止を検討する.

□間質性肺炎と診断されたらその治療として, プレドニゾロン（PSL）換算で 0.5〜1.0 mg/kg/日を 4 週間投与した後, 漸減して中止することを検討する〔または, ステロイドパルス療法（メチルプレドニゾロン 1 日 500〜1,000 mg 3 日間）実施後, PSL 換算で 0.5〜1.0 mg/kg/日の投与を継続し, 漸減する〕.

□KL-6 や SP-A, SP-D は間質性肺炎を早期発見するための血液検査として用いられる. KL-6 は, 膠原病関連間質性肺炎の診断において感度（94%）, 特異度（96%）が高いことが報告されているが, 薬剤性肺炎における診断では不明瞭であるため KL-6 の上昇のみで診断を行うことは困難である.

□SP-A は KL-6 や SP-D に比べてより早期に上昇し, SP-D は膠原病関連間質性肺炎や過敏性肺炎での陽性率が高く, 放射線肺臓炎では陽性率が低く, SP-A, SP-D ともに細菌性肺炎や心不全で上昇することが知られている.

(2) 骨髄抑制に対する減量・中止

処方提案例：骨髄抑制に対してオシメルチニブを中止・減量（40 mg/日）を提案する.

□オシメルチニブにおいても, 血小板減少（9.2%）, 好中球減少（8.1%）, 貧血（4.6%）の報告があるため, 投与開始前には採血結果を確認する.

□Grade 3 以上の骨髄抑制が発現した際には, オシメルチニブの中止を提案し, Grade 2 以下に回復後は 1 段階減量（1 回 40 mg 1 日 1 回）での再開を検討する.

減量	投与量
初回投与量	80 mg/日
1 段階減量	40 mg/日

(3) 皮膚乾燥に対する支持療法薬

処方提案例：皮膚乾燥に対して予防的に保湿薬として, ヘパリン類似物質を処方提案する. 少なくとも 1 日 2 回の塗布. 分

量の目安としてFTU（フィンガーチップユニット：finger tip unit）を利用する．顔面と体幹に使用する場合では，2週間でヘパリン類似物質100g程度が必要な目安となる．

□開始1～2か月後より始まり，6か月後には全例にみられ，長期続く．セツキシマブ（Cmab）で3週と早期に，エルロチニブでは7週ごろ始まる．

□体感，四肢の広範囲に皮膚乾燥と白い粉のような落屑，瘙痒を伴う．

□皮膚乾燥として実感するよりも早期から皮膚バリア機能低下が生じており，実際にTEWL（経表皮水分喪失量：transepidermal water loss）をテヴァメーターで測定した報告ではEGFR-TKI（アファチニブあるいはエルロチニブ）投与後7日目には顔面皮膚において有意なTEWLの増加がみられている[7]．そのため開始時期より予防的な保湿実施が必要となる．

□塗布回数と保湿効果の検討では，ヘパリン類似物質含有クリームを14日間反復塗布した場合，1日1回塗布より1日2回塗布の方が保湿効果は有意に高い報告がされている[8]．保湿薬は，塗布回数を少なくとも1日2回塗布することが効果を高める．

□進行すると亀裂が生じ，皮膚機能バリアの低下，疼痛を伴いQOLの低下の可能性もあるため，予防的な保湿を行う．

4 副作用の重症度評価と薬学的ACTION

1）発疹またはざ瘡様皮疹

□発疹またはざ瘡様皮疹の発現率は58%（Grade 3～4 1%）．

□治療開始後1～4週間に発現する発赤の丘疹および膿疱を多数認める．

□ニキビ様の皮疹だが，通常は無菌性である．

□薬剤の投与量に依存する．

□好発部位は頭部，顔面，上胸部，背部．

□毛根が侵襲を受けた場合には脱毛をきたすことがある．

薬学的ACTION ① ステロイド外用薬

- ざ瘡様皮疹の重症度評価（CTCAE 5.0）では皮疹の範囲だけでなく，日常生活にどの程度の影響があるのかを考慮する必要がある．
- 皮疹が発現しても，清潔・保湿・保護は継続するように指導する．
- 皮疹発現の早期（Grade 1）より，顔はmediumクラス（ヒドロコ

ルチゾン酪酸エステル），頭部，体幹，四肢は strong クラス（ベタメタゾン吉草酸エステル）を提案する.

- 2週間使用後に再評価し，増悪（Grade 2）や改善が認められない場合には，顔は strong クラス（ベタメタゾン吉草酸エステル），頭部，体幹，四肢は very strong クラス（ベタメタゾン酪酸エステルプロピオン酸エステル）への変更を提案する（図9-12-1）[9].
- ESMO 臨床診療ガイドラインでは，ざ瘡様皮疹の予防に対して，テトラサイクリン系抗菌薬の内服を行うことはエビデンスレベルⅡ，推奨 Grade Ⅱと評価されている（ミノサイクリン 1回 100 mg 1日1回 6週間の内服）.
- ざ瘡様皮疹の治療に対して，テトラサイクリン系抗菌薬はエビデンスが十分ではない. また，長期服用では，色素沈着や耐性菌が出現しやすいため，ミノサイクリンは 2～3 か月を目途に中止を提案する.

2）爪囲炎

□ 爪囲炎の発現率は 35%（Grade 3～4 <1%）.

□ 治療開始後 6～8 週間に発現する発赤の丘疹および膿疱を多数認める.

□ 初期は爪周囲の皮膚の炎症で紅斑，浮腫，鱗屑，亀裂を伴う. 症状が進行し，さらに運動などの外力が加わると爪の側縁が脆弱化した側爪郭上皮に刺入し，陥入爪を生じると疼痛を生じる.

□ 陥入爪による不良肉芽を形成すると疼痛もより強くなり，患者 QOL が低下する.

薬学的 ACTION ② ステロイド外用薬

- 治療前から爪白癬や感染の有無を確認し，オシメルチニブ以外の原因を除外する.
- 治療開始前より爪のスクエアカット・スクエアオフの指導が重要である.
- 皮疹発現の早期（Grade 1）より，very strong クラス（ベタメタゾン酪酸エステルプロピオン酸エステル）を提案する.
- 肉芽形成や増悪する場合には，strongest クラス（クロベタゾールプロピオン酸エステル）を提案する.
- 膿がたまり黄色くみえる場合などの感染を疑う場合には，皮膚科へ受診し膿の排出を提案する. また，ナジフロキサシンやゲンタマイシンなどの外用抗菌薬やミノサイクリンなどの内服抗菌薬も検討する.

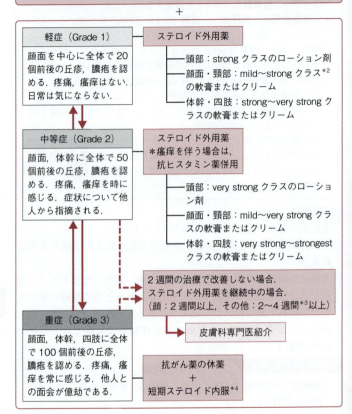

図 9-12-1 皮疹に対する治療薬

[*1] テトラサイクリン系抗菌薬：ドキシサイクリンやミノサイクリンなど．なお，ミノサイクリンは 100 mg/日，3 か月を目途に休薬もしくは間欠投与が望ましい．間欠性肺炎や肝障害の発現に注意する．
マクロライド系抗菌薬：クラリスロマイシン，ロキシスロマイシン，アジスロマイシンなど．なおクラリスロマイシンは CYP3A4 の高度な阻害作用があり，エルロチニブの血中濃度上昇による副作用増悪のリスクがある．

[*2] 2 週間ごとに必要に応じてランクアップする．予防ケアを行っていない場合は very strong クラスを使用する．

[*3] ざ瘡様皮疹にステロイドを使用して 1 か月以上軽快しない場合は細菌性毛包炎を疑う．

[*4] 目安は 10 mg/日，2 週間．

〔山本有紀，他：臨床医薬 40：1315-29, 2020 を参考に作成〕

12 オシメルチニブ療法 | **123**

3）下痢

□下痢の発現率は58％（Grade 3～4 2％）．

□下痢の発生機序や発現時期は明らかではないが，治療開始前より便の性状と量を把握した上で，下痢の回数，排便量，性状（水様，血便など）を評価する．

薬学的 ACTION ③   止瀉薬

- 早期から止瀉薬を使用し，Grade 1以下でコントロールしながらオシメルチニブの服用を継続する．
- Grade 3または持続するGrade 2の下痢が発現する場合には，オシメルチニブを休薬し，Grade 1以下まで回復した後に1段階減量（1回40 mg 1日1回）して再開する．
- 治療開始前から止瀉薬を処方提案し，ロペラミド 1回1 mgを2時間ごと，または1回2 mgを4時間ごとに下痢が止まるまで服用継続するように服薬指導をする．
- ロペラミドを投与しても48時間以内に下痢が改善しない場合，オシメルチニブを休薬する．

---

5   服薬説明の POINT

□オシメルチニブ療法で服薬指導のポイントの1つにアドヒアランスがある．術後補助療法では，3年間の継続服用が必要となるが，治療継続率は65％，中止理由の1位は患者判断の報告がある．そのため，オシメルチニブのアドヒアランスを治療日誌や，残薬を持参するなどで確認する．

□ステロイド外用薬の効果を得るために塗る分量の目安としてFTUと呼ばれる単位がよく使われる．FTUは人差し指の先から第1関節まで薬を乗せた量で，1 FTU（約0.5 g）は成人の手のひら2枚分の面積に塗るのに適した分量の目安となる．塗る量が少し多いと感じるが，十分な量を塗ることで，期待する効果が得られることを説明する．

□10 FTU，すなわち1日塗布量が5 gの場合，アドヒアランスが約50％まで低下する報告もあり，1日の外用薬の塗布量が多いほど服薬アドヒアランスが低下することを理解する．先に保湿薬を塗るように説明すると，保湿薬だけ塗ってステロイド外用薬を塗らない患者がいることから，先にステロイド外用薬を塗るような指導の工夫も必要．

□ステロイド外用薬は必要十分な量を使用することが重要だが，ス

9

肺がん

テロイドの使用に不安を感じる人もいる．皮疹の早期よりステロイド外用薬を開始し，速やかに炎症を軽減させ，効果を実感してもらい不安を解消させることが望ましい．

□ステロイド外用薬を漫然と塗布することを避け，2週間程度で再評価し，症状に応じたステロイド外用薬のクラスを考慮する．ステロイド外用薬開始後の症状経過を来院ごとに報告するよう指導する．

引用文献

1) Herbst RS, et al：J Clin Oncol 41：1830-40, 2023 (PMID：36720083)
2) Planchard D, et al：N Engl J Med 389：1935-48, 2023 (PMID：37937763)
3) Lu S, et al：N Engl J Med 391：585-97, 2024 (PMID：38828946)
4) タグリッソ®錠，添付文書．2024年6月（アストラゼネカ）
5) Kunimasa K, et al：Lung Cancer 153：186-92, 2021 (PMID：33277055)
6) タグリッソ®錠，使用成績調査　最終報告　結果報告．2019年2月（アストラゼネカ）
7) Kikuchi K, et al：J Dermatol 46：18-25, 2019 (PMID：30402978)
8) 大谷真理子，他：日皮会誌 122：39-43, 2012
9) 山本有紀，他：臨床医薬 40：1315-29, 2020

〔柴田直樹〕

13 ロルラチニブ療法

EXPERT EYES

□ *ALK* 融合遺伝子陽性の切除不能な進行・再発の非小細胞肺がんに対して効能・効果をもつ ALK 阻害薬の1つ.
□ 2次治療以降のみではなく，1次治療から使用できる.
□ 特徴的な副作用は脂質異常症，浮腫，中枢神経障害・精神障害で，他の ALK 阻害薬と同様に間質性肺疾患や QT 間隔延長にも注意する.
□ 認知障害などの副作用には特に注意が必要であり継続的なモニタリングが必要となるため，導入時から家族も含めた説明を行うことが推奨される.

1 治療効果

(1) CROWN 試験 (国際共同第Ⅲ相試験)[1-3]

□ **対象患者**：化学療法未治療の *ALK* 融合遺伝子陽性の切除不能な進行・再発の非小細胞肺がん患者 296 例 (日本人 48 例を含む)

□ **無増悪生存期間**

- 12 か月無増悪生存率 (盲検下での独立中央判定)：ロルラチニブ 78.1% vs クリゾチニブ 38.7%

  ハザード比：0.28 [95%信頼区間：0.191-0.413] (p<0.001)

- 5年無増悪生存率 (追跡追加解析，治験責任医師評価)：ロルラチニブ 60% vs クリゾチニブ 8%

  ハザード比：0.19 [95%信頼区間：0.13-0.27] (p<0.001)

2 副作用

1) 発現率の高い副作用 (承認時)[2]

副作用	発現率 (%)	
	全体	Grade 3 以上
高コレステロール血症	70.5	16.1
高トリグリセリド血症	63.8	20.1
浮腫	55.0	4
体重増加	38.3	16.8
末梢性ニューロパチー	33.6	2.0
下痢	21.5	1.3

126 | 第9章 肺がん

2) 発現率は低いが見逃したくない副作用[4]

副作用	全体の発現率 (%)
中枢神経障害	20.8 (認知障害 17.5，言語障害 6.1)
精神障害	15.8 (気分障害 12.7，幻覚 4.7)
肝機能障害	18.2
膵炎	10.1
QT 間隔延長	5.2
間質性肺炎	0.9

3 診療前の患者面談の POINT

1) 抗がん薬の減量・休薬に関わること

減量レベル	投与量
通常投与量	100 mg/日
1 レベル減量	75 mg/日
2 レベル減量	50 mg/日
中止	50 mg/日で忍容性が得られない場合は投与中止

(1) 中枢神経障害・精神障害

□ 開始前の状態評価が重要 (内服可能かどうかも含め).
□ 症状発現時には，MRI 検査なども含めて転移性脳腫瘍との鑑別も必要.

□ **中枢神経障害・精神障害の Grade 分類**

Grade 1	・同一用量で投与継続 ・ベースラインに回復するまで休薬，回復後，同一用量または 1 レベル減量して投与再開
Grade 2	Grade 1 以下に回復するまで休薬，回復後，1 レベル減量して投与再開
Grade 3	
Grade 4	投与を中止

(2) 脂質異常症

□ 治療開始前の血清脂質のベースライン値評価が重要.
□ 発現時には，早めに脂質低下薬の開始を検討.
□ コントロール良好であれば同一用量で継続を検討. コントロール不十分であれば休薬し，改善後に再開.

13 ロルラチニブ療法 | 127

□ **脂質異常症の Grade 分類**

Grade 1	投与継続可
Grade 2	
Grade 3	・同一用量で継続 ・Grade 2 以下に回復するまで休薬，回復後，同一用量で再開
Grade 4	Grade 2 以下に回復するまで休薬，回復後，同一用量または 1 レベル減量して再開

(3) 浮腫

□ 症状発現時には，浮腫を引き起こす疾患との鑑別に注意.

□ 利尿薬の検討やケア（患部の挙上，弾性ストッキングの着用など）を実施しても，さらに進行し，生活に影響する場合は，減量，中止を検討.

□ **浮腫の Grade 分類**

Grade 1	投与継続可
Grade 2	
Grade 3	Grade 1 以下またはベースラインに回復するまで休薬し，1 レベル減量または同一用量にて再開
Grade 4	Grade 1 以下またはベースラインに回復するまで休薬し，1 レベル減量して再開または投与中止

2) 抗がん薬治療や支持療法薬の提案に関わること

(1) QT 間隔延長の評価

処方提案例：QT 間隔延長は「重要な特定されたリスク」に該当する．症状発現時にはベースラインとの比較が必要なため，治療開始前に心電図および電解質検査の実施を提案する（国際共同第Ⅲ相試験においては，補正 QT 間隔 470 ミリ秒を超える患者は除外）.

□ 国際共同第Ⅰ/Ⅱ相試験（275 例）において，因果関係を否定できない QT 間隔延長が 6.5 %（18 例）に認められ，0.4 %（1 例）が Grade 3 以上であった．また，補正 QT 間隔の変動が認められ，最大値が 500 ミリ秒を超えた患者の割合は 2.5 %（7 例）で，ベースラインからの増加が 60 ミリ秒を超えた患者の割合は 8.7 %（24 例）だった[5].

□ 国際共同第Ⅲ相試験（149 例）で因果関係を問わない QT 間隔延長が 3.4 %（5 例），このうち因果関係を否定できなかったのは 4

例，Grade 3 以上（最大値が 500 ミリ秒を超えた，またはベースラインから 60 ミリ秒を超えた）が 1 例であった．また，因果関係を問わない Grade 3 の QT 間隔延長が日本人 25 例中 1 例だった[5]．

□投与開始後は，QT 間隔延長と可能性のある自他覚症状（頻脈に基づく動悸，めまい，失神など）がないか確認し，症状発現時には心電図検査を実施する．また，電解質異常においては，特に低 K 血症（<3.5 mEq/L），低 Mg 血症（<1.7 mg/dL），低 Ca 血症（<8.5 mg/dL）と QT 間隔延長との関連性が高いというデータもあり[6]，注意してモニタリングするとともに，低下時には補正を提案する．

(2) 肝機能障害の評価

> **処方提案例**：肝機能障害は「重要な潜在的リスク」に該当する．治療開始前に評価するとともに，治療開始後は特に，AST，ALT の変動を確認する．臨床試験において中等度以上の肝機能障害患者を除外していたことを踏まえ，発現時には，ベースラインに回復するまで休薬することが望ましい．治療継続が必要な場合には，減量の必要性を協議した上で継続し，慎重にモニタリングする．

□ロルラチニブは，主に肝代謝される薬剤であることから，肝機能障害の重症度に伴い，ロルラチニブの曝露量および有害事象の発現率が増加する懸念がある．しかし，臨床試験では中等度以上の肝機能障害患者を除外していたためデータがない．

□国際共同第 I/II 相試験（275 例）において因果関係を否定できない肝機能障害が 12.7 %［35 例〔ALT 増加 28 例，AST 増加 24 例，ALP 増加 2 例，TB 増加 1 例（重複あり）〕］に認められ，0.7 %（2 例）が Grade 3 以上だった[5]．

□国際共同第 III 相試験（149 例）で因果関係を問わない肝機能障害が 20.8 %（31 例）に認められ，うち 4 例が Grade 3 以上だった[5]．

(3) 相互作用および併用薬・持参薬の評価

> **処方提案例**：ロルラチニブは CYP3A により代謝されるため相互作用が多い．開始前の併用薬・持参薬の確認に加え，副作用発現時（脂質異常症など）には相互作用を考慮した薬剤を提案する．

□CYP3A 誘導剤との併用時の安全性は，「重要な潜在的リスク」に該当し，リファンピシンとの併用は禁忌である．

□健康被験者 12 例を対象にロルラチニブと強い CYP3A 誘導薬であるリファンピシンとの薬物相互作用を検討した臨床試験で，リファンピシン 600 mg の 1 日 1 回反復経口投与の併用下でロルラチニブ 100 mg を単回経口投与したところ，12 例すべての被験者に AST および ALT の上昇による中等度から重度の可逆的な肝障害が認められた．各被験者の AST および ALT の最高値の範囲は，それぞれ 80～1,307 U/L および 118～1,338 U/L であり，AST と ALT が ULN の 20 倍超に達した症例は，それぞれ 5 例，4 例だった[5]．

□CYP3A 阻害薬（クラリスロマイシン，ボリコナゾールなど），CYP3A 誘導薬（デキサメタゾン，ボセンタンなど），フェニトイン，カルバマゼピンとの併用はやむをえない場合を除き避ける．必要に応じて，処方医と代替薬について検討する．

□また抗てんかん薬（レベチラセタム，ラモトリギンなど）やベンゾジアゼピン系薬剤（ロラゼパム，アルプラゾラムなど）などは，中枢神経系症状発現の関連因子とする報告[7]もあるため，発現リスクが高い可能性があることを医師と共有し，必要に応じて患者（および家族）に説明した上で治療を開始する．

4 副作用の重症度評価と薬学的 ACTION

1）脂質異常症

□脂質異常症の発現頻度は高く，約 8 割で発現する．

□国際共同第Ⅲ相試験における日本人の発現時期の中央値は，高コレステロール血症 9 日（3～29 日），高トリグリセリド血症 8 日（7～29 日）[8]．

□コレステロール値やトリグリセリド値の上昇（Grade 1）が認められた時点で，脂質低下薬による治療開始を推奨する．

□Grade 3 であっても脂質低下薬の増量や変更を検討しながら，ロルラチニブの継続は可能である（それでもコントロール不十分な場合はロルラチニブの休薬を考慮）．

薬学的 ACTION ① 脂質低下薬の選択と注意点

- 国際共同第Ⅲ相試験で，脂質低下薬を用いた患者は 83.2％，使用するまでの期間中央値は 15 日（1～393 日）だった．

130 | 第9章 肺がん

表9-13-1 スタチン系薬剤の特徴

	用量 (mg/日)	半減期 (時間)	性質	代謝 CYP 寄与	腎排泄	その他
ロスバ スタチン	2.5〜20	20	水溶性	なし (2C9 軽度)	10%	ストロング スタチン
プラバス タチン	5〜20	1.8	水溶性	なし (3A4 軽度)	20〜60%	スタンダー ドスタチン
ピタバス タチン	1〜4	10	脂溶性	なし (2C9 軽度)	<2%	ストロング スタチン
フルバス タチン	10〜60	0.9	脂溶性	CYP2C9	6%	スタンダー ドスタチン
アトルバ スタチン	5〜40	13〜16	脂溶性	CYP3A4	2%	ストロング スタチン
シンバス タチン	2.5〜20	2	脂溶性	CYP3A4	13%	スタンダー ドスタチン

〔Mukhtar RY, et al：Curr Opin Lipidol 16：640-7, 2005 (PMID：16276242), Bellosta S, et al：Circulation 109：III50-7, 2004 (PMID：15198967) を参考に作成〕

- 使用した脂質低下薬で最も多かったのはロスバスタチン (63.7%), 次いでアトルバスタチン (24.8%), ピタバスタチン (10.1%) だった[8].
- ロルラチニブは CYP3A により代謝されるため, CYP450 酵素の関与を受けにくい薬剤を選択する.
→ スタチン系が第1選択薬, CYP による影響が少ない薬剤はロスバスタチン, ピタバスタチン, プラバスタチン (表9-13-1) である[9,10].
→ 高トリグリセリド血症に対する治療薬では, フェノフィブラート, n-3 系多価不飽和脂肪酸, ニコチン酸誘導体がある.
- スタチン系薬剤を中心としたマネジメントを行い, 高トリグリセリド血症を併発する場合は, フィブラート系薬剤の使用などを検討する.

2) 浮腫

□ 浮腫は内服患者の約2人に1人程度に発現する (43.9%).

□ 国際共同第III相試験における日本人の発現時期の中央値は 54 日 (8〜254 日)[8].

□ 低栄養状態, 低活動性, 心機能低下患者などでは発現しやすい.

□ 浮腫は心不全, 腎不全, 低 Alb 血症などの合併症により発現す

13 ロルラチニブ療法 | 131

ることもある.

□ロルラチニブによる浮腫と考えられる場合は,患部の挙上や弾性ストッキング着用などのケアに加え,利尿薬の開始を検討する.

□国際共同第Ⅰ/Ⅱ相試験において実施された対処は,ロルラチニブの休薬 6.2%,減量 6.5%だった.利尿薬としてはフロセミドが最も多く使用され,患者の 26.9%に投与された.

薬学的 ACTION ②　利尿薬を開始する前に

- がん患者の浮腫の原因はさまざまであり,それぞれ特徴がある（**表 9-13-2**）[11]
- ロルラチニブ以外の原因も念頭に置いた上で,利尿薬の使用を提案する.

3) 中枢神経障害・精神障害

□中枢神経障害・精神障害は,全体の 39%に発現した[2]

□国際共同第Ⅲ相試験における発現時期の中央値は,認知障害 75日（4〜533 日）,言語障害 104 日（16〜226 日）,気分障害 27日（8〜195 日）,幻覚 80 日（9〜479 日）[8]

□中枢神経障害発現の影響因子については以下の報告がある[7]

・マサチューセッツ総合病院の後方視的検討では,精神疾患あり,精神刺激薬の使用,脳外科手術歴ありだった.

・国際共同第Ⅰ/Ⅱ相試験では,脳転移あり,頭部放射線治療歴あり,精神疾患あり,脳外科手術歴あり,年齢,精神刺激薬の使用,抗てんかん薬の使用,抗精神病薬の使用,ベンゾジアゼピン系薬剤の使用,鎮静薬の使用だった.

□症状発現時には脳転移の発現・増悪による症状との鑑別が重要である.

・転移性脳転移による症状は痙攣,麻痺,ふらつき,失語症などで,不安などはあまりみられない.

・以前と違う症状がある場合は,脳転移除外のための画像検査を実施する.

薬学的 ACTION ③　症状発現時には薬剤の中止や変更を提案すべきか

- 症状発現時には,仕事や家事などの日常生活にどの程度影響するかを確認する.
- 日常生活に影響する場合,症状が強い場合はロルラチニブを減量・休薬する.

9

肺がん

132 | 第9章 肺がん

表9-13-2 抗がん薬以外の原因による浮腫

疾患・病態	特徴	鑑別のポイントなど
上大静脈症候群	・比較的急性に発現 ・顔面・両下肢の腫脹, 頸静脈・胸壁の表在静脈の怒張 ・肺がん (小細胞肺がんの10%, 非小細胞肺がんの2〜4%), 縦隔腫瘍などで頻発 ・多くは縦隔にリンパ節転移などの病変あり	・呼吸困難, 咳嗽, 嗄声, 失神など自覚症状の有無 ・胸部CTなどの画像診断
栄養障害による浮腫	・全身性・圧痕性 ・低栄養に伴う低アルブミン血症	・Alb, preAlbの低下 ・AST, ALTが基準値内 ・栄養状態低下
腎疾患に伴う浮腫	・全身性・圧痕性 ・ネフローゼ症候群, 腎不全, 急性糸球体腎炎などに起因する	・BUN/Cr比の上昇 ・蛋白尿陽性 ・Alb ≦3 g/dL (ネフローゼの場合) ・腎疾患に関連する既往歴
深部静脈血栓症	・局所性 (片側性)・圧痕性 ・比較的急性に発現 ・Dダイマーなど凝固系亢進を伴うことあり ・下肢静脈血栓症がほとんど ・放置すると肺塞栓など致命的	・血管新生阻害薬の使用 ・ホルモン薬の使用 ・活動性の低下 ・下肢の腫脹, 疼痛, 色調変化の有無と左右差の有無
粘液水腫	・全身性・非圧痕性 ・甲状腺機能低下症 (原発性, 中枢性, 薬剤性) の症状の1つ ・ICIによるirAEとして発現することあり	・FT$_4$低下, TSH上昇 ・倦怠感, 便秘, 寒気, 低体温, 徐脈, 気分の落ち込みなど, 甲状腺機能低下症に起因する自覚症状の有無
心不全	・全身性・圧痕性 ・緩徐に発現 ・高血圧症, 冠動脈疾患, 薬剤性 (アントラサイクリン系, 抗HER2抗体) ・左心不全→右心不全と進展することが多い	・CTR (心胸郭比) の増大 ・LVEF低下 ・BNP上昇 ・心疾患既往, 息切れ, 動悸, 食思不振など自覚症状の有無
リンパ浮腫	・局所性・非圧痕性 (初期は圧痕性) ・緩徐に発現 ・手術やがんそのものによるリンパ管系の損傷に起因 ・乳がん, 女性器がんの術後など	・手術歴, 特にリンパ節郭清の実施, リンパ節転移, リンパ節を含む放射線照射歴 ・手術・放射線照射の治療時期, 部位

〔土屋雅美:浮腫. 吉村知哲, 他 (監修):がん薬物療法副作用管理マニュアル, 第3版. pp 153-62, 医学書院, 2024を参考に作成〕

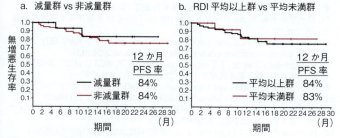

図 9-13-1　無増悪生存期間 (12 か月 PFS 率) 比較

開始 16 週までのデータから群分けして比較.

〔Solomon BJ, et al：J Clin Oncol 40：3593-602, 2022 (PMID：35605188) より〕

- CROWN 試験において，開始から 16 週までの減量有無で効率を比較しているが，ロルラチニブの減量群と非減量群の 12 か月 PFS (無増悪生存：progression free survival) 率は同等 (84% vs 84%) だった (**図 9-13-1**)[12].
- また，16 週までの RDI (相対用量強度：relative dose intensity) が平均以上と平均未満のサブグループにおける 12 か月 PFS 率はほぼ同等 (84% vs 83%) だった[12].

→ロルラチニブの休薬や減量による有効性への影響は少ない.

5　服薬説明の POINT

□ ロルラチニブでは特に脂質異常症，浮腫，体重増加，認知障害が特徴的な副作用であり，発現率や発現時期などを説明する.

□ 治療継続する上で，認知障害を含む中枢神経障害の説明は必要である．症状は自身ではわかりにくいことも多いため，導入時は家族にも説明する.

□ 臨床試験の結果から，ロルラチニブの減量や休薬が必ずしも効果が減弱するわけではないことを説明し，自己判断で無理に内服を続けず強い症状がある場合は連絡するよう説明する.

引用文献

1) Shaw AT, et al：N Engl J Med 383：2018-29, 2020 (PMID：33207094)
2) Solomon BJ, et al：Lancet Respir Med 11：354-66, 2023 (PMID：36535300)
3) Solomon BJ, et al：J Clin Oncol 42：3400-9, 2024 (PMID：38819031)

134 | 第9章 肺がん

4) ロープレナ®錠. 添付文書. 2022年6月改訂（第4版）（ファイザー）
5) ロープレナ錠25 mg ロープレナ錠100 mg に係る医薬品リスク管理計画書.（ファイザー）
6) CredibleMeds® : Clinical Factors Associated with Prolonged QTc and/or TdP. https://crediblemeds.org/ndfa_list accessed 2024.10.21
7) Dagogo-Jack I, et al : J Thorac Oncol 18 : 67-78, 2023（PMID : 36184067）
8) ロープレナ®錠, 適正使用ガイド. 2023年8月（ファイザー）
9) Mukhtar RY, et al : Curr Opin Lipidol 16 : 640-7, 2005（PMID : 16276242）
10) Bellosta S, et al : Circulation 109 : III50-7, 2004（PMID : 15198967）
11) 土屋雅美：浮腫. 吉村知哲, 他（監修）：がん薬物療法副作用管理マニュアル, 第3版. pp 153-62, 医学書院, 2024
12) Solomon BJ, et al : J Clin Oncol 40 : 3593-602, 2022（PMID : 35605188）

〔輪湖哲也〕

14 ペムブロリズマブ+カルボプラチン+ペメトレキセド followed by ペムブロリズマブ+ペメトレキセド療法

EXPERT EYES

□切除不能な進行・再発非扁平上皮非小細胞肺がんで頻用される1次治療の1つ.

□ドライバー遺伝子変異/転座陰性, PS 0～1に使用され, PD-L1 TPSにかかわらず使用できる. ただしPD-L1 TPS≧50%の場合はペムブロリズマブ単独療法とアテゾリズマブ単独療法が選択肢となる場合がある.

□開始4コースはプラチナ製剤を併用し, 以降はプラチナ製剤を抜いて継続する.

□プラチナ製剤をカルボプラチンにすることで腎機能障害リスクを低減し, 高齢者などにも使用しやすい.

□長期で使用するペムブロリズマブのirAE (免疫関連有害事象：immune related adverse events) 対策とペメトレキセドの副作用対策 (葉酸, ビタミンB$_{12}$の補充) を確認する.

1 治療効果

□**対象患者**：前治療のない*EGFR/ALK*変異/転座陰性, PS 0～1の転移性非扁平上皮非小細胞肺がん616例[1]

□**全生存期間**：ペムブロリズマブ (Pembro) +カルボプラチン (CBDCA)/シスプラチン (CDDP) +ペメトレキセド (PEM) 療法 22.0か月 vs CBDCA/CDDP+PEM療法 10.6か月 ハザード比：0.60 [95%信頼区間：0.50-0.72]

2 副作用

1) 発現率の高い副作用[1]

副作用	発現率 (%)	
	全体	Grade 3以上
悪心	58.0	3.5
貧血	48.4	19.0
倦怠感	43.0	7.7
便秘	35.6	1.0
下痢	32.3	5.2
食欲不振	30.1	1.2
好中球減少症	28.1	16.8
irAE全体およびinfusion reaction	27.9	12.8

2）発現率は低いが見逃したくない副作用[1]

副作用	発現率（%）	
	全体	Grade 3 以上
皮疹	22.0	2.0
甲状腺機能低下症	7.9	0.5
肺臓炎	4.9	3.0
脳炎	0.5	0.5
1 型糖尿病	0.5	0.5

3 診察前の患者面談の POINT

1）抗がん薬の減量・休薬に関わること
（1）骨髄機能
□前コースの最低血球数に応じて用量を調節する．
□投与日に Grade 3 以上であれば投与の延期を検討すべきである．
　Grade 2 であれば Pembro の休薬を検討する．

血球数	PEM	CBDCA	Pembro
最低好中球数 500/μL 未満および最低血小板数 5 万/μL 以上	25%減量	20%減量	減量不要
最低血小板数 5 万/μL 未満	25%減量	20%減量	減量不要
出血を伴う最低血小板数 5 万/μL 未満	50%減量	20%減量	減量不要

（2）下痢
□PEM は入院を要する下痢や Grade 3 以上の下痢があれば 25％減量する．
□Pembro は Grade 2 以上で休薬を確認する．
（3）腎機能
□PEM は Ccr 45 mL/分未満には投与推奨されない．
□CBDCA は Calvert 式により用量調整を確認する．
□腎機能が低下した場合，sCr の上昇などがみられるが，自覚症状としても尿量低下や体重増加，浮腫がみられることがある．
（4）粘膜炎
□PEM は粘膜炎 Grade 3 以上であれば 50％減量する．
（5）神経毒性
□PEM は神経毒性 Grade 3 以上であれば中止する．
□Pembro は Grade 2 以上で休薬を確認する．

表 9-14-1　ペムブロリズマブによる irAE の症状と対応方法

症状	ペムブロリズマブの対応
間質性肺炎	・Grade 1：必要時休薬を検討 ・Grade 2：休薬*（再発時は中止） ・Grade 3 以上：中止
大腸炎・小腸炎・重度の下痢	・Grade 2：休薬* ・Grade 3：休薬*（再発時は中止） ・Grade 4：中止
副腎機能障害，甲状腺中毒症	・Grade 2 以上：休薬 （12 週以内に Grade 1 に改善しない場合は中止を検討）
甲状腺機能低下症	・Grade 2：甲状腺ホルモン補充療法で臨床的に安定していれば継続可能 ・Grade 3 以上：休薬 （12 週以内に Grade 1 に改善しない場合は中止を検討）
1 型糖尿病	・休薬（インスリン補充療法で臨床的に安定していれば再開可能）

*副腎皮質ホルモン薬による治療開始 12 週以内に Grade 1 へ改善かつ PSL 10 mg/日以下まで減量できなければ中止

〔キイトルーダ® 点滴静注，適正使用ガイド．2024 年 9 月作成（MSD）より〕

(6) 全身状態の評価

□臨床試験は PS 0〜1 で実施しており，PS 2 以上であれば第 3 世代殺細胞性抗がん薬単剤療法を検討する必要がある．該当薬剤としてはパクリタキセル，ドセタキセル，ゲムシタビン，ビノレルビンが挙げられる．

□非血液毒性として Grade 3 以上であれば PEM は 25％減量，CBDCA は 20％減量する．

□Pembro による irAE は全身に発現しうる（表 9-14-1）[2]．発現頻度は殺細胞性抗がん薬より低いが，発現時期の予測が困難であり，長期的に発現リスクがあるため，継続的に評価する．irAE の場合は多くが Grade 2 でも Grade 1 に回復するまで休薬が必要で，多くの副作用でステロイド治療を必要とする．

2) 抗がん薬治療や支持療法薬の提案に関わること

(1) 葉酸，ビタミン B_{12} の処方確認

処方提案例：調剤用パンビタン® 末 1.0 g/日（葉酸として 0.5 g）連日内服とビタミン B_{12} 製剤 1 mg/回筋注を 9 週ごとの処方提案を行う．

138 ┃ 第9章 肺がん

□PEM による重篤な副作用発現（特に骨髄抑制，消化器症状，皮疹）を軽減するために葉酸とビタミン B_{12} を投与する[3]．
□葉酸は PEM 投与7日前から投与終了22日後まで連日内服する．

> **処方例**：調剤用パンビタン® 末 1回 1.0 g 1日1回朝食後　連日

□ビタミン B_{12} は PEM 投与7日以上前に開始し，投与終了22日後まで9週（3コース）ごとに投与が必要である．投与間隔が長いため，処方忘れがないか確認する．

> **処方例**：シアノコバラミン注 1回 1 mg 筋注　**9週ごと**

(2) NSAIDs との相互作用

> **処方提案例**：軽度の疼痛であれば NSAIDs ではなくアセトアミノフェンを提案する．

□肺がんは骨に転移しやすく，疼痛症状を伴っている場合がある．
□NSAIDs は PEM と相互作用（PEM の血中濃度上昇）があり，慎重に投与する．NSAIDs のうち，イブプロフェンは半減期が短く，軽度腎機能障害（Ccr 80 mL/分未満）の場合には PEM 投与前後2日間ずつは併用を避けることが望ましい．
□一方でアスピリンについては低用量～中用量（<1.3g/日未満）であれば PEM の血中濃度に影響はなく，抗血栓治療での使用は問題ない[3]．

(3) 甲状腺機能低下症に対する対応方法

> **処方提案例**：Pembro 投与中は甲状腺ホルモンの検査のために2コースに1回採血を行うことを提案および甲状腺ホルモン低下時は内分泌科へ相談することを提案する．

□irAE の発現はその種類によらず，治療効果と正の相関が認められると報告されている[4]．
□甲状腺中毒症後に甲状腺機能低下になる場合と，最初から甲状腺機能低下になる場合がある．7～8割の患者は甲状腺機能の回復は期待しにくいといわれている．
□甲状腺機能低下症のリスク因子としては，女性，中枢神経転移なし，抗サイログロブリン抗体（抗 Tg 抗体）陽性，抗甲状腺ペル

オキシダーゼ抗体（抗 TPO 抗体）陽性が挙げられる[5,6]．

□FT$_3$ 低値，FT$_4$ 低値，TSH 高値の検査所見を示すが，軽症例では TSH のみ軽度上昇を認め，潜在性甲状腺機能低下症を呈する場合がある．自覚症状としては倦怠感，浮腫，便秘，抑うつ，耐寒能低下が挙げられる．

□4〜6 週ごとのモニタリングが推奨[7]されるため，2 コースに 1 回は採血をして甲状腺ホルモンの値を把握する．Grade 1 以上の所見が認められた場合は甲状腺機能が安定するまでは毎コース測定を検討する．

□Grade 2 以上の場合は内分泌科へ相談した上で対応することが推奨されている．具体的には TSH 10 μU/mL を超えた場合や TSH が 2 回連続で高値の場合，TSH および FT$_4$ ともに低値の場合が該当する．

□TSH が 10 μU/mL を超えた場合はレボチロキシンナトリウムの補充療法を検討する．25〜50 μg/日で開始し，甲状腺ホルモン値によって用量を調整する．高齢者や心疾患患者は狭心症や心筋梗塞の発症リスクから心疾患の有無を確認（心電図，心エコーなど）した上で 12.5 μg/日など低用量から開始する．

□なお甲状腺ホルモン補充開始前には副腎皮質機能を必ず評価する．副腎皮質機能低下も併発している患者に甲状腺ホルモンを投与すると内因性コルチゾール代謝促進により副腎不全が悪化し致死性の副腎クリーゼに陥るリスクがある．副腎皮質機能が低下している場合にはヒドロコルチゾン 20〜30 mg を投与した上で，5〜7 日後に甲状腺ホルモンの補充を開始する．

4　副作用の重症度評価と薬学的 ACTION

1) 悪心

□悪心の発現率は 58％である（CBDCA 投与時）．

□CBDCA 投与時は中等度催吐性リスクで day 1 にデキサメタゾン（DEX）注 6.6 mg および 5-HT$_3$ 受容体拮抗薬，day 2，3 に DEX 錠 8 mg を投与する．

□制吐薬適正使用ガイドラインでの注意点に，day 1 にパロノセトロン注を使用する場合には day 2，3 の DEX 錠を省略可能なことが記載されている．

□CBDCA AUC≧4 のため，NK$_1$ 受容体拮抗薬を追加した 3 剤併用療法を行うこともできる．その際は相互作用を考慮して day 1

の DEX 注を半量（3.3〜4.95 mg）へ減量する.

□CBDCA 終了後の維持療法では軽度催吐性リスクになるため day 1 に DEX 注 6.6 mg または 5-HT$_3$ 受容体拮抗薬を投与する.

薬学的 ACTION ① オランザピンの追加可能

- 悪心症状がコントロール不十分の場合にはオランザピンの内服を検討する.
- オランザピンの制吐効果が認められている用量は 5〜10 mg/日であることに留意する. 低用量から始めた場合は効果・副作用を評価し, 用量調整を医師と協議する.
- オランザピンは原則, 抗悪性腫瘍薬の投与前に使用する. 眠気の副作用もあることから day 0 就寝時から開始するとよい.
- オランザピンは糖尿病患者, 糖尿病既往歴のある患者は禁忌のため, 既往歴の確認を徹底する.

2) 下痢

□下痢の発現率は 30％を超えている. irAE の腸炎を発症する可能性もあり, 腸炎の場合は腹痛の他, 粘液便や血便がみられる.

□Grade 2 の下痢があった場合には Pembro の休薬を確認することに加え, 腸穿孔やイレウス, irAE の腸炎を鑑別するために腹部 CT 検査が推奨されている.

□Grade 2 の症状が 5 日を超え継続する場合はステロイド（PSL 換算 0.5〜1.0 mg/kg/日）内服を開始し, 1 か月以上かけて漸減する.

□Grade 3 以上の場合はただちにステロイド（PSL 換算 1.0〜2.0 mg/kg/日）静注を開始し, 1 か月以上かけて漸減する. ステロイド開始後 3〜5 日以上症状が継続する場合や改善後に再発した場合は, インフリキシマブ 5 mg/kg の投与を検討する.

□パロノセトロン注を投与している影響で, パロノセトロン注の副作用である便秘が発現する場合が多い.

薬学的 ACTION ② 止瀉薬に頼りすぎない

- 止瀉薬としてロペラミドが頻用されている. 下痢に対して一概に止瀉薬と考えてしまうと腸炎や感染性下痢などによるものだった場合は適切な治療が遅れて重症化するリスクがある. 特に Pembro を併用している中ではいつも以上に下痢の症状を確認し, 下痢 Grade 2 以上であれば消化器専門医へのコンサルトや腹部 CT 検査評価について医師と協議する.

3）皮疹

□皮疹の発現率は22.0%である.

□PEM と Pembro による影響が考えられる. PEM は主に「主に体躯に限定された斑状丘疹状皮疹」「全身性」「上半身のびまん性色素沈着過剰」だが，Pembro は多彩な皮膚症状が起こりうる.

□いずれの薬剤由来の場合でも重症化はほとんどせず，ステロイド外用薬で改善する場合が多い.

□稀に Stevens-Johnson 症候群や中毒性表皮壊死症も報告されており，その場合は皮疹の面積によらず Grade 3 以上になる.

□出血や潰瘍，水疱，膿疱が認められる場合は重篤化リスクを考慮して皮膚科への相談を考慮すべきである.

> **薬学的 ACTION ③** 皮疹の体表面積割合の計算は「9 の法則」で
> - CTCAE ver.5.0 では皮疹が出現している面積の割合を評価する必要がある.
> - 頻用されるツールとして「9 の法則」がある（→42 頁）.

□PEM による皮疹が一度出現し，改善した後の再発予防として，DEX を予防投与することで再発頻度および重症化リスクの低下が示されている[8].

> **薬学的 ACTION ④** 再発予防のステロイドの投与
> - PEM による皮疹が疑われた場合，再発予防のために day 0，2 に DEX 1 回 4 mg 1 日 2 回 朝昼食後の追加を検討する（維持療法時）.

3）貧血，好中球減少，血小板減少

□貧血の発現率は48.4%であり，好中球数減少は28.1%，血小板数減少は19.0%である.

□葉酸とビタミン B_{12} の予防投与をしないと重篤な副作用リスクが上昇する.

Grade 3 以上の副作用発現率	予防投与あり	予防投与なしまたは一部実施
Hb 減少	4.2%	6.9%
好中球減少	23.2%	41.4%
血小板減少	5.4%	6.9%

非血液毒性も予防薬にて同様に発現率低下

142 | 第9章 肺がん

薬学的 ACTION ⑤　葉酸,ビタミン B₁₂ の投与開始が化学療法と同時の場合

- 患者によっては診断から治療へすぐ移行しないとならないことが起こりうる.
- 副作用全般の発現率が上昇することについて医師とそのリスクを共有し,可能な限り早めに葉酸,ビタミン B₁₂ の投与を開始する.
- 副作用モニタリングはより綿密に,短い間隔で行う.

5　服薬説明の POINT

□葉酸の摂取過剰は PEM の効果減弱につながるため,サプリメントでの葉酸摂取は控えるように患者に説明する.また,「調剤用パンビタン末®」はビタミンも含まれるため,ビタミン過剰摂取にならないよう市販のビタミン剤の使用も控えるよう一緒に説明する.

□調剤用パンビタン末® はビタミンの独特の匂いがあるため,コンプライアンス状況を確認するとともに内服の必要性を説明する.

□Pembro の irAE は全身の組織に発現しうる副作用で,すべてを説明するのは難しい.投与開始直後から投与終了後以降も副作用発現のリスクがあることや,すぐに医療機関へ連絡が必要な症状を説明した上で,日常生活(家事,仕事,趣味活動など)で些細な変化があれば医療者に気兼ねなく相談することを説明する.

引用文献

1) Garassino MC, et al：J Clin Oncol 41：1992-8, 2023 (PMID：36809080)
2) キイトルーダ® 点滴静注,適正使用ガイド. 2024 年 9 月作成 (MSD)
3) アリムタ® 注射用,適正使用ガイド. 2024 年 8 月作成 (日本イーライリリー)
4) Hussaini S, et al：Cancer Treat Rev 92：102134, 2021 (PMID：33302134)
5) Rong Y, et al：Cancer Med 13：e6879, 2024 (PMID：38164655)
6) Wright JJ, et al：Nat Rev Endocrinol 17：389-99, 2021 (PMID：33875857)
7) 日本臨床腫瘍学会 (編)：がん免疫療法ガイドライン,第 3 版. 金原出版, 2023
8) アリムタ® 注射用,添付文書. 2024 年 8 月改訂 (第 2 版) (日本イーライリリー)

〔榎本英明〕

第10章

胃がん

15 胃がんの病態生理

1 臓器とがんの OVERVIEW

□ 胃と周囲の臓器との関係を図10-15-1に示す.
□ 胃は口側から順に噴門, 胃底部, 胃体部, 幽門前庭部, 幽門に分けられる. 胃の入り口にある噴門には食物の逆流を防ぐ役割があり, 出口にあたる幽門には食物の量を調節して十二指腸へ送り出す役割がある.
□ 胃の周辺には肝臓, 胆嚢, 膵臓などの臓器がある. 原発巣や転移部位によって, さまざまな症状が生じうる (表10-15-1).
□ 胃粘膜にある胃腺には外分泌細胞 (主細胞, 副細胞, 壁細胞) が存在し, ペプシノーゲン, 粘液, 塩酸, 内因子などが分泌される. ペプシノーゲンは塩酸により活性化され, 蛋白質の分解に関

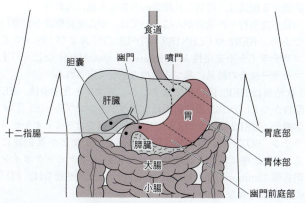

図10-15-1　胃と周囲の臓器との関係

144 | 第 10 章 胃がん

表 10-15-1 胃がんの存在部位，転移部位と生じうる主な症状

原発巣	食欲不振，腹痛，通過障害，吐下血，貧血，体重減少
腹膜播種	腹部膨満感，腹痛，腹水，閉塞性黄疸，便秘，水腎症
リンパ節転移	他の組織を圧迫することによる疼痛，閉塞性黄疸
肝転移	肝機能障害，黄疸

表 10-15-2 胃切除後障害とその要因

胃切除後障害	要因
ダンピング症候群	胃の貯留能力の低下，小腸への食物の急速な流入
逆流性食道炎	・噴門機能の低下に伴う消化液の逆流 ・幽門機能の低下に伴う十二指腸液の逆流
鉄欠乏性貧血	胃酸分泌低下に伴う鉄の吸収低下
ビタミン B_{12} 欠乏性貧血	内因子の減少に伴う VB_{12} の吸収低下

与する．粘液は塩酸による胃壁の自己消化の防御，内因子は小腸におけるビタミン B_{12} の吸収に関与する．

□外科的切除後には胃の機能消失に伴い，ダンピング症候群や逆流性食道炎，貧血（鉄欠乏性貧血，ビタミン B_{12} 欠乏性貧血）などの胃切除後障害が生じることがある（**表 10-15-2**）．

□pStage Ⅱ/Ⅲの胃がんでは S-1 や S-1＋ドセタキセル療法，カペシタビン＋オキサリプラチン療法（CAPOX 療法）などの術後補助化学療法が実施される．胃切除歴を有する患者の悪心や貧血を評価する際には，胃切除後障害の影響も考慮に入れる．

□切除不能進行・再発胃がんにおいては，がん薬物療法が標準治療であり，HER2 や CLDN18.2，PD-L1 CPS および MSI（マイクロサテライト不安定性：microsatellite instability）など，バイオマーカー検査の結果に基づき治療方針が決定される．

□1 次治療は HER2 陽性例ではトラスツズマブ＋化学療法，HER2 陰性かつ CLDN18.2 陽性例ではゾルベツキシマブ（→185 頁）＋化学療法，HER2 陰性かつ CLDN18.2 陰性例では S-1＋オキサリプラチン（SOX）＋ニボルマブ療法（→148 頁）などが選択肢になる．1 次治療における化学療法への ICI（免疫チェックポイント阻害薬：immune checkpoint inhibitor）の上乗せ効果は，PD-L1 CPS により異なる傾向が示されている．

□2 次治療はラムシルマブ＋nab-パクリタキセル療法（→159 頁）

表 10-15-3　CAPOX 療法における悪心の発現率

	胃がん (n＝100)		大腸がん (n＝938)	
	全 Grade	Grade 3 以上	全 Grade	Grade 3 以上
悪心	87%	10%	66%	5%

〔Fuse N, et al：Gastric Cancer 20：332-40, 2017 (PMID：26956689)，Schmoll HJ, et al：J Clin Oncol 25：102-9, 2007 (PMID：17194911) より〕

表 10-15-4　ゾルベツキシマブ＋化学療法における嘔吐の発現率

	胃切除歴なし (n＝197)		胃切除歴あり (n＝82)	
	全 Grade	Grade 3 以上	全 Grade	Grade 3 以上
嘔吐	75.6%	19.3%	47.6%	8.5%

〔ビロイ点滴静注用 100 mg，審議結果報告書．p 41, 2024 (令和 6 年 3 月 4 日医薬局医薬品審査管理課より〕

が推奨される．1 次治療で ICI の投与がなく MSI-High を有する場合は，ペムブロリズマブも選択肢になる．3 次治療以降は HER2 陽性例ではトラスツズマブ デルクステカン（→176 頁），陰性例ではトリフルリジン・チピラシル（→168 頁）が選択肢となる．

□ がん種や胃切除歴の有無で悪心・嘔吐の発現率が異なる可能性があることを理解しておく．例えば，CAPOX 療法による悪心の発現率は大腸がん患者に比べ，胃がん患者の方が高い傾向がみられる（**表 10-15-3**）[1, 2]．ゾルベツキシマブによる嘔吐の発現率は胃切除歴のある患者に比べ，胃切除歴のない患者の方が高い傾向がみられる（**表 10-15-4**）[3]．

2　病態生理の POINT

□ 進行胃がんでは治療前から食欲不振や体重減少，貧血症状を有する場合がある．がん薬物療法の奏効に伴い，患者によってはこれらの自覚症状が改善することがある．

□ 治療前に自覚症状を把握しておくことは，経時的に副作用を評価する上で重要であり，治療経過中の患者の想いを汲んで，円滑なコミュニケーションを図る上でも役立つ．

薬学的 ACTION ①　食欲不振

□ がん薬物療法による食欲不振の好発時期と矛盾し，体重減少や筋力低下，倦怠感を伴う場合，がん悪液質の可能性を考慮する．進

146 ┃ 第10章　胃がん

表10-15-5　腎機能に応じた用量調節（主な薬剤の減量の目安）

薬剤名	腎機能	投与量
シスプラチン	Ccr 50〜59 mL/分	25%減量
	Ccr 40〜49 mL/分	50%減量
	Ccr＜40 mL/分	投与を推奨しない
オキサリプラチン	Ccr＜30 mL/分	50%減量
S-1 ※単剤における 減量基準	60≦Ccr＜80 mL/分	必要に応じて1レベル以上の減量
	40≦Ccr＜60 mL/分	原則として1レベル以上の減量
	30≦Ccr＜40 mL/分	2レベル減量が望ましい
	Ccr＜30 mL/分	投与禁忌
カペシタビン	Ccr 30〜50 mL/分	25%減量
	Ccr＜30 mL/分	投与禁忌

〔Krens SD, et al：Lancet Oncol 20：e200-7, 2019（PMID：30942181），
TS-1 適正使用ガイド．p21，2023年9月改訂（大鵬薬品工業）より〕

行胃がん患者におけるがん悪液質の有病率は76.5%と報告されている[4]．

□がん悪液質が疑われる場合はアナモレリンの投与を検討する．アナモレリンの適応基準を下記に示す．

● 6か月以内に5%以上の体重減少と食欲不振があり，かつ以下の①〜③のうち2つ以上を認める患者に使用すること．
①疲労または倦怠感
②全身の筋力低下
③CRP 0.5 mg/dL超，Hb 12 g/dL未満またはAlb 3.2 g/dL未満のいずれか1つ以上

□六君子湯はグレリンのシグナルを増強し，食欲不振の改善と体重減少の抑制効果があることから[5]，対症療法として選択肢となる．

□ICIの投与中および投薬歴がある患者に食欲不振や倦怠感が発現した場合は，irAE（免疫関連有害事象：immune-related adverse events）による内分泌障害を除外する．

薬学的ACTION②　腎機能の評価

● 胃がんの罹患は50歳代から増加しはじめ，80歳代でピークとなる．このような背景から，治療前から腎機能が低下している患者も少なくない．

● 腎機能に応じた用量調節を提案する（表10-15-5）[6, 7]．臨床試験で腎機能別に投与量の規定がある場合は，それに準拠する．

⑮ 胃がんの病態生理　147

- 末梢神経障害に対して頻用されるプレガバリンやミロガバリンも腎機能に応じた用量が設定されている.

薬学的 ACTION ③　貧血

- □胃切除による影響（表10-15-2）や腫瘍からの出血による鉄の喪失により, 治療開始前から貧血を呈していることがある. 薬物療法開始の適格基準として, 主要な臨床試験ではHb≧8 g/dLまたはHb≧9 g/dLが設定されている[8-11].
- □小球性低色素性貧血（MCV≦80 fL, MCH≦26 pg）の場合, 鉄欠乏性貧血の可能性が高い. 一方, がん薬物療法による貧血は鉄欠乏を伴わないことが多い.
- □鉄欠乏性貧血に対して鉄剤を投与する場合は, 他剤との相互作用に留意する. 具体的にはキノロン系抗菌薬やテトラサイクリン系抗菌薬, 甲状腺ホルモン製剤とのキレート形成や, 制酸剤との併用による鉄剤の吸収阻害がある. これらの薬剤を併用する際は, 投薬の必要性の再検討, 同時服用の回避, 他剤への変更などの対応を検討する.

引用文献

1) Fuse N, et al：Gastric Cancer 20：332-40, 2017（PMID：26956689）
2) Schmoll HJ, et al：J Clin Oncol 25：102-9, 2007（PMID：17194911）
3) ビロイ点滴静注用100 mg, 審議結果報告書. p 41, 2024（令和6年3月4日　医薬局医薬品審査管理課）
4) Sun L, et al：Nutr Cancer 67：1056-62, 2015（PMID：26317149）
5) Uezono Y, et al：Curr Pharm Des 18：4839-53, 2012（PMID：22632864）
6) Krens SD, et al：Lancet Oncol 20：e200-7, 2019（PMID：30942181）
7) TS-1適正使用ガイド. p 21, 2023年9月改訂（大鵬薬品工業）
8) Kang YK, et al：Lancet Oncol 23：234-47, 2022（PMID：35030335）
9) Fujii M：Int J Clin Oncol 13：201-5, 2008（PMID：18553228）
10) 日本がん臨床試験推進機構：JACCRO GC-07（START-2）試験実施概要. http://www.jaccro.com/clinical/trial-list/GC07/ accessed 2025.1.10
11) Shitara K, et al：N Engl J Med 382：2419-30, 2020（PMID：32469182）

〔新井隆広〕

16 S-1＋オキサリプラチン＋ニボルマブ療法 (S-1＋L-OHP＋NIV 療法，SOX＋NIV 療法)

EXPERT EYES

□HER2 陰性の切除不能進行・再発胃がんに対する 1 次治療の 1 つである.

□CLDN18.2 陽性例では，ゾルベツキシマブが不適格な症例に対して選択肢になりうる.

□類似レジメンにカペシタビン＋L-OHP＋NIV 療法(CAP＋L-OHP＋NIV 療法，CAPOX＋NIV 療法)がある.手足症候群の管理や S-1 の服用のしやすさなどから，CAPOX 療法に比べて本レジメンが頻用される傾向にある.

□末梢神経障害，腹部症状，流涙などの症状が重篤化しないようにマネジメントする.

□irAE (免疫関連有害事象：immune-related adverse events) を早期発見するために，内分泌系の検査を定期的に実施する. 検査セットを活用して，検査漏れしないよう工夫する.

1 治療効果

(1) ATTRACTION-4 試験[1]

□**対象患者**：切除不能な進行・再発胃がん患者 724 例〔ニボルマブ (NIV) ＋化学療法*群 362 例，化学療法群 362 例〕

> *化学療法は SOX 療法もしくは CAPOX 療法 (登録症例は SOX 療法 64%，CAPOX 療法 36% であった)

□**無増悪生存期間**：NIV＋化学療法 10.45 か月 vs 化学療法 8.34 か月 ハザード比：0.68 [95%信頼区間：0.51-0.90] (p＜0.007)

2 副作用

1) 発現率の高い副作用[1]

副作用	発現率 (%)	
	全体	Grade 3 以上
末梢神経障害	56	4
食欲不振	52	8
悪心	51	3
好中球減少	44	20
血小板減少	41	10
下痢	34	4
口腔粘膜炎	18	2

16 S-1＋オキサリプラチン＋ニボルマブ療法（SOX＋NIV療法） | 149

表10-16-1　SOX療法の投与基準

項目	投与開始基準
好中球数（Neut）	1,500/μL以上
血小板数（PLT）	・7.5万/μL以上 ・10万/μL以上（L-OHP 130 mg/m² 投与時）
AST/ALT	≦ULN×2.5（肝転移を有する場合，≦ULN×5）
sCr	≦ULN×1.2
下痢，口内炎，手足症候群	Grade 1 以下
感染	感染を疑う38℃以上の発熱がない

各検査値のULN：AST＝30 U/L，ALT（男）＝42 U/L，ALT（女）＝23 U/L，sCr（男）＝1.07 mg/dL，sCr（女）＝0.79 mg/dL（参考：日本臨床検査標準協議会「共用基準範囲一覧」）

〔Kang YK, et al：Lancet Oncol 23：234-47, 2022（PMID：35030335）より〕

2）発現率は低いが見逃したくない副作用（≒irAE）[2]

副作用	発現率（%）	副作用	発現率（%）
発疹	12.5	副腎機能不全	1.7
甲状腺機能低下症	6.7	1型糖尿病	0.8
斑状丘疹状状皮疹	3.6	大腸炎	0.8
間質性肺疾患	2.2	小腸炎	0.6
甲状腺機能亢進症	1.7	尿細管間質性腎炎	0.3

3　診察前の患者面談のPOINT

1）抗がん薬の減量・休薬に関わること

□SOX療法の投与基準を**表10-16-1**に示す[1]．投与基準を満たさない場合，回復するまでSOX療法を延期する．

□NIVの休薬基準に該当するirAEが発現していないことを確認する（→37頁）．

（1）骨髄機能

□投与予定日に好中球数1,500/μL以上，血小板数7.5万/μL以上を満たしていることを確認する．L-OHPの投与量が130 mg/m²の場合，好中球数1,500/μL以上，血小板数10万/μL以上を確認する．

（2）末梢神経障害

□Grade 2以上でL-OHPの減量や休薬が必要となる．「箸の使いにくさ，文字の書きにくさ，つまずきやすさ」のように，日常生活

150 | 第10章 胃がん

にあてはめて症状を確認する.

□L-OHPによる急性症状は投与直後から発現し,数日間で改善する.慢性症状は用量依存性に発現し,改善まで時間を要する.症状の発現時期と持続期間,日常生活への影響を確認する.

□irAEによる末梢神経障害は軽症であることが多い.しかし,ギラン・バレー症候群や脱髄性ニューロパチーは重症化すると歩行困難や呼吸困難に陥ることがある.四肢の筋力低下や呼吸困難感の有無を確認する.

(3) 下痢

□Grade 2以上の場合は休薬が必要になる.

□下痢の回数,便の性状,腹痛の有無,発現時期を確認する.

□感染性下痢の可能性も考慮し,食事内容や有症状者との接触の有無を確認する.

(4) 口腔粘膜炎,手足症候群

□Grade 2以上の場合は休薬が必要となる.

□発現時期とコース内における最悪Gradeおよび現在の状況を確認する.

(5) irAE

□発現する臓器や症状は多彩である.

□皮疹,下痢,倦怠感,呼吸困難感,食欲不振,脱力感,動悸,眼症状などを確認する.

□症状からirAEが疑われる場合は検査所見とあわせて検討する.

2) 抗がん薬治療や支持療法薬の提案に関わること

(1) L-OHPの投与量

> **処方提案例**:高齢患者に本治療を開始する際に,L-OHPの投与量は130 mg/m²(承認用量)と100 mg/m²(1レベル減量)のどちらが妥当か,医師と協議する.

□L-OHPを3週ごとに投与する際の承認用量は130 mg/m²である.

□L-OHP 100 mg/m²を3週ごとの投与方法は臨床情報が豊富であり,70歳以上の患者における有効性と安全性が報告されている[3].

□ATTRACTION-4試験において,65歳以上の患者の割合は約50%だった[1].

□新たに診断された胃がん患者のうち65歳以上の割合は約80%を

表10-16-2　SOX 療法の減量基準

基準	次回投与量	
	L-OHP	S-1
day 29 に PLT≧7.5 万/μL を満たさない	1 レベル減量	—
(L-OHP の投与量が 130 mg/m² の場合) day 29 に PLT≧10 万/μL を満たさない	1 レベル減量	—
(L-OHP の投与量が 50 mg/m² の場合) day 29 に PLT≧7.5 万/μL を満たさない	—	1 レベル減量
コース内の PLT の最低値が 2.5 万/μL 未満	1 レベル減量	1 レベル減量

〔Kang YK, et al：Lancet Oncol 23：234-47, 2022 (PMID：35030335) より〕

　占める[4]．実臨床と臨床試験の登録症例とは母集団が異なる可能性がある．

□L-OHP の開始用量は 130 mg/m² と 100 mg/m² のどちらが妥当か，結論づけることは困難である．しかし特に高齢者や合併症を有する患者，低栄養状態の患者においては，100 mg/m² での投与について主治医と協議する．

(2) 血小板減少への対応

処方提案例：投与予定日から 7 日間を超えても血小板数が基準を満たさない場合は L-OHP の 1 段階減量を提案する．コース内で Grade 4 の血小板減少があった場合は L-OHP および S-1 の 1 レベル減量を提案する．

□血小板数が 5 万/μL 未満になると出血傾向をきたしやすくなる．鼻血や皮下出血斑，口腔内出血，歯肉出血などの自覚症状を確認する．

□L-OHP や S-1 は投与量や血小板減少の重症度に応じた減量方法が規定されている（**表10-16-2**）[1]．

□血小板減少を理由に L-OHP を減量する頻度は，治療コースを重ねるたびに高まったという報告がある（**図10-16-1**）[2]．

(3) 腎機能に応じた投与量の提案

処方提案例：腎機能障害を有する場合，S-1 の減量投与を検討する．L-OHP と NIV は腎機能に応じた用量調節は不要である．

□がん患者における慢性腎臓病の有病率は 12～25％であると報告されている[5-7]．

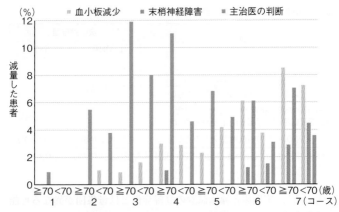

図 10-16-1　SOX 療法における L-OHP の減量理由（コースごと，年齢別）
〔オプジーボ®点滴静注，医薬品インタビューフォーム．pp 341-3，2024 年 7 月改訂（第 41 版）（小野薬品工業）より〕

□臨床試験において，sCr が ULN の 1.2 倍を超える患者は除外されており，Ccr に基づいた除外や減量基準は設定されていない[1]．
□腎機能障害患者では，フルオロウラシル（5-FU）の分解酵素阻害薬であるギメラシルの腎排泄が低下し，5-FU の血中濃度が上昇する．
□そのため，S-1 単剤における減量基準（→**表 10-15-5**，146 頁）や S-1 の投与量算出ノモグラム[8]（**図 10-16-2**）を参考に投与量を検討する（Ccr＜30 mL/分では投与禁忌）．
□L-OHP のクリアランスは，腎機能障害患者において減少するが，限外濾過血漿中プラチナ濃度と毒性との薬力学的関係は明確でない．Ccr≧30 mL/分であれば，L-OHP の減量は必要ない[9]．
□NIV は腎機能に応じた減量基準は設定されていないが，eGFR＜30 mL/分/1.73 m^2 は irAE 急性腎障害のリスク因子であるという報告がある[10]．

処方提案例：短期間で sCr が上昇した場合，被疑薬の中止を提案する．腎臓専門医へのコンサルトの必要性について，主治医と協議する．

□AKI（急性腎障害：acute kidney injury）の診断基準を**表 10-16-3** に示す[11]．

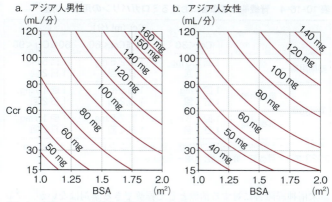

図 10-16-2　S-1 の投与量算出式ノモグラム

〔Takeuchi M, et al：Cancer Sci 112：751-9, 2021（PMID：33277781）より〕

表 10-16-3　KDIGO 診療ガイドラインにおける AKI の診断基準

以下の 1～3 のいずれかを満たせば急性腎障害と診断する．
1) 48 時間以内に sCr が≧0.3 mg/dL 上昇
2) 過去 7 日以内に sCr が基礎値から≧1.5 倍に上昇したと判明または推定
3) 尿量≦0.5 mg/kg/時が 6 時間以上持続

KDIGO：Kidney Disease Improving Global Outcomes

〔AKI（急性腎障害）診療ガイドライン作成委員会（編）：AKI（急性腎障害）診療ガイドライン 2016．東京医学社，2016 より〕

□AKI を生じやすい薬剤の代表例として NSAIDs，降圧薬〔ACE 阻害薬，ARB，ARNI（アンジオテンシン受容体ネプリライシン阻害薬）〕，抗菌薬，プロトンポンプ阻害薬がある．

□irAE 腎障害は尿細管間質性腎炎が多くを占め，43〜87％の頻度で同時または異時性に他臓器の irAE を合併することが報告されている[10, 12]．

（4）末梢神経障害に対する支持療法薬

処方提案例：プレガバリン，デュロキセチン，ミロガバリンは副作用に注意し，処方提案する．効果不十分な場合や眠気が強い場合は中止を提案する．Grade 3 に悪化する前にオキサリプラチンの減量や休薬を提案する．

154 | 第10章 胃がん

表 10-16-4　腎機能障害患者におけるミロガバリンの用法・用量[12]

		Ccr（mL/分）		
		Ccr＜30	30≦Ccr＜60	60≦Ccr＜90
初期用量		1回2.5 mg, 1日1回	1回2.5 mg, 1日2回	1回5 mg, 1日2回
有効用量	最低用量	1回5 mg, 1日1回	1回5 mg, 1日2回	1回10 mg, 1日2回
	推奨用量	1回7.5 mg, 1日1回	1回7.5 mg, 1日2回	1回15 mg, 1日2回

〔タリージェ®錠/タリージェ®OD錠, 医薬品インタビューフォーム. p13, 2023年12月改訂（第12版）（第一三共）より〕

□ 末梢神経障害に対する治療として推奨できる薬剤はないが，プレガバリン，デュロキセチン，ミロガバリンが汎用される.

□ これら薬剤の副作用の発現頻度は用量依存的に増加するため，初期用量と維持用量（有効用量）が設定されている. 副作用に対する忍容性を評価し，有効用量まで漸増する.

□ プレガバリンおよびミロガバリンは腎機能障害の程度に応じた用量を提案する. ミロガバリンの用量調節例を**表 10-16-4**に示す[13].

□ ATTRACTION-4試験における末梢神経障害の発現頻度は全Gradeが56％，Grade 3以上が4％だった. 同試験のL-OHP，S-1，NIVの投与期間中央値および相対用量強度はそれぞれ5.4か月，7.1か月，6.3か月および73.2％，78.1％，93.8％だった[1]. 末梢神経障害がgrade 3に増悪する前にL-OHPを減量や休薬し，NIVおよびS-1による治療を継続していたことが推測できる（**図 10-16-1**）.

4　副作用の重症度評価と薬学的 ACTION

1）悪心

□ 悪心の発現率は約50％である.

□ 中等度催吐性リスクに該当するため，day 1に5-HT$_3$受容体拮抗薬およびデキサメタゾン（DEX）9.9 mg，day 2, 3にDEX 8 mgを投与する. 5-HT$_3$受容体拮抗薬にパロノセトロンを選択する場合にはday 2, 3のDEXは省略可能である.

薬学的 ACTION ①　アプレピタント

● L-OHPを含むレジメンに対して，5-HT$_3$受容体拮抗薬とDEXへ

の NK$_1$ 受容体拮抗薬の追加効果を検証した臨床試験が複数あり，肯定的および否定的，いずれの結果も報告されている．

- 胃がんは悪心を生じやすい病態なので，患者のリスク因子を勘案して，初回からアプレピタントの追加を検討してもよい．

2) 下痢

□SOX＋NIV 療法における下痢の発現率は 30％を超えている．

□day 1 から数日間は 5-HT$_3$ 受容体の影響で便秘が誘発される．便秘に対して，酸化マグネシウムを予防的に服用することがあり，5-HT$_3$ 受容体の影響が消失した後に下痢になりやすい．酸化マグネシウムを調整して服用するよう説明する．

□便秘と下痢のいずれにおいても，水分摂取の必要性について説明しておく．

薬学的 ACTION ② ロペラミド

- Grade 2 以上の下痢でロペラミドの服用を提案する．
- しかし，irAE 大腸炎であった場合，ロペラミドの投与により irAE に対する治療開始が遅れて，重症化するリスクがあるため，慎重に検討する．
- 粘液便や血便，腹痛など irAE 大腸炎を疑う所見がある場合は，病院へ連絡するよう説明する．

3) 流涙

□S-1 による流涙の発現率は 16％と報告されており，決して低い頻度ではない[14]．眼症状について問診し，早期発見に努める．

□涙液中に移行した 5-FU が涙小管や角膜の上皮細胞に障害を及ぼし，眼障害が発現すると考えられている．

薬学的 ACTION ③ 人工涙液

- 涙液中の薬物を wash out する目的で防腐剤を含まない人工涙液（OTC 薬）を提案する．
- 1 日 6〜10 回，1 回 2〜3 滴点眼するよう指導する．
- ヒアルロン酸 Na 点眼液は粘稠度が高く，5-FU を含む涙液をうっ滞させ，症状を悪化させる可能性があるため投与しない．
- 涙道障害は重症化すると不可逆的変化をきたすことがあるため，早めの眼科受診をすすめる．

156 | 第 10 章　胃がん

4) 血小板減少

□SOX 療法による血液毒性とする妥当性に乏しい場合，他の要因を再検討する.

薬学的 ACTION ④　血小板減少の原因が SOX 療法以外の可能性

- NSAIDs（非ステロイド性抗炎症薬：nonsteroidal anti-inflammatory drugs），抗菌薬，抗てんかん薬，H_2 ブロッカー，PPI（プロトンポンプ阻害薬：proton pump inhibitor）などの薬剤により血小板減少をきたすことがある. これら薬剤の投与開始後 1〜2 週間で血小板減少を認め，中止後は早期に回復することが多い.
- ICI（免疫チェックポイント阻害薬：immune checkpoint inhibitor）により血小板減少をきたす疾患として，血球貪食症候群や特発性血小板減少性紫斑病がある.
- 血球貪食症候群の特徴には，持続性の発熱，脾腫，2 系統以上の血球減少，高 TG 血症または低フィブリノゲン血症，フェリチン上昇，sIL-2R 上昇，血球貪食像などがある.

5　服薬説明の POINT

□SOX + NIV 療法の主な有害事象には骨髄抑制，末梢神経障害，便秘・下痢，irAE がある.

□手洗いやうがいなどの感染対策，寒冷刺激の回避，水分摂取の励行，体調不良時の連絡方法について説明する.

□進行・再発胃がんでは，原疾患の影響で食欲不振や倦怠感が発現しやすい. この症状は各種 irAE の症状と類似する. もともと有する症状に比べて悪化した場合には，病院へ連絡するよう説明する.

□自宅での服薬状況や体調を記録し，医療従事者と情報共有することで副作用の状況を把握しやすくなる. 製薬会社が提供する治療日誌を活用するよう説明する.

引用文献

1) Kang YK, et al：Lancet Oncol 23：234-47, 2022（PMID：35030335）
2) オプジーボ® 点滴静注，医薬品インタビューフォーム，pp 341-3，2024 年 7 月改訂（第 41 版）（小野薬品工業）
3) Bando H, et al：Gastric Cancer 19：919-26, 2016（PMID：26474989）
4) 国立がん研究センターがん情報サービス：最新がん統計. https://ganjoho.jp/reg_stat/statistics/stat/summary.html accessed 2024.10.21
5) Launay-Vacher V：Semin Nephrol 30：548-56, 2010（PMID：21146120）
6) Torres da Costa E Silva V, et al：Adv Chronic Kidney Dis 25：49-56, 2018（PMID：29499887）
7) Janus N, et al：Br J Cancer 103：1815-21, 2010（PMID：21063408）

8) Takeuchi M, et al：Cancer Sci 112：751-9, 2021（PMID：33277781）
9) Krens SD, et al：Lancet Oncol 20：e200-7, 2019（PMID：30942181）
10) Cortazar FB, et al：J Am Soc Nephrol 31：435-46, 2020（PMID：31896554）
11) AKI（急性腎障害）診療ガイドライン作成委員会（編）：AKI（急性腎障害）診療ガイドライン 2016. 東京医学社, 2016
12) Seethapathy H, et al：Clin J Am Soc Nephrol 14：1692-700, 2019（PMID：31672794）
13) タリージェ®錠/タリージェ®OD 錠, 医薬品インタビューフォーム. p 13, 2023 年 12 月改訂（第 12 版）（第一三共）
14) Koizumi W, et al：Lancet Oncol 9：215-21, 2008（PMID：18282805）

〔新井隆広〕

158 | 第10章 胃がん

column S-1 の流涙障害のメカニズムと指導のポイント

□ 流涙障害は S-1 単独投与時では 16.0％の報告があり，半数は内服開始後 3 か月以内に起こりやすいが[1]，適切なケアと対策により症状を軽減できる．

□ **流涙障害のメカニズム**：S-1 は CYP2A6 で代謝され，5-FU となり涙液中に移行する．涙液中に分泌された 5-FU が活発に分裂している角膜上皮細胞を障害することで角膜障害をきたし[2]，涙道を通過することで涙小管上皮細胞の炎症や線維化により狭窄や閉塞が発現する[3]．それにより涙が正常に鼻へ抜けないため，涙が眼から絶えずこぼれ落ちる症状や眼脂などの症状が発現する．

□ **対策**：S-1 の眼への残留を防ぐために人工涙液の点眼薬を用いて 5-FU を wash out する．1 日 5 回以上，1 回 2〜3 滴を用いて洗浄し，溢れた液をティッシュで拭くか洗顔を行う．回数が多いほど効果的といわれている．

□ **wash out を行う際の点眼薬の選択**：防腐剤含有や粘稠性の点眼薬を避ける．防腐剤として点眼薬に用いられるベンザルコニウムは，長期間使用すると角膜障害をきたすおそれがあり，粘稠性のあるヒアルロン酸薬も留まる時間が長くなり悪化するおそれがある[4]．また，水道水は塩素など刺激物を含有するので適切ではない．医療用の人工涙液は防腐剤を含むため，市販薬のソフトサンティア®，ウェルウォッシュアイ®，ロートソフトワンなどを使用するとよい．

□ **患者指導のポイント**：まず，S-1 の副作用として流涙があることを説明する．具体的な症状として，涙や眼脂・異物感がないかなどを例に挙げ説明し，症状を観察する．症状発現を確認したら点眼薬による wash out をすすめるが，ここでは洗い流すことを目的として使用するよう説明する．重症化すると不可逆的な変化に至る可能性があるため，視力低下や症状の悪化を確認したら，眼科の受診をすすめる．

引用文献

1) Koizumi W, et al：Lancet Oncol 9：215-21, 2008（PMID：18282805）
2) 細谷友雅：眼科 54：27-32, 2012
3) 柴原弘明，他：癌と化学療法 37：1735-9, 2010
4) 細谷友雅：あたらしい眼科 25：449-453, 2008

〔越智美月〕

17 ラムシルマブ＋nab-パクリタキセル療法（RAM＋nab-PTX療法）

EXPERT EYES

□条件付きで推奨される切除不能進行・再発胃がんの2次治療の1つ. 何らかの理由により RAM＋PTX 療法を用いることができない場合に使用する.

□副作用では，好中球減少の発現頻度が高いため FN（発熱性好中球減少症：febrile neutropenia）の発症リスクを踏まえて，nab-PTX の減量を医師，患者とともに調整していく.

1 治療効果

□**対象患者**：フッ化ピリミジン系薬剤を含む1次治療後に増悪もしくは術後補助化学療法最終投与24週以内に再発した切除不能・再発胃がん患者43例[1]

□**奏効率**：54.8%［90%信頼区間：41.0〜68.0］

□**無増悪生存期間**：7.6か月［95%信頼区間：5.4〜8.1］

2 副作用

1）発現率の高い副作用[1]

副作用	発現率（%）	
	全体	Grade 3 以上
脱毛症	93.0	0.0
好中球減少	90.7	76.7
末梢神経障害	58.1	0.0
鼻出血	46.5	0.0
高血圧	41.9	4.7

2）発現率は低いが見逃したくない副作用[1]

副作用	発現率（%）	
	全体	Grade 3 以上
浮腫	18.6	0.0
筋肉痛	11.6	0.0
尿蛋白	9.3	4.7
肝機能障害	7.0	2.3
深部静脈血栓症	4.7	2.3

10

胃がん

160 | 第10章 胃がん

3 診察前の患者面談の POINT

1) 抗がん薬の減量・休薬に関わること

(1) 骨髄機能

□day 1 では好中球数 1,500/μL 以上, 血小板数 10 万/μL 以上, day 8, day 15 では好中球数 1,000/μL 以上, 血小板数 7.5 万/μL 以上であることを確認する.

(2) 末梢神経障害

□1 次治療でオキサリプラチン (L-OHP) を投与している症例では末梢神経障害が残存している場合があり, 治療の開始前に末梢神経障害を確認する.

□Grade 3 以上では nab-PTX の減量と休薬が必要となる. Grade 2 以下でも nab-PTX の減量を考慮する[2].

(3) 尿蛋白

□尿蛋白定性検査 2+ 以上で RAM の休薬が必要となる. ただし, 定量検査にて尿蛋白量が 2 g 未満の場合には投与可能である[3].

□尿蛋白量の定量が困難な場合は, 代替的に尿蛋白/クレアチニン比を用いて尿蛋白排泄量を評価する.

(4) 高血圧

□Grade 2 (症候性) または Grade 3 以上で休薬が必要となる[3]. 症状として頭痛, 眩暈, 肩こり, 嘔気などを確認する.

□来院後の血圧だけでなく, 家庭血圧を確認する. 投与開始前にはベースラインを確認する.

2) 抗がん薬治療や支持療法薬の提案に関わること

(1) 好中球減少に対する本療法の投与スケジュール変更

> **処方提案例**：好中球減少に対して nab-PTX の減量と投与スキップを処方提案する(**表 10-17-1**). RAM の減量はしない.

□nab-PTX の休薬や減量の理由となった有害事象は好中球減少が最も多い[1,2].

□投与スキップは 43 例で行われており, day 1 では 15 例 (34.9%), day 8 では 13 例 (30.2%), day 15 では 30 例 (69.8%) だった. 減量は 28 例 (66.7%) で行われた. そのため, 好中球減少に対するマネジメントが重要である.

□具体的には下記の投与基準(**表 10-17-1**)を参考にして, nab-PTX の減量と休薬を判断する. ただし, RAM の減量や休薬は不要で

17 ラムシルマブ＋nab-パクリタキセル療法（RAM＋nab-PTX 療法） | 161

表 10-17-1　RAM＋nab-PTX 療法の好中球数の投与基準と減量基準/対応方法

	day 1	day 8	day 15
好中球数の開始基準	1,500/μL 以上	1,000/μL 以上	1,000/μL 以上
減量基準/対応方法	（2 コース目以降）500〜1,500/μL nab-PTX のみ休薬	500〜1,000/μL 休薬	500〜1,000/μL nab-PTX のみ休薬
	—	500 以下/μL 休薬 ＋1 段階減量	500 以下/μL nab-PTX のみ休薬 ＋1 段階減量

〔アブラキサン® 点滴静注用，適正使用ガイド，胃癌．2021 年 10 月改訂（大鵬薬品工業）より〕

ある．注意点は，①投与基準は day 1 と day 8 以降で異なり，好中球数が 1,000〜1,500/μL の間でも day 8 以降では投与可能であること，②患者には感染対策を説明し治療を実施すること，である．

(2) 高血圧に対する支持療法薬とモニタリング

処方提案例：高血圧 Grade 2 以上の場合では，降圧薬を処方提案する．症候性の Grade 2，または Grade 3 以上の場合には RAM を休薬する．

☐ 治療開始前までに血圧の管理を行う．

☐ 家庭血圧は診察室血圧よりも脳心血管病との関連が強いことが報告されている[4, 5]．そのため家庭血圧と診察室血圧の間に差がある場合には家庭血圧を優先する．

☐ がん患者においても薬物療法未治療の高血圧は心血管疾患の発生リスクが高くなることが報告されており，血圧コントロールは重要である[6]．

☐ 降圧薬の第 1 選択薬は，Ca 拮抗薬，ARB，ACE 阻害薬，利尿薬である[7]．有効性に関する比較試験はなく，各薬剤の特徴を考慮して使い分ける（表 10-17-2）．

☐ 一般的に単剤を少量から開始し，降圧効果を確認しながら増量もしくは他の降圧薬を追加する．

☐ ジヒドロピリジン系 Ca 拮抗薬（例：ニフェジピン）は，相互作用として nab-PTX の血中濃度を上昇させ骨髄抑制等の副作用が増強するおそれがある．

10

胃がん

162 ┃ 第 10 章　胃がん

表 10-17-2　降圧薬の特徴・禁忌・慎重投与

	特徴	禁忌	慎重投与
Ca 拮抗薬	血管拡張作用	徐脈 （非ジヒドロピリジン系）	心不全
ARB/ACE 阻害薬	臓器保護作用 （心臓・腎臓）	妊娠	腎動脈狭窄症， 高 K 血症
利尿薬 （サイアザイド系）	水分貯留の改善	低 Na 血症，低 K 血症	痛風，妊娠， 耐糖能異常

(3) 末梢神経障害に対する支持療法薬

> **処方提案例**：デュロキセチンの処方提案を検討する．治療効果と副作用のバランスをみながらデュロキセチンの用量調節，中止を検討する．

□ タキサン系薬剤による末梢神経障害は 1 回投与量と総投与量に相関する[8]．RAM ＋ nab-PTX 療法では 1 回投与量が少ないため，投与初期における症状の訴えは少ない．

□ 末梢神経障害の予防として，四肢末梢の冷却を検討する[9]．

□ デュロキセチンは，タキサン系薬剤による末梢神経障害に対する効果は乏しいとする報告がある[10]．そのため有益性を考慮して継続性を判断していく．

□ デュロキセチンの副作用として，倦怠感や消化器症状（悪心，口渇，便秘），傾眠に注意する．デュロキセチンの中止理由は，倦怠感，悪心，傾眠が原因であったと報告されている[11]．

□ 末梢神経障害診療ガイドライン 2023 年版では，プレガバリンとミロガバリンの使用は推奨されていない．神経障害性疼痛を同時に認める場合など，プレガバリンやミロガバリンの使用は利益と不利益のバランスを考慮した上で使用を提案する．

4　副作用の重症度評価と薬学的 ACTION

1) 悪心

□ 悪心の発現率は 11.6％である．

□ 軽度催吐性リスクでは，day 1 にデキサメタゾン（DEX）注 6.6 mg または 5-HT$_3$ 受容体拮抗薬（グラニセトロン注 40 μg/kg，オンダンセトロン注 4 mg）を投与する．

□ ステロイドは，投与量が増えることにより副作用（満月様顔貌，浮腫，真菌症など）が発現しやすくなる．これらの副作用は，プ

17 ラムシルマブ＋nab-パクリタキセル療法（RAM＋nab-PTX療法） **163**

表 10-17-3 ステロイドの副作用と発現時期

	副作用
開始後	不眠，高血糖，高血圧，精神障害，浮腫，不整脈
1～2か月	感染症（細菌），骨粗鬆症，緑内障，満月様顔貌
3か月以上	感染症（ウイルス・結核），白内障，二次性副腎不全

レドニゾロン（PSL）換算で7.5 mg/日以上になることで，発現しやすくなると報告されている[12]．また，副作用は使用期間によっても変化するため，投与期間を含めて副作用の確認をする（**表10-17-3**）．

薬学的 ACTION ① 　5-HT$_3$受容体拮抗薬

- 胃切除を受けていることが多く，ダンピング症候群を念頭に置いて評価をする．
  → ダンピング症候群の症状：悪心・嘔吐，冷や汗，めまい，動悸
- DEXの副作用としてステロイド誘発性糖尿病，骨密度の低下，感染症などがある．RAM＋nab-PTX療法は治療スケジュール上DEXの用量（月）が多くなりやすい．そのため，患者個々の特性に合わせて5-HT$_3$受容体拮抗薬への切り替えを検討する．

2）浮腫

□ 浮腫の発現率は18.6％である．

□ 原因にあわせた治療が必要になるため，部位の評価（全身性 or 局所性，両側性 or 片側性），症状の評価（瘙痒感，圧痕）とともに併存疾患（心不全，肝不全，腎不全，内分泌障害）を確認する（**表10-17-4**）．

□ nab-PTXによる浮腫は，微小管の形成阻害による血管透過性浮腫と考えられている[13, 14]．

□ 薬剤性浮腫の治療は，原因薬剤の中止・変更が原則である．しかしながら，がん治療において治療薬を変更・中止することが難しい場合が多く，利尿薬を提案する[15]．

□ RAM＋nab-PTX療法の支持療法として，使用頻度の高いCa拮抗薬やプレガバリンによる可能性も考慮する．

164 | 第10章　胃がん

表 10-17-4　浮腫に対する薬剤外来での対応

部位	症状	疑われる原因	薬剤師外来における対応
全身性（両側性）	圧痕性	疾患性（肝，腎，心など）	疑われる原因に合わせた検査を依頼
		低アルブミン血症	食事摂取など栄養状態の確認とアルブミンの検査を依頼
		薬剤性	その他原因を排除した上で疑われる場合は，原因薬剤の中止を検討
	非圧痕性	甲状腺機能低下症	甲状腺機能検査（TSH，FT_3，FT_4）を依頼
局所性（片側性）	圧痕性	静脈性（静脈瘤，静脈血栓症など）	ふくらはぎの表面の変化，疼痛の確認
		炎症性（血管炎，蜂窩織炎）	皮膚の発赤，疼痛，熱感の確認
	非圧痕性	リンパ性（リンパ浮腫，がん転移，手術など）	国際リンパ学会の病期分類にあわせた症状の確認，理学療法を検討
		アレルギー性（血管浮腫）	眼瞼や口唇の腫脹を確認，原因（食物，薬剤など）を検討

薬学的 ACTION ②　深部静脈血栓症の鑑別と対応

- 片側性下腿浮腫の場合，腫脹と疼痛の確認により深部静脈血栓症の可能性を疑う．疑われる場合は，D-ダイマー検査や造影 CT 検査を依頼する．RAM 投与中止の提案および治療薬（例：直接作用型経口抗凝固薬，ワルファリン）を検討する．

薬学的 ACTION ③　利尿薬の提案

- フロセミド 40 mg/日を検討する．改善がみられない場合はフロセミドの増量もしくはスピロノラクトン，サイアザイド系利尿薬の追加を提案する．
  → 利尿薬の使用前後には，電解質異常の確認を行う．
  ※ トルバプタンの有効性も報告されているが，適応外使用となるため注意する[16]．

薬学的 ACTION ④　視覚症状の確認

- 稀だが黄斑浮腫として出現（約 2％）することがある．視力低下，霧視，変視を確認する．症状がある場合は休薬と眼科受診を提案する．
- アムスラーチャートを用いて，見え方を確認する（図 10-17-1）[17]．

- チェックの仕方
① 約 30 cm 離れる
② 必ず片目ずつチェックする
③ 片目を閉じて表の中央の黒い点を見つめる

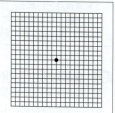

- 見え方

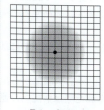

見たい部分が
不鮮明に見える

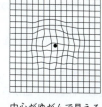

中心がゆがんで見える

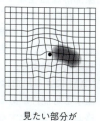

見たい部分が
黒くなって見える

図 10-17-1 アムスラーチャートを用いた黄斑浮腫のチェックとその見え方

〔ノバルティス ファーマ：アムスラーチャートで自己チェックより〕

3) 好中球減少, 血小板減少, 貧血

□好中球減少の発現率は 90.7％であり, 血小板減少は 7.0％, 貧血は 2.3％である. RAM＋nab-PTX 療法では投与スケジュールを調整し骨髄抑制をマネジメントすることが重要なポイントである.
□FN の発現率は 4.7％と報告されている.

薬学的 ACTION ⑤　発熱時の対応と抗菌薬の処方提案

- FN が発現した場合は, nab-PTX の 1 段階減量を提案する.
- ペグフィルグラスチムは RAM＋nab-PTX 療法のスケジュール上, 使用が難しく, 予防的な抗菌薬は薬剤耐性の問題から使用が難しい.
- 患者側要因の FN 発症リスクを考慮して, 以下の処方を使用できるように提案する. 使用タイミングは医師と決めておく.
シプロフロキサシン* 1 回 200 mg 1 日 3 回 5 日分
アモキシシリン/クラブラン酸 1 回 250/125 mg 1 日 3～4 回
5 日分　発熱時開始

＊ 相互作用としてデュロキセチンの血中濃度が上昇するため末梢神経障害の治療として使用している場合は，一時的なめまいやふらつき，消化器症状（悪心，口渇，便秘）に注意する．

5 服薬説明の POINT

□好中球減少の好発現時期（day 15），感染予防策（手洗い，うがい），発熱時の対応について説明する．

□深部静脈血栓症では浮腫に類似した症状が出現する可能性がある．特に圧痛を伴う場合は緊急性が高いので病院に連絡する．

□脱毛はほぼ必発の副作用である．

□血圧管理のため自宅で定期的に血圧測定をし，高血圧緊急時には病院に連絡する．

□RAM による出血は軽度であることが多い．しかし，腫瘍から出血する可能性があるため，吐血や下血がみられた際は病院への連絡および受診をする．

□視覚障害については頻度が少ない点と症状について説明する．

□前治療で L-OHP を使用している場合には，末梢神経障害の冷感刺激による増悪はない．

引用文献

1) Bando H, et al：Eur J Cancer 91：86-91, 2018（PMID：29353164）
2) アブラキサン® 点滴静注用，適正使用ガイド，胃癌. 2021 年 10 月改訂（大鵬薬品工業）
3) サイラムザ® 点滴静注液，適正使用ガイド，胃癌. 2024 年 6 月改訂（日本イーライリリー）
4) Ohkubo T, et al：J Hypertens 22：1099-104, 2004（PMID：15167443）
5) Niiranen TJ, et al：Hypertension 61：27-34, 2013（PMID：23129700）
6) Kaneko H, et al：J Clin Oncol 41：980-90, 2023（PMID：36075006）
7) 日本高血圧学会高血圧治療ガイドライン作成委員会（編）：高血圧治療ガイドライン 2019. 日本高血圧学会，2019
8) Mielke S, et al：Clin Cancer Res 11：4843-50, 2005（PMID：16000582）
9) 日本がんサポーティブケア学会（編）：がん薬物療法に伴う末梢神経障害診療ガイドライン 2023 年版，第 2 版. 金原出版，2023
10) Smith EM, et al：JAMA 309：1359-67, 2013（PMID：23549581）
11) Hirayama Y, et al：Int J Clin Oncol 20：866-71, 2015（PMID：25762165）
12) Huscher D, et al：Ann Rheum Dis 68：1119-24, 2009（PMID：18684744）
13) Brønstad A, et al：Am J Physiol Heart Circ Physiol 287：H963-8, 2004（PMID：15059777）
14) Largeau B, et al：Br J Clin Pharmacol 87：3043-55, 2021（PMID：33506982）
15) Flombaum C, et al：JAMA 245：611-4, 1981（PMID：7452893）
16) Tsuzuki N, et al：Fujita Med J 9：8-11, 2023（PMID：36789131）

17) ノバルティス ファーマ：アムスラーチャートで自己チェック．https://www.healthcare.novartis.co.jp/moumaku/selfcheck accessed 2024.11.07

〔内池明博〕

168 ┃ 第10章　胃がん

18　トリフルリジン・チピラシル療法（FTD/TPI療法）

EXPERT EYES

☐ 本治療は3次治療以降の後方ライン治療で選択される経口抗がん薬である[1,2].

☐ 前治療による副作用が遷延している可能性が高いが，患者にとっての適切な投与量に設定することでPS（全身状態：performance status）を保ち，治療効果を持続させることがポイントである.

☐ 副作用として，骨髄抑制が休薬期間中に発現するため，アドヒアランスの確認，Grade評価を行い，抗がん薬の減量，投与スケジュールの調整をする.

1　治療効果

☐ **対象患者**：2レジメン以上が実施され不応または不耐となった治癒切除不能な進行・再発の胃がん患者

☐ **全生存期間**：FTD/TPI療法 5.7か月 vs プラセボ群 3.6か月
ハザード比：0.69［95％信頼区間：0.56-0.85］（p=0.0003）

2　副作用

1）発現率の高い副作用[3]

副作用	発現率（%）	
	全体	Grade 3以上
好中球減少症	37.6	23.0
貧血	31.0	11.0
悪心	25.4	2.1
疲労	18.8	3.0
食欲減退	18.2	3.0
下痢	16.1	2.7
嘔吐	10.7	0.6
血小板減少症	8.4	1.8

2）発現率は低いが見逃したくない副作用[3]

副作用	発現率（%）	
	全体	Grade 3以上
便秘	3.6	0

副作用	発現率（%）	
	全体	Grade 3 以上
口内炎	3.6	0
脱毛症	3.6	0.3
味覚異常	3.3	0.3

3 診察前の患者面談の POINT

1）抗がん薬の減量・休薬に関わること

（1）骨髄機能

□day 1 では好中球数 1,500/μL 以上，血小板数 7.5 万/μL 以上，Hb 8.0 g/dL 以上であることを確認する．

（2）肝機能

□day 1 では AST，ALT が 100 IU/L 以下（肝転移患者では 200 IU/L 以下）であることを確認する．添付文書には「ULN の 2.5 倍（肝転移症例では 5 倍）以下」と記載されている*．

　*各検査値の ULN：AST＝30 U/L，ALT（男）＝42 U/L，ALT（女）＝23 U/L（参考：日本臨床検査標準協議会「共用基準範囲一覧」）

□TB 1.5 mg/dL 以下であることを確認する．

（3）腎機能

□day 1 ではクレアチニン 1.5 mg/dL 以下であることを確認する．

□体内での FTD の分解を抑制するために本剤に配合されている TPI は腎排泄型の薬剤であり，腎機能の低下により TPI の曝露が増加し，FTD の代謝が阻害される．

□腎機能障害患者への投与では，大腸がん，胃がんともに骨髄抑制に関連した有害事象の発現率が高く，胃がんにおいては食欲減退・下痢といった非血液毒性の発現率も高かった．

□重度腎機能障害（Ccr 15〜29 mL/分）患者に投与する際は，初回投与量を 20 mg/m²/回に減量する．

（4）全身状態の評価

□胃がんでは低分化腺がんや印環細胞がんのような未分化のがんが多い．そのため，評価可能病変はあっても測定可能病変がない場合も多く，CT 検査で「前回と同様」という読影所見が得られていたとしても，PS 2 以上の場合は休薬する．

170 | 第10章　胃がん

表10-18-1　FTD/TPI の投与再開および減量の目安

	投与再開の目安	減量の目安
好中球数	1,500/μL 以上	500/μL 未満
血小板数	7.5万/μL 以上	5万/μL 未満
Hb	8.0 g/dL 以上	―

2) 抗がん薬治療や支持療法薬の提案に関わること
(1) 好中球減少に対する FTD/TPI の投与スケジュール変更

> **処方提案例**：好中球減少に対して FTD/TPI の減量，または5
> 日服用9日休薬のスケジュールへの変更を提案する．

□国際共同第Ⅲ相試験（TAGS 試験）において，好中球減少 Grade
3以上が発現したのは33.4％であった．

□好中球減少における発現コース開始から最低値までの期間の中央
値（範囲）は，28.0日（14～36日）であり，2週間の休薬期間中に
発現がピークとなる．

□FTD/TPI の国際共同第Ⅲ相試験（大腸がん：RECOURSE 試験，
胃がん：TAGS 試験）では65歳未満の患者が過半数であったが，
日常臨床ではより高齢患者が対象になるため，骨髄抑制の発現に
注意する．

□骨髄抑制に起因する感染症に十分な注意が必要な一方で，好中球
減少が FTD/TPI の有効性と相関することが複数報告されてい
る[4-6]．好中球減少の発現時期に注意して適切に減量する．

□具体的には表10-18-1を参考にして，減量はコース単位で1日
単位量として 10 mg/日で行う．ただし，最低投与量は 30 mg/日
までとし，それを超える減量は行わない．

□さらに FTD/TPI への忍容性が十分にない場合，大腸がんにおけ
る治療効果の報告を参考に，日常臨床上では5日投与9日休薬の
投与スケジュールを用いることで治療強度を保ち，有効性を維持
する検討もされている[7,8]．

(2) 経口抗がん薬における制吐療法

> **処方提案例**：中等度催吐性リスクであり，日常診療では悪心・
> 嘔吐発現後にメトクロプラミド錠 1日 10 mg～30 mg を2～
> 3回に分割して食前に服用する，もしくはプロクロルペラジ

ン錠 1 日 5〜20 mg を 1〜4 回に分割して服用することを提案する. 必要に応じて, 経口 5-HT_3 受容体拮抗薬 (グラニセトロン錠 1 回 2 mg を 1 日 1 回) も追加提案する.

□FTD/TPI 療法は中等度催吐性リスクに該当する[9].
□「制吐薬適正使用ガイドライン 第 3 版」FQ2「経口抗がん薬の悪心・嘔吐予防として, 制吐薬の投与は推奨されるか?」では, 経口抗がん薬の悪心・嘔吐予防として, 日常診療上で悪心・嘔吐発現後にメトクロプラミド, プロクロルペラジンなどが頻用されているが, 経口 5-HT_3 受容体拮抗薬は有害事象 (便秘, 頭痛など) やコストも鑑みると, 一律に予防的投与として推奨できるものはない旨が記載されている[9]. しかしながら, 日常臨床上では経口 5-HT_3 受容体拮抗薬を必要とする場合も多いことから, 悪心・嘔吐の Grade 2 以上の場合は追加提案する.

(3) 多剤服用によるアドヒアランス低下

処方提案例:3 次治療以降の後方ライン治療では, 前治療の支持療法薬を継続服用していることが多い. FTD/TPI 開始に伴い併用薬の必要性を再評価し, 減薬を検討する.

□固形がんの後方ライン治療を受けるがん患者では, 病勢進行, 薬物療法, 栄養状態などのさまざまな要因により, 1 次治療施行時と比較して PS が低下していることが多い.
□また末梢神経障害や高血圧, 免疫関連有害事象など, 前治療の副作用が残存している場合も多く, それらに対する支持療法薬を継続服用している患者は多い.
□高齢者の服薬アドヒアランス低下の要因として, 加齢による服用管理能力の低下, 多剤服用, 嚥下機能障害などが挙げられる. FTD/TPI 開始前に必要性の再検討を行い, 併用薬の減薬を提案する[10,11].

4 副作用の重症度と薬学的 ACTION

1) 悪心
□悪心および嘔吐の発現率はそれぞれ 25.4%, 10.7% である.
□本剤は経口抗がん薬として中等度催吐性リスクに該当しているが, 「制吐薬適正使用ガイドライン 第 3 版」では, 「経口抗がん薬の悪心・嘔吐予防として, 制吐薬の投与を推奨できる根拠はな

い」としている[9].

□一方で，日常診療では，悪心・嘔吐発現後にメトクロプラミド，プロクロルペラジンなどが頻用されている.

□TAGS試験において，PSが2以上に悪化するまでの期間（中央値）はFTD/TPI群およびプラセボ群で，それぞれ4.3か月[95%信頼区間：3.7, 4.7]および2.3か月[95%信頼区間：2.0, 2.8]だった.

□これらを踏まえて，経口5-HT$_3$受容体拮抗薬の使用は，骨髄抑制の発現がGrade 2以下で，悪心のコントロールによって治療強度の維持，服用継続が可能になる患者を対象にする.

薬学的ACTION ①　　アナモレリン

- 病勢進行によりPSが低下し，治療前より食べられないケースがある.
- 食事が摂取できないのは腹膜播種が原因かどうかを確認する.
- 抗がん薬投与に伴う悪心・嘔吐は，投与開始後，初回発現までの期間がともに10日以内であり，休薬期間中に回復を認める場合が多い.
- 悪心や食欲不振が遷延する場合はアナモレリンの開始を検討する.
- 糖尿病の既往がある場合は血糖上昇に注意する.
- 胃全摘患者におけるアナモレリンの投与について，適応症上の問題はない.

2）下痢

□下痢の発現率は16.1％である.

□投与開始後，初回発現までの期間およびGrade 3以上の発現までの期間の中央値（範囲）は，それぞれ15.0日（1〜279日），27.0日（3〜153日）であった.

□後方ラインの治療であり，前治療に使用されたICI（免疫チェックポイント阻害薬：immune checkpoint inhibitor）やオピオイド鎮痛薬使用に伴う下剤使用など患者の状況により評価が難しくなることから，排便状況のベースライン，発現時期，副作用の重症度に基づいた評価が重要である.

薬学的ACTION ②　　ロペラミド

- 下痢症状を聴取した場合は，ロペラミド1回1mg下痢時にて処方提案する. 症状が改善しない場合は4時間おきに追加投与で

きることも説明する.

- 一方で,悪心に対する支持療法薬として経口 5-HT$_3$ 受容体拮抗薬が処方されている場合は,ロペラミド服用のタイミングと重なることで便秘症状を生じる可能性もある.そのため患者の理解度,副作用の重症度にあわせて,投与量を減量するか支持療法薬で対応するかを検討する.

3) 好中球減少症,貧血,血小板減少症

□好中球減少症の発現率は 37.6% であり,貧血 31.0%,血小板減少症 8.4% である.

□FTD/TPI では適切な投与量の減量によって骨髄抑制をマネジメントする.

□好中球減少 Grade 4 でない限りは,1 週間の投与延期で一定程度回復する.FN(発熱性好中球減少症:febrile neutropenia)や Grade 4 の好中球減少,Grade 3 以上の好中球減少が 7 日以上続く場合には減量投与を検討する.

□連携医療機関の有無に応じて,近医かかりつけ医のない高齢患者には抗菌薬の支持療法薬剤を処方提案する.

□Hb 7.0 g/dL 以下の貧血が発現した場合は輸血で対応する.

□貧血のリスクには腎機能低下が一因と考えられるため,病勢進行に伴う腎障害にも注意する.

□貧血は 1 週間の休薬では回復しないことが多いため,輸血で対応したのち FTD/TPI の減量を検討する.

薬学的 ACTION ③   薬学的フォローアップによる症状と残薬の確認

- 最低値の時期が休薬期間中に発現するため,患者自身によるセルフマネジメントとなる.
- FTD/TPI の減量によって骨髄抑制に対応する場合も,複雑な服用方法のため,患者理解度に応じて,メーカー提供による服薬補助資材であるブリスターシートを活用することや電話による外来フォローアップ体制を構築するなどの対策が必要である(図 10-18-1).

4) 疲労

□疲労の発現率は 18.8% である.

□投与開始後,初回発現までの期間の中央値(範囲)は,14.5 日(1～289 日)であった.

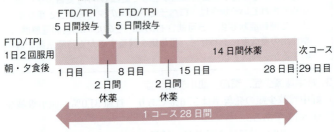

図 10-18-1 FTD/TPI の外来フォローアップ

- □症状発現から回復までは 2 週間程度である．
- □Grade 3 以上の疲労の場合は，Grade 1 以下に改善するまで休薬する．症状が遷延する場合は減量を考慮する．

薬学的 ACTION ④　IrAE も考慮した検査オーダーの提案

- 前治療で ICI による治療が行われている場合もあるため，倦怠感の症状を聴取した場合には，IrAE（免疫関連有害事象：immune-related adverse events）も考慮し，甲状腺機能や副腎機能の検査オーダーを依頼する．

5　服薬説明の POINT

- □後方ライン治療である FTD/TPI でポイントとなる副作用として，好中球減少がある．好中球減少と有効性との関連が報告されていることから，治療強度を維持しながら患者の QOL 低下を回避することが重要である．
- □好中球数は $1,500/\mu L$ を下回る場合には，感染対策として手洗い含嗽を指導しながら，適切なタイミングで FTD/TPI の減量を提案する．

引用文献

1) Shitara K, et al：Lancet Oncol 19：1437-48, 2018（PMID：30355453）
2) Tabernero J, et al：ESMO Open 6：100200, 2021（PMID：34175675）
3) ロンサーフ®配合錠，適正使用ガイド．2024 年 3 月改訂（大鵬薬品工業）
4) Makihara K, et al：J Gastrointest Oncol 10：878-85, 2019（PMID：31602325）
5) Yoshino T, et al：Ann Oncol 31：88-95, 2020（PMID：31912801）
6) 奥田泰考，他：医療薬学 47：54-9，2021

18 トリフルリジン・チピラシル療法（FTD/TPI 療法） | 175

7) Satake H, et al：Oncologist 25：e1855-63, 2020（PMID：32666647）
8) Matsuoka H, et al：Int J Clin Oncol 27：1859-66, 2022（PMID：36201089）
9) 日本癌治療学会（編）：制吐薬適正使用ガイドライン 2023 年 10 月改訂，第 3 版．金原出版，2023
10) 日本老年医学会日本医療研究開発機構研究費・高齢者の薬物治療の安全性に関する研究研究班（編）：高齢者の安全な薬物療法ガイドライン 2015．メジカルビュー社，2015
11)「高齢者の医薬品適正使用の指針（総論編）について」（医政安発 0529 第 1 号　薬生安発 0529 第 1 号平成 30 年 5 月 29 日）

〔中野泰寛〕

176 | 第10章 胃がん

19 トラツズマブ デルクステカン療法 (T-DXd 療法)

EXPERT EYES

□ HER2 (human epidermal growth factor receptor 2) 陽性患者に使用される3次治療の治療法である.

□ 間質性肺疾患や心機能障害などの見逃してはならない有害事象があり, 普段の生活において, 呼吸苦や下腿浮腫の出現の有無を聴取するために, 患者と密にコミュニケーションをとるようにする.

1 治療効果[1]

□ **対象患者**：2レジメン以上の治療に不応となった HER2 陽性進行胃/食道接合部がん患者 187 名

□ **奏効率 (中央判定)**：T-DXd 療法 51% [95%信頼区間 42-61] vs 主治医選択の化学療法 14% [95%信頼区間 6-26] (p＜0.001)

□ **全生存期間**：T-DXd 療法 12.5 か月 vs 主治医選択の化学療法 8.4 か月

ハザード比：0.59 [95%信頼区間 0.39-0.88] (p＝0.01)

□ **無増悪生存期間 (中央判定)**：T-DXd 療法 5.6 か月 vs 主治医選択の化学療法 3.5 か月

ハザード比：0.47 [95%信頼区間 0.31-0.71]

2 副作用

1) 発現率の高い副作用[2]

副作用	発現率 (%)	
	全体	Grade 3 以上
好中球減少	63.2	51.2
悪心	63.2	4.8
食欲不振	60.0	16.8
貧血	57.6	37.6
血小板減少	39.2	11.2
倦怠感	34.4	0.8
下痢	32.0	2.4
便秘	24.0	0

2) 発現率は低いが見逃したくない副作用[2, 3]

副作用	発現率 (%)	
	全体の発現率	Grade 3 以上
間質性肺疾患	9.6	2.4
発熱性好中球減少症	4.8	4.8
心臓障害	2.4	0
infusion reaction	1.6	0

3 診察前の患者面談の POINT

1) 抗がん薬の減量・休薬に関わること

(1) 骨髄機能

□day 1 では好中球数 1,500/μL 以上,血小板数 10 万/μL 以上,Hb が 8.0 g/dL 以上であることを確認する.

(2) 間質性肺疾患

□医師が,T-DXd の投与前に間質性肺疾患が出現していないこと,投与中に当該疾患が出現した際に投与前と比較できるようにするために,投与開始前に必ず胸部 CT 検査,胸部 X 線検査,動脈血酸素飽和度 (SpO$_2$) 検査が行われているか確認する.

□間質性肺疾患の合併または既往歴の有無を確認し,間質性肺疾患がある場合などは医師と投与の是非について協議する.

□KL-6 や SP-D などの検査値は間質性肺疾患の有用なマーカーのため,T-DXd の投与前の状態を確認する.T-DXd 療法中は間質性肺疾患が疑わしければ KL-6 や SP-D などの測定を医師へ提案する.

□間質性肺疾患においては年齢 (65 歳未満),日本人,肺合併症の存在,腎機能障害の程度 (中等度または重度),初回診断からの期間>4 年,初回投与量 (>6.4 mg/kg),SpO$_2$ 95％未満がリスク因子[2]となることを把握しておく.

178 ┃ 第10章 胃がん

□以下の副作用の程度に合わせて投与可否について確認する.

副作用	程度	処置
間質性肺疾患	Grade 1	・投与を中止し, 原則として再開しない. ・ただし, すべての所見が消失し, かつ治療上の有益性が危険性を大きく上回ると判断された場合のみ, 1レベル減量して投与再開することもできる. 再発した場合は, 投与を中止する.
	Grade 2以上	投与を中止する.

(3) 心機能障害 (LVEF低下, 心不全)

□T-DXd療法開始前にエコーなどでLVEFを測定し, 50%以上であることを確認する. LVEFが50%未満の場合は下記の表を参考に医師へ提案する.

□労作時の息切れや喘息様咳, 下腿浮腫などの症状の有無を把握し, LVEFの低下有無を確認する. 下記の表を参考に医師へT-DXd休薬などを提案する.

□以下の検査値に合わせて投与可否について確認する.

副作用	程度		処置
LVEF低下	40%≦LVEF≦45%	ベースラインからの絶対値の低下<10%	・休薬を考慮する. ・3週間以内の再測定を行い, LVEFを確認する.
		ベースラインからの絶対値の低下≧10%かつ≦20%	休薬し, 3週間以内の再測定を行い, LVEFのベースラインからの絶対値の低下<10%に回復しない場合は, 投与を中止する.
	LVEF<40%またはベースラインからの絶対値の低下>20%		休薬し, 3週間以内に再測定を行い, 度度LVEF<40%またはベースラインからの絶対値の低下>20%が認められた場合は, 投与を中止する.
症候性うっ血性心不全			投与を中止する.

(4) 肝機能障害

□以下の検査値に加えて, 倦怠感や黄疸などの臨床症状の有無を確認し, 下記の表を参考に医師へ投与量の変更や休薬などを提案する.

副作用	程度	処置
TB 増加	Grade 2	・Grade 1 以下に回復するまで休薬する. ・7 日以内に回復した場合は,同一量で投与再開する. ・7 日を過ぎてから回復した場合は,1 レベル減量して投与を再開する.
	Grade 3	・Grade 1 以下に回復するまで休薬する. ・7 日以内に回復した場合は,1 レベル減量して投与再開する. ・7 日を過ぎてから回復した場合は,投与を中止する.
	Grade 4	投与を中止する.
上記以外の副作用	Grade 3	・Grade 1 以下に回復するまで休薬する. ・7 日以内に回復した場合は,同一量で投与再開する. ・7 日を過ぎてから回復した場合は,1 レベル減量して投与を再開する.
	Grade 4	投与を中止する.

2) 抗がん薬治療や支持療法薬の提案に関わること

(1) 好中球減少に対する T-DXd 療法の投与量の減量

処方提案例：好中球減少に対して T-DXd の減量を提案する.

例) 好中球数が 750/μL（Grade 3）で投与が中止となり,2 週間後（1 週間ごとに通院）に 2,000/μL まで回復したため,5.4 mg/kg の 1 レベル減量を提案した.

□ Grade 3 の好中球減少では Grage 2 以下に回復するまで休薬し,回復後,1 レベル減量または同一用量で再開する[4].
□ Grade 4 の好中球減少では Grade 2 以下に回復するまで休薬し,回復後,1 レベルまで減量して再開する.

(2) 悪心に対する支持療法薬

処方提案例：前コースの状況に応じて次コースの制吐薬を強化する.

例 1) 介入時に前コースで Grade 2 の悪心を認めたため,制吐薬適正使用ガイドラインを参考に,本コースから NK$_1$ 受容体拮抗薬であるアプレピタントカプセル 1 回 125 mg 1 日 1 回を day 1 に,1 回 80 mg 1 日 1 回を day 2～3 に追加することを提案した.

例 2) Grade 1 の悪心が出現しており,制吐薬の強化について患者希望もあるため,排便や排ガスの有無などで器質的消化

管閉塞などがないことを確認した．食事摂取量の増加も見込んで，「制吐薬適正使用ガイドライン 第3版」を参考に，メトクロプラミド錠 1回5mg 1日3回 毎食前の追加を医師へ提案した．

□催吐性リスクは中等度に分類されている[5]．
□制吐薬適正使用ガイドラインを参考に，5-HT$_3$受容体拮抗薬＋デキサメタゾン（DEX）の2剤併用から，5-HT$_3$受容体拮抗薬＋DEX＋ニューロキニン（NK$_1$）受容体拮抗薬の3剤併用へと制吐薬を強化していく．
□突出性悪心・嘔吐に対しては，予防的に使用されている制吐薬とは異なる作用機序の制吐薬を併用し，制吐療法を強化する．

(3) 食欲不振に対する支持療法薬

処方提案例：病態をみながら，アナモレリンを医師へ提案する．

例）T-DXd療法開始に伴い初回の薬剤指導を行っていたら，患者より食欲不振と倦怠感が出現していることを聴取した．また，半年前と現在を比較すると体重が減少（65 kg→58 kg）していることを聴取した．検査値を確認するとAlbが2.9 g/dL，CRPが1.5 mg/dLだった．医師と悪液質が出現している可能性があることを共有し，栄養士による栄養指導とアナモレリン錠 1回100 mg 1日1回 空腹時の使用を提案した．

□病態として治療前より食事を摂取できないこともあり，悪液質が出現していることもある．
□定期的な体重測定が重要である．体重測定していなければ，体重測定をする意義を患者に説明し治療日誌などを渡し定期的に評価していく．
□栄養士による栄養指導を行いつつ，悪液質の治療も必要になる．アナモレリンの主な適応基準は下記である．
　→6か月以内に5%以上の体重減少と食欲不振があり，かつ以下の①～③のうち2つ以上を認める患者に使用すること．
　①疲労または倦怠感，②全身の筋力低下，③CRP 0.5 mg/dL超，Hb 12 g/dL未満またはAlb 3.2 g/dL未満のいずれか1つ以上

19 トラスツズマブ デルクステカン療法（T-DXd療法） **181**

4 副作用の重症度評価と薬学的 ACTION

1）悪心

□催吐性リスクは中等度に分類されている[5]．悪心の発現率は約 60％である．

□制吐療法としては，day 1 に DEX 注 6.6 mg，day 2，3 に DEX 錠 8 mg を投与する[5]．

□「制吐薬適正使用ガイドライン 第3版」での注意点に，day 1 に パロノセトロン注 0.75 mg を使用する場合には day 2，3 の DEX 錠を省略可能であることが記載されている[5]．

薬学的 ACTION ① 制吐薬を2剤併用から3剤併用へ

- ステロイドと $5-HT_3$ 受容体拮抗薬を使用しても治療遂行に影響が 出るようであれば，NK_1 受容体拮抗薬を併用する[5]．

2）下痢・便秘

□下痢の発現率は 30％を超えているが，便秘も 25％近く出現して いる．

□制吐薬で $5-HT_3$ 受容体拮抗薬を使用している影響で便秘が出現 することもある．パロノセトロン注を使用している場合は，半減 期が約 40 時間と長いので 2〜3 日まで便秘が続く可能性を把握し ておく．

□症状と要因にあわせて下剤と止瀉薬を使用する．

薬学的 ACTION ② 下剤の使用

- 前述した $5-HT_3$ 受容体拮抗薬の影響で便秘が出現することがあ る．作用機序から腸管運動が抑制されるため便秘になると考えら れるため，便の状態や器質的腸管閉塞などがないことを確認し， 大腸刺激薬の使用も検討する．

3）間質性肺疾患

□発現率は約 10％であり，症状の発現または増悪にて死亡に至る 可能性があるため，毎回投与時には症状有無の確認は必須であ る．

□投与前は間質性肺疾患の合併または既往歴がないことを確認し， 投与可否について慎重に医師と協議する．

□T-DXd の投与開始後は息切れなどの呼吸困難感や咳嗽，発熱な どの症状が出現していないかを確認する．

10

胃がん

182 | 第10章 胃がん

□胸部 CT 検査，胸部 X 線検査，SpO_2 検査が評価されていること
を確認する.

薬学的 ACTION ③　呼吸科医へのコンサルテーションを依頼

- 間質性肺疾患を疑った時は，主治医へ呼吸器疾患を専門とする医師へのコンサルテーションを依頼する.
- T-DXd は投与を中止し，ステロイド投与を行う[2]（下の表参照）
- Grade 1 では有益性が危険性を大きく上回ると判断された時に再開を検討する[2,4].

程度	対処法	増悪時
Grade 1	ステロイドの投与を考慮する. 例）プレドニゾロン (PSL) 換算で 0.5 mg/kg/日以上で開始し，改善するまで継続. その後 4 週間以上かけて漸減する.	Grade 2 の対処法に従う.
Grade 2	速やかにステロイドの投与を開始し，少なくとも 14 日間継続する. その後 4 週間以上かけて漸減する. 例）PSL 換算で 1.0 mg/kg/日以上	ステロイドの増量およびメチルプレドニゾロン (mPSL) などの静脈内注射投与を考慮する. 例）PSL 換算で 2.0 mg/kg/日以上
Grade 3, 4	速やかにステロイドパルス療法を実施後，少なくとも 14 日間ステロイドの投与を継続する. その後 4 週間以上かけて漸減する. 例）mPSL 500〜1,000 mg/日×3 日間の後，PSL 換算で 1.0 mg/kg/日以上	免疫抑制薬*の投与や施設で採用されているその他の対処法を検討する.

*間質性肺疾患に対しての免疫抑制薬の有効性は確立されていない.

4) 心機能障害 (LVEF 低下，心不全)

□胃がんの臨床試験の時には心機能障害は認められていないが，乳がんと非小細胞肺がんを対象とした試験では認められていたため，胃がんでも同様に注意する.

薬学的 ACTION ④　投与前の心機能検査と症状の確認

- T-DXd 療法開始前に心機能検査を行い，LVEF を含む心機能を確認する.
- アントラサイクリン系薬剤の投与歴は心機能障害のリスク因子となる. 過去に乳がんなどでアントラサイクリン系を投与されたことがあるかを確認しリスクなどに合わせて，臨床試験を参考に 4 コースごとに LVEF を測定しつつ，下腿浮腫などの臨床症状の有

無を確認する．心機能障害が疑わしければ，主治医へ循環器内科などを専門とする医師へのコンサルテーションを依頼する．

- T-DXd 投与後は労作時の息切れや喘息様咳，下腿浮腫などの症状の有無を確認し，心機能障害が疑わしい時は，心臓疾患を専門とする医師へコンサルテーションを依頼する．

5) 好中球減少

□Grade 3 以上が約 50％で出現する．投与量の減量で骨髄抑制をマネジメントする．

□手洗いうがいを励行し，感染症の予防に努めるよう指導する．

薬学的 ACTION ⑤ / FN に対して

- がん薬剤師外来では，自宅での発熱の有無を確認することが必要である．発熱時期，体温，抗菌薬や解熱剤の使用状況について評価する．
- T-DXd 療法開始前に FN（発熱性好中球減少症：febrile neutropenia）発症のリスク分析〔PS（全身状態：performance status）低下や低栄養状態〕[6]を行い，患者への指導に活かす．
- FN が発現した場合は，次回投与時期には T-DXd の 1 レベルの減量を医師に提案する．

5   服薬説明の POINT

□T-DXd 療法でポイントとなる副作用に間質性肺疾患と心機能障害，FN がある．どの副作用も症状の発現と増悪により致死的になる場合があり，早期発見と早期介入が必要になる．頻度の高い副作用に悪心と食欲不振があり，それについても指導する．

□間質性肺疾患では咳嗽や発熱，息切れなどの症状について説明し，症状が出現する場合は病院へ連絡するように説明する．

□心機能障害では労作時の息切れや喘息様咳，下腿浮腫などの症状について説明し，間質性肺疾患と同様に症状が出現する場合は病院へ連絡するように説明する．

□FN では発熱の症状について説明する．好中球数が 1,500/μL を下回る場合には，感染対策として手洗いうがいなどの感染対策方法について説明する．

□悪心と食欲不振では，制吐療法の強化や栄養士による栄養指導を依頼して他職種と連携する．

引用文献

1) Shitara K, et al：N Engl J Med 382：2419-30, 2020（PMID：32469182）
2) エンハーツ®点滴静注用，適正使用ガイド，乳癌，非小細胞肺癌，胃癌．2024年4月改訂（第一三共）
3) エンハーツ®点滴静注用，医薬品インタビューフォーム．2024年4月改訂（第11版）（第一三共）
4) エンハーツ®点滴静注用，添付文書．2024年4月改訂（第10版）（第一三共）
5) 日本癌治療学会（編）：制吐薬適正使用ガイドライン 2023年10月改訂，第3版．金原出版，2023
6) 日本臨床腫瘍学会（編）：発熱性好中球減少症（FN）診療ガイドライン，改訂第3版．南江堂，2024

〔渡邊一史〕

20 ゾルベツキシマブ療法

EXPERT EYES

□ クローディン-18 スプライスバリアント 2（CLDN18.2）を標的とする新規のキメラ IgG1 モノクローナル抗体医薬品であり，治癒切除不能な進行・再発の胃がんの治療成績の向上が期待される.

□ 悪心・嘔吐発現のリスクが高く，ゾルベツキシマブ投与中に発現することが多い．治療中止につながる場合もあるため，予防対策と早期対応が重要となる.

□ 催吐性は投与速度と関連がある（中断や速度低下により軽減）とされている．点滴速度の調整を適切に行い，個々の患者での適正な投与速度を見つけることが重要である.

1 治療効果

(1) GLOW 試験[1]

□ **対象患者**：化学療法歴のない，CLDN18.2 陽性かつ HER2 陰性の治癒切除不能な進行・再発の胃がん（食道胃接合部腺がんを含む）患者 507 例（日本人 51 例）

□ **全生存期間**：ゾルベツキシマブ＋カペシタビン＋オキサリプラチン療法（CAP＋L-OHP 療法，CAPOX 療法）14.39 か月 vs プラセボ＋CAPOX 療法 12.16 か月

　ハザード比：0.771［95％信頼区間：0.615-0.965］（p＝0.0118）

2 副作用

1）発現率の高い副作用[1, 2]

副作用	発現率（%）	
	全体	Grade 3 以上
悪心	68.5	8.7
嘔吐	66.1	12.2
infusion reaction	55.5	7.1
食欲不振	41.3	6.7
過敏症	22.8	2.8

186 | 第10章 胃がん

3 診察前の患者面談の POINT

1) 抗がん薬の減量・休薬に関わること[3)]

(1) infusion reaction または過敏症

□**Grade 2**：Grade 1 以下に回復するまで投与を中断し，回復後，減速して投与を再開できる．次回の投与時は，予防薬の前投与を行い，**表10-20-1** に従って投与する．

□**アナフィラキシー，アナフィラキシーが疑われる場合，Grade 3 以上**：投与を中止する．

(2) 悪心

□**悪心の重症度評価（CTCAE v5.0）**

Grade 1	摂食習慣に影響のない食欲低下
Grade 2	顕著な体重減少，脱水または栄養失調を伴わない経口摂取量の減少
Grade 3	カロリーや水分の経口摂取が不十分；経管栄養/TPN（非経口栄養：total parenteral nutrition）/入院を要する
Grade 4	―

□**Grade 2 以上**：Grade 1 以下に回復するまで投与を中断し，回復後，減速して投与を再開できる．次回の投与時は，予防薬の前投与を行い，**表10-20-1** に従って投与する．

(3) 嘔吐

□**嘔吐の重症度評価（CTCAE v5.0）**

Grade 1	治療を要さない
Grade 2	外来での静脈内輸液を要する；内科的治療を要する
Grade 3	経管栄養/TPN/入院を要する
Grade 4	生命を脅かす

□**Grade 2 または 3**：Grade 1 以下に回復するまで投与を中断し，回復後，減速して投与を再開できる．次回の投与時は，予防薬の前投与を行い，**表10-20-1** に従って投与する．

□**Grade 4**：投与を中止する．

2) 抗がん薬治療や支持療法薬の提案に関わること

(1) 悪心・嘔吐の対策

処方提案例：予防的制吐薬は，$5\text{-}HT_3$ 受容体拮抗薬＋NK_1 受容体拮抗薬＋ステロイドの 3 剤にオランザピンや抗ヒスタミン薬を追加した 4 剤併用をベースに考える．

表 10-20-1　推奨される投与速度

用量	投与速度	
	投与開始から 30〜60 分後まで	その後
800 mg/m²	100 mg/m²/時	200〜400 mg/m²/時
600 mg/m²	75 mg/m²/時	150〜300 mg/m²/時
400 mg/m²	50 mg/m²/時	100〜200 mg/m²/時

〔ビロイ® 点滴静注用，添付文書．2024 年 6 月改訂（第 2 版）（アステラス製薬）より〕

□ GLOW 試験において，悪心・嘔吐が原因でゾルベツキシマブの投与中止に至った割合は，悪心 2.4%，嘔吐 3.5%，休薬に至った割合は，悪心 27.6%，嘔吐 21.7% だった[2]．

□ 5-HT₃ 受容体拮抗薬と NK₁ 受容体拮抗薬が推奨されていたにもかかわらず上記の悪心・嘔吐の発現頻度であったことからゾルベツキシマブを併用する化学療法レジメンは高度催吐性リスクに分類するのが妥当と考えられている[4]．

□ 胃切除歴のない患者は，胃切除歴のある患者より悪心・嘔吐の発現割合は高かった（70.4% vs 54.7%，67.6% vs 56.0%）[1]．

□ ゾルベツキシマブ投与開始から悪心・嘔吐の発現までの中央値（幅）は 55（0〜100）分・59（0〜264）分であり，悪心・嘔吐はゾルベツキシマブ投与中に発現することが多い[5]．

□ 5-HT₃ 受容体拮抗薬＋NK₁ 受容体拮抗薬＋ステロイドの 3 剤併用療法に他の薬剤を加えた制吐療法での悪心・嘔吐の発現頻度が最も低い傾向がみられる[5]．他の薬剤についての詳細情報はないが，オランザピン，抗ヒスタミン薬などが考えられる[4]．

□ ゾルベツキシマブによる急性期の悪心・嘔吐は投与開始後早期に発現するケースが多いため，オランザピン 5 mg を併用する場合は前日眠前や当日朝の投与を検討する．また，ドパミン D₂ 受容体拮抗薬もレスキュー薬として適宜使用する．

□ ゾルベツキシマブの投与速度と催吐性に関連性があり，点滴速度によって催吐性が異なる（中断や速度低下により軽減する）ことが報告されている[5]．そのため，推奨されている投与速度（表10-20-1）をベースに点滴速度の調整を適切に行う必要がある[3]．個々の患者に応じてそれぞれ適正な投与速度を見つけることが重要である．

188 | 第 10 章　胃がん

□最適な制吐療法や投与速度調節の方法は確立していないため，常に最新の情報を把握し，対策のアップデートに努める.

(2) infusion reaction または過敏症

処方提案例：抗ヒスタミン薬やステロイドを投与する.

□ゾルベツキシマブ投与中または投与後に，infusion reaction（注入に伴う反応）が発現する可能性がある．患者の状態を慎重に観察し，腹痛，流涎過多，発熱，胸部不快感，悪寒，背部痛，咳嗽，高血圧などの症状に注意する.

□注入に伴う反応の重症度評価（CTCAE v5.0）

Grade 1	軽度で一過性の反応；点滴の中断を要さない；治療を要さない
Grade 2	治療または点滴の中断が必要．ただし症状に対する治療（例：抗ヒスタミン薬，NSAIDs，麻薬性薬剤，静脈内輸液）には速やかに反応する；≦24 時間の予防的投薬を要する
Grade 3	遷延（例：症状に対する治療および/または短時間の点滴中止に対して速やかに反応しない）；一度改善しても再発する；続発症により入院を要する
Grade 4	生命を脅かす；緊急処置を要する

□infusion reaction であっても重症の場合は，アナフィラキシーの治療に準じた治療を行う.

□ゾルベツキシマブ投与中または投与後に，アナフィラキシーを含む過敏症が発現する可能性がある．蕁麻疹，喘鳴などのアナフィラキシーが強く疑われる症状や徴候の発現に十分に注意する．薬剤性のアナフィラキシーは投与開始直後〜30 分以内に発現することが多い．Grade 2 の過敏症が発現した場合は，次コースでは予防薬の前投与を行い，**表 10-20-1** に従って投与する.

□アレルギー反応の重症度評価（CTCAE v5.0）

Grade 1	全身的治療を要さない
Grade 2	内服治療を要する
Grade 3	気管支痙攣；続発症により入院を要する；静脈内投与による治療を要する
Grade 4	生命を脅かす；緊急処置を要する

□ アナフィラキシーの重症度評価（CTCAE v5.0）

Grade 1	—
Grade 2	—
Grade 3	蕁麻疹の有無によらず症状のある気管支痙攣；非経口的治療を要する；アレルギーによる浮腫/血管性浮腫；血圧低下
Grade 4	生命を脅かす；緊急処置を要する

4 副作用の重症度評価と薬学的 ACTION

1) 悪心・嘔吐

□ 高度催吐性リスク相当と考え，$5-HT_3$ 受容体拮抗薬＋NK_1 受容体拮抗薬＋デキサメタゾン（スペアリングしない）にオランザピン 5 mg を加えた 4 剤併用制吐療法をベースにしっかりとした予防を行う．

□ 悪心・嘔吐はゾルベツキシマブ投与中，特に投与開始後早期に発現する．急性期悪心・嘔吐の発現は，遅発期悪心・嘔吐発現の大きなリスクとなるため，予防対策と早期の対応は重要である．

□ 臨床試験では，副作用対策としてゾルベツキシマブの減量は許容されていなかったため，原則として制吐薬や投与速度の調節で対応する．

薬学的 ACTION ① 制吐薬の選択と投与方法

- 悪心・嘔吐は，ゾルベツキシマブ投与開始後，早期（1 時間以内）に発現するケースが多い．
- NK_1 受容体拮抗薬は投与直後から高い受容体占有率が認められ，確実な投与が可能な注射薬（ホスネツピタントなど）が望ましい．ホスネツピタントは投与部位反応や薬物相互作用，配合変化が少ない．
- オランザピン 5 mg は前日夕方あるいは当日朝に投与開始することが望ましい．

薬学的 ACTION ② ゾルベツキシマブの投与速度

- ゾルベツキシマブの注入速度と催吐性に関連がみられる．
- ゾルベツキシマブの中断や速度低下により催吐性が軽減するとされている．
- 添付文書推奨の投与速度（表 10-20-1）をベースに，患者ごとに調節する．
- 特に初回投与時は注意深く症状をモニタリングし，個々の患者に合った注入速度を把握するよう努める．

2) infusion reaction または過敏症

□infusion reaction の発現率は 55.5 %（Grade 3 以上 7.1 %）であり，過敏症については 22.8%（Grade 3 以上 2.8%）と報告されている[2].

□アナフィラキシーかどうかを迅速に判断する.

□**アナフィラキシーを判断するための基準**[6]：以下の①②のいずれかを満たす場合，アナフィラキシーである可能性が非常に高い.

①皮膚，粘膜，またはその両方の症状（全身性の蕁麻疹，瘙痒または紅潮，口唇・舌・口蓋垂の腫脹など）が急速に（数分〜数時間で）発症した場合

※さらに少なくとも下記の1つを伴う

　・**気道/呼吸**：重度の呼吸器症状（呼吸困難，呼気性喘鳴・気管支攣縮，吸気性喘鳴，最大呼気流量低下，低酸素血症など

　・**循環器**：血圧低下または臓器不全に伴う症状〔筋緊張低下（虚脱），失神，失禁など〕

　・**その他**：重度の消化器症状〔重度の痙攣性腹痛，反復性嘔吐など（特に食物以外のアレルゲンへの曝露後）〕

②典型的な皮膚症状を伴わなくても，当該患者にとって既知のアレルゲンまたはアレルゲンの可能性が極めて高いものに曝露された後，血圧低下[*1]または気管支攣縮または咽頭症状[*2]が急速に（数分〜数時間で）発症した場合

　[*1]　本人のベースライン値に比べて 30%を超える収縮期血圧の低下がみられる場合，または収縮期血圧が 90 mmHg 未満の場合

　[*2]　吸気性喘鳴，変声，嚥下痛など

□特に初回投与時は，症状や徴候を注意深くモニタリングする.

薬学的 ACTION ③　アナフィラキシーへの対応

- 前提として，アナフィラキシー・過敏症発現時のセット（カート）やフローの整備，マニュアルの確認をしておく.
- 看護師など医療専門職と連携して注意深くモニタリングし，徴候を見逃さないようにする.
- アナフィラキシーの鑑別に必要な情報（アレルギー歴，既往歴，併用薬など）を確認し整理しておく.
- 患者自身が症状を理解しておくことが重要なため，初期症状を説明し，体調の変化に気づいたら速やかに医療スタッフに申し出るよう指導する.

─ 20 ゾルベツキシマブ療法 | 191

- 発症して軽快後に帰宅する場合，再燃の可能性についても説明し，変調を感じたらただちに受診することや連絡手段を確認しておく．

5 服薬説明の POINT

□ゾルベツキシマブの副作用（infusion reaction，過敏症，悪心・嘔吐）は，投与中（特に最初の1コース）に発現しやすいため，症状があれば我慢せずに速やかに医療スタッフに伝えることを説明する．

□ゾルベツキシマブ投与中または投与後（特に24時間以内）にinfusion reaction が発現する可能性があること，初期症状（腹痛，流涎過多，発熱，胸部不快感，悪寒，背部痛，咳嗽，高血圧など）があれば医療専門職に申し出るように説明する．

□ゾルベツキシマブ投与開始直後～30分以内のアナフィラキシーを含む過敏症が発現する可能性があるため，蕁麻疹，喘鳴などのアナフィラキシーが強く疑われる症状や徴候があればすぐに医療専門職に申し出るよう説明する．

□ゾルベツキシマブ投与開始後，早い段階（1時間以内）に悪心・嘔吐が発現する可能性があること，投与の中断や注入速度の減速，制吐薬などで対応できることを説明する．早期に対応するため，ムカムカ感や嘔吐の衝動を我慢せず，症状を感じた場合は速やかに医療専門職に伝えるよう指導する．

引用文献

1) Shah MA, et al：Nat Med 29：2133-41, 2023（PMID：37524953）
2) ビロイ®点滴静注用，適正使用ガイド．2024年6月作成（アステラス製薬）
3) ビロイ®点滴静注用，添付文書．2024年6月改訂（第2版）（アステラス製薬）
4) 日本癌治療学会：HER2陰性 CLDN18.2陽性の治癒切除不能な進行・再発の胃がんに対するゾルベツキシマブ併用一次化学療法における制吐療法．2024 https://www.jsco.or.jp/news/detail.html?itemid=588&dispmid=767 accessed 2024.10.21
5) Shitara K, et al：J Clin Oncol 42 (suppl 3)：372, 2024
6) Anaphylaxis対策委員会（編）：アナフィラキシーガイドライン2022．日本アレルギー学会，2022

〔林 稔展〕

10
胃がん

第11章

食道がん

21 食道がんの病態生理

1 臓器とがんの OVERVIEW

□食道と周辺の臓器の関係を図 11-21-1 に示す．
□食道は，食物を胃まで届ける働きをしており，食物を飲み込むと食道壁が動いて食物を胃に送り込む働きをしている．
□中部〜下部食道にがんが発生しやすく，約75％を占める．

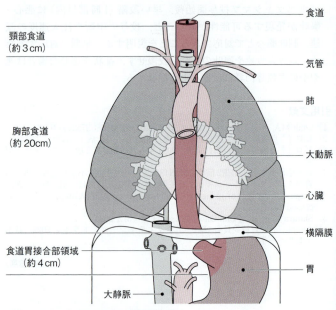

図 11-21-1　食道と周囲の臓器の関係

21 食道がんの病態生理 | 193

□食道の表面は扁平上皮で覆われているため，食道がんの約90％は扁平上皮がんである．扁平上皮がんは放射線への感受性が高いため，食道がん治療の選択肢に放射線治療が含まれる．

□胃食道逆流症による下部食道の持続的な炎症により，食道上皮が扁平上皮細胞から円柱上皮細胞に置き換わることがあり（バレット粘膜），バレット食道がんはバレット粘膜から発生した腺がんである．

□腫瘍が大きくなると粘膜→粘膜下層→筋層へと浸潤し，最終的に食道壁を突き破り，他の臓器やリンパに転移する．食道の周囲には気管・気管支，肺，大動脈，心臓などの重要な臓器があるため，食道がんの約10％で診断時にこれらの臓器に浸潤を認める[1]．

□発症初期は無症状であることが多いが，進行すると食道狭窄によるつかえ感，胸部痛，周辺臓器への浸潤による嗄声・嚥下障害（反回神経麻痺），咳嗽（気管・気管支浸潤）などが起こる．

□転移部位は，リンパ節転移が最も多く，次いで肝転移，肺転移が多い．

□食道がん患者の約2割で重複がんが見つかる．同時性重複がんの部位として最も多いのは胃がんであり，次いで口腔内〜喉頭のがんが多い[1]．

□治療法は病期分類および個々の病態により選択される．Stage 0 では内視鏡的切除，Stage I では手術，Stage II，III では術前化学療法→手術，Stage IVa では化学放射線療法，Stage IVb では，通過障害がある場合は化学放射線療法，通過障害がない場合は化学療法が行われる（**表11-21-1**）．

2 病態生理の POINT

□食道がんによる食道狭窄により錠剤やカプセル剤が食道で詰まる場合があるため，狭窄の程度によって，投与経路の変更や内服の剤形を散剤や液剤に変更する．

薬学的 ACTION ① 制吐療法の投与経路

- Stage II，III の切除可能食道がんの場合，術前にシスプラチンを用いた化学療法（CF 療法/DCF 療法）を行う．
- CF 療法/DCF 療法は高度催吐性リスクレジメンであり，制吐療法として 5-HT$_3$ 受容体拮抗薬とデキサメタゾンに加え，NK$_1$ 受容体拮抗薬，オランザピンの投与が推奨される[2]．
- 抗がん薬治療前に通過障害の程度を評価し，必要に応じて NK$_1$ 受

表 11-21-1　食道がんの治療

病期分類	治療		
Stage 0	内視鏡的切除（深達度，周在性，大きさにより手術が選択されることもある）		
Stage I	手術〔食道温存希望時や耐術能がない場合は，（化学）放射線療法が選択されることもある〕		
Stage II/III	CF 療法/DCF 療法（CF＋RT 療法）→手術〔術前化学放射線療法で病理学的完全奏効が得られなかった場合：術後に 1 年間ニボルマブ（NIV）の投与を推奨〕		
Stage IVa	CF＋RT 療法		
Stage IVb（通過障害なし）	〈1 次治療〉	〈2 次治療〉	〈3 次治療〉
	CF＋NIV	パクリタキセル（PTX）	—
	CF＋ペムブロリズマブ（Pembro）		—
	イピリムマブ（IPI）＋NIV	CF	PTX
	CF	NIV	PTX
		（CPS≧10 かつ扁平上皮がんまたは MSI-H の場合）Pembro	
Stage IVb（通過障害あり）	CF＋RT，RT		

耐術能，食道温存の希望，化学療法・化学放射線療法への忍容性を考慮して各治療の適応を検討する
CF：シスプラチン＋フルオロウラシル（CDDP＋5-FU），DCF：ドセタキセル＋シスプラチン＋フルオロウラシル（DTX＋CDDP＋5-FU），RT：放射線治療

容体拮抗薬は注射剤（ホスアプレピタントまたはホスネツピタント）を選択し，オランザピンは粉砕での対応や口腔内崩壊錠を選択する．

□食道狭窄により食事が摂れない場合や食道がんの術後は食事量が低下し体重が低下するため，栄養管理のために胃瘻や腸瘻が造設される．この他，高齢者や臓器障害のある患者に対する手術では，手術に伴う体への負担を分散させるため食道の切除と再建を別の時期に行う 2 期分割手術を行うことがあり，食道切除後，再建するまでは経口摂取できないため胃瘻や腸瘻から栄養管理を行う．胃瘻や腸瘻が造設された場合は，内服薬も経管投与されることが多い．

薬学的 ACTION ② 麻薬性鎮痛薬の投与経路

- 切除不能進行食道がんでは，原発腫瘍による胸部，腹部，背部のがん性疼痛を伴うことがある．
- 食道狭窄により内服ができない患者に対して麻薬性鎮痛薬を使用する場合は，内服以外の投与経路（注射薬，貼付薬，舌下錠，バッカル錠，坐薬）を選択する．
- 舌下錠やバッカル錠は，口腔粘膜から吸収されることを伝え，噛んだり舐めたりしないよう患者に十分に説明する．
- 胃ろう・腸ろうが造設された場合は，経管投与可能な麻薬性鎮痛薬も選択できる．
- 経口摂取可能な患者では，食事が食道を通過する際に疼痛を感じる場合がある．食事前に即放性製剤を予防的に使用するなどの個々の患者にあわせた対応を提案する．

薬学的 ACTION ③ 腸瘻投与で薬効低下の可能性がある薬剤

- 腸瘻から薬剤を投与する場合，胃を通過しないため，酸性条件下で溶解する薬剤は効果が低下する可能性があるため，個別の患者背景を考慮した上で他の薬剤への変更を検討する．以下に例を示す．
- 酸化マグネシウム→マクロゴール 4000・塩化ナトリウム・炭酸水素ナトリウム・塩化カリウム配合内用薬
- 沈降炭酸カルシウム→炭酸ランタン
- 溶性ピロリン酸第二鉄→クエン酸第一鉄ナトリウム
- ドンペリドン→メトクロプラミド
- ポリカルボフィルカルシウム→類似の作用機序を有する薬剤はないため，一概に代替薬を決められないが，服用目的に応じてトリメブチン，ラモセトロン，止瀉薬などから適切な薬剤を選択する．

- □ 周在性が 3/4 以上の病変に対する内視鏡的治療後は，食道狭窄のリスクが高いため，予防目的でトリアムシノロンアセトニド粘膜下局注やプレドニゾロン内服の投与が推奨される[3]．
- □ 食道がんの術後は，胃酸や消化液による胃食道逆流症が起こりやすくなる．

引用文献

1) 三梨桂子：食道がん．日本臨床腫瘍学会（編）：新臨床腫瘍学，改訂第 6 版．pp 416-21，南江堂，2018

196 | 第 11 章 食道がん

2) 日本癌治療学会（編）：制吐薬適正使用ガイドライン 2023 年 10 月改訂，第 3 版．金原出版，2023
3) 日本食道学会（編）：食道癌診療ガイドライン 2022 年版，第 5 版．金原出版，2022

〔藪田直希〕

22 パクリタキセル療法（PTX療法）

EXPERT EYES

□2次治療以降のタキサン系薬剤未使用例に使用されるレジメンである．ドセタキセル（DTX）に比べて副作用が少なく，OS（全生存期間：overall survival）も延長することが示された[1]．

□骨髄抑制，CIPN（化学療法誘発性末梢神経障害：chemotherapy-induced peripheral neuropathy）を高率で経験するため，治療開始前に患者へ伝えておき，生活スタイルを把握しておく．

□食道狭窄による嚥下障害や栄養障害，誤嚥によりPS（全身状態：performance status）が低下している可能性があるため，化学療法の継続が可能かも含めてモニタリングする．

1 治療効果

(1) OGSG1201試験[1]

□**対象患者**：フルオロウラシルおよびプラチナベースの化学療法に抵抗性の食道扁平上皮がん患者72例

□**全生存期間**：weekly PTX療法 8.8か月 vs DTX療法 7.3か月
ハザード比：0.62（p = 0.047）

(2) 試験[2]

□**対象患者**：2次治療以降の切除不能・再発食道がん患者53例

□**全生存期間**：10.4か月［95％信頼区間：7.8-14.2］

2 副作用

1) 発現率の高い副作用[2]

副作用	発現率（%）	
	全体	Grade 3以上
脱毛	83.0	0
白血球減少	81.1	45.3
神経障害：感覚	81.1	5.7
好中球減少	79.2	52.8
全身倦怠感	71.7	9.4
食欲不振	49.1	9.4

2) 発現率は低いが見逃したくない副作用[2)]

副作用	発現率（%）	
	全体	Grade 3 以上
筋肉痛	30.2	0
皮疹	28.3	1.9
関節痛	28.3	0
浮腫	17.0	1.9
神経障害：運動	15.1	0
間質性肺疾患	5.7	3.8
発熱性好中球減少症	3.8	3.8

3 診察前の患者面談の POINT

1) 抗がん薬の減量・休薬に関わること

(1) 骨髄機能

□ 白血球減少は PTX の用量規制因子であり投与前に必ず確認する.

□ day 1 では白血球数 3,000/μL 以上，好中球数 1,500/μL 以上，day 8，15，22，29，36 では白血球数 2,000/μL 以上，好中球数 1,000/μL 以上であることを確認する.

□ 前回投与後に Grade 3 の白血球減少，Grade 4 の好中球減少，FN（発熱性好中球減少症：febrile neutropenia），2 万/μL 未満の血小板減少がないかを確認する.

(2) 末梢神経障害

□ 末梢神経障害は PTX の用量規制因子であり，投与前に必ず確認が必要である.

□ Grade 2 以上では生活に影響が出るため，PTX の減量や休薬が必要となる. 具体的には次回用量を 20 mg/m^2 減量する. 2 レベル減量（60 mg/m^2）しても同様の症状が出現する場合は休薬する（表 11-22-1）.

□ 投与前に生活習慣や職業を確認する. 日頃から車を運転したり，美容師など手先を使う仕事に従事したりしている場合は，末梢神経障害が悪化すれば生活習慣や業務内容の変更も検討が必要となる可能性を伝える. 変更が困難な場合，生活に影響が出る前（Grade 1）の状態での減量も検討する.

22 パクリタキセル療法（PTX 療法） | 199

表 11-22-1　weekly PTX 療法の減量方法

標準量	1 レベル減量	2 レベル減量
100 mg/m^2	80 mg/m^2	60 mg/m^2

(3) 合併症の評価

□ 食道がん患者では，原発巣に関連する合併症として食道狭窄，腫瘍出血や瘻孔形成がある．

□ 化学療法中に瘻孔形成を認めた場合，化学療法を継続するか，中断するかを判断する．瘻孔が小さく管理が可能な場合は，瘻孔の治療と並行して化学療法の継続を検討する．感染や出血のリスクがある場合は，瘻孔に対する治療を優先し，化学療法を中断する．誤嚥による発熱や喀痰増加，咳嗽がないかを確認する．経気道感染を有している場合は化学療法を中断し，絶食・抗菌薬加療を行う．

2) 抗がん薬治療や支持療法薬の提案に関わること

(1) 嚥下機能の評価

> **処方提案例**：食道がん，骨転移のある患者ではデノスマブを使用し，低 Ca 血症の予防で沈降炭酸カルシウム・コレカルシフェロール・炭酸マグネシウム配合剤を内服している．沈降炭酸カルシウム・コレカルシフェロール・炭酸マグネシウム配合剤は吸湿性および光による安定性低下が認められるため，粉砕不可である．服用直前に簡易懸濁での投与を提案する．

□ 食道がんでは食道が狭窄し，嚥下機能が低下する場合がある．根治切除不能な場合は下記のような姑息的治療を行う．

□ 経口摂取の希望があれば食道バイパス術や食道ステント留置術が行われる．

□ 経口摂取を希望しない場合，手術が困難な場合は，経鼻胃管や胃瘻・腸瘻造設などの経管栄養，中心静脈栄養を検討する．

□ 内服が困難な症例には内服薬の剤型変更を提案する．基本的には散剤への変更となるが，散剤が存在しない場合，粉砕が可能なものは粉砕とする．

(2) 脱毛への対応

□ 脱毛の発現率は約 8 割を超え，高頻度に生じる．脱毛は頭皮だけでなく全身に及ぶ．

200 ┃ 第11章　食道がん

□脱毛は化学療法開始1〜3週間後に生じる[3].

□治療前から説明を行い，ウィッグなどの物理面，心理面で準備を促す.

□治療開始後は症状出現の程度にあわせて，患者の理解や治療継続の意思に変化はないかを確認する．治療継続の意思が乏しい場合は治療中断を提案する.

□化学療法誘発性脱毛に関しては，その予防や重症度軽減に対しての頭皮クーリングシステムの有用性の報告がある[4-6].ただし，保険適用外であることや，報告された対象患者は周術期化学療法を行う乳がん患者であることに注意する.

□参考までに，化学療法誘発性睫毛脱毛に対して，ビマトプロスト外用液剤の有用性が報告されている[7].保険適用外であるため，処方の必要性を患者に確認し，検討する．使用をやめると睫毛の長さは元に戻ることもあわせて説明する.

(3) 末梢神経障害への対応

□PTXによる末梢神経障害は，1回投与量と総投与量に相関し，weeklyレジメンの方がtri-weeklyレジメンよりも重篤化することが報告されている[8-10].

□がん薬物療法に伴う末梢神経障害診療ガイドライン2023年版　第2版では，PTXによる末梢神経障害の予防に，非薬物療法として四肢末梢の冷却，運動が提案されている〔冷却：推奨の強さ2（弱），エビデンスの確実性C（弱）*，運動：推奨の強さ2（弱），エビデンスの確実性C（弱）*〕．また，nab-PTXを使用した患者での検討では，圧迫によりGrade 2以上の末梢神経障害の頻度は有意に少なかったことが示されている[11].初回治療前には患者の希望を聞き取り，実施可否を検討する.

*エビデンスの確実性については「がん薬物療法に伴う末梢神経障害診療ガイドライン2023年版　第2版」を参照

□ただし，「冷却」に関しては現在医療機器として入手できる冷却具はなく，個別に対応する．また「運動」に関しては，運動の頻度，強度，持続時間，種類は定まっていないことに注意する.

□PTXによる末梢神経障害の予防として，プレガバリン外用液剤はプラセボ群と比較してPTX関連急性疼痛もしくはPTX起因性末梢神経障害に対する予防効果に有意な差が認められなかった[12].

22 パクリタキセル療法（PTX療法） | 201

□同じくPTXによる末梢神経障害の予防として，アセチル-L-カルニチンはプラセボ群に比べて有意に末梢神経障害症状が強いことが報告されている[13]．

□以上よりプレガバリン，アセチル-L-カルニチンはPTXによる末梢神経障害の予防として投与しないことが推奨されている〔プレガバリン：推奨の強さ4（弱），エビデンスの確実性B（中）*，アセチル-L-カルニチン：推奨の強さ5（強），エビデンスの確実性B（中）*〕．

> **処方提案例**：末梢神経障害に対して，プレガバリン，デュロキセチン，ミロガバリンの処方提案を行う際は，あわせて患者の嚥下評価を行う．軽度の狭窄があり錠剤の服用が困難であれば，OD錠を選択する．

□PTXによる末梢神経障害の治療として，デュロキセチンはプレガバリンよりも効果が有意に低かったことが報告されている[14]．

□PTXを含む化学療法施行中の末梢神経障害に対して，ミロガバリン投与により痛みの評価スケールであるNRSスコアの平均が低下した報告がある[15]．ただし，単施設かつ対照群のない研究であることに注意する．

□支持療法薬には眠気を生じるものが多く，自動車の運転の従事は避ける必要があるため，仕事や生活の状況などを聞き取り，使用可能か検討する．

4 副作用の重症度評価と薬学的ACTION

1）食欲不振

□食欲不振の発現率は49.1％である．

□食道がん患者では食道狭窄を伴うことが多く，固形物摂取が困難な場合がある．

薬学的ACTION① 食欲不振の原因鑑別

● 食欲がない場合は，六君子湯などが対症療法として有効なことがある．一方で，食欲はあるが摂取困難な場合は，食道狭窄の状態にあわせて対応する．経口摂取が可能ならば，食形態の変更や経腸成分栄養剤などの経口的栄養補助を考慮する．経口摂取が不可能ならば，経鼻チューブや胃瘻も検討し，充足しない栄養は静脈栄養により補填する．

202 | 第11章 食道がん

2) 関節痛, 筋肉痛

□関節痛, 筋肉痛の発現率はそれぞれ28.3％, 30.2％である.

□投与後2～3日後に発現し数日で軽快する. 症状は一過性であることがほとんどである. 背中や足の関節, 筋肉に生じることが多い.

□NSAIDsやアセトアミノフェンの内服で対応する.

薬学的ACTION ②　関節痛に対する支持療法

● 症状が局所の場合はケトプロフェンテープなどのテープ剤で対応する. 症状が複数箇所に及ぶ場合は内服薬を検討する. 内服困難例ではロキソプロフェン細粒 1回60 mg 1日3回やアセトアミノフェンドライシロップ 1回600 mg 1日3回など散剤のほか, 内服投与と同じ体内動態を示すジクロフェナクテープ 1回2枚 1日1回も選択肢となる.

3) 末梢神経障害

□日本人を対象としたweekly PTX療法で, 53例のうち23例（43.4％）が有害事象による用量の減量が必要であったという報告がある[2]. 用量減量の理由として有害事象のうち感覚神経障害（18.9％）が最も多かったことが報告されている.

薬学的ACTION ③　末梢神経障害出現時の用量調節

● weekly PTX療法の減量方法（表11-22-1→199頁）を参考に, 抗がん薬の投与量を調節する. Grade 2以上の神経毒性が生じた場合は次回用量を20 mg/m² 減量する. 2レベル減量（60 mg/m²）しても同様の症状が出現する場合は休薬する.

4) 貧血, 好中球減少, 血小板減少

□日本人を対象としたweekly PTX療法で, 投与の省略または遅延の原因となる有害事象は好中球減少が最多（52.8％）であったことが報告されている[2].

□最低値から回復までの平均時間は, 白血球減少症で14日, 好中球減少症で8.5日であったとの報告[2]があることから, 休薬期間中に骨髄機能の回復が不十分で, 白血球減少や好中球減少が遷延する症例も一定数存在すると考えられる.

22 パクリタキセル療法（PTX 療法） | 203

表 11-22-2　weekly PTX 療法の投与開始基準

検査項目	投与開始基準	
	day 1	day 8, 15, 22, 29, 36
白血球数	≧3,000/μL	≧2,000/μL
好中球数	≧1,500/μL	≧1,000/μL

〔タキソール® 注射液，添付文書. 2024 年 7 月改訂（第 4 版）（チェプラファーム）より〕

薬学的 ACTION ④　weekly PTX 療法の投与開始基準

- 具体的には weekly PTX 療法の投与開始基準・減量基準（表 11-22-2，表 11-22-1）を参考に，抗がん薬の投与量を調節する[16].
- Grade 3 の白血球減少，Grade 4 の好中球減少，FN，2 万/μL 未満の血小板減少が生じた場合は次回用量を 20 mg/m² 減量する（表 11-22-1）.
- day 1 の投与開始基準は白血球数 3,000/μL 以上，好中球数 1,500/μL 以上だが，day 8 以降の投与開始基準は白血球数 2,000/μL 以上，好中球数 1,000/μL 以上であることに留意する.

5　服薬説明の POINT

□ アルコールを含有しているため，投与中は飲酒と同様の症状が生じる. 来院の際は自動車の運転は避け，送迎や公共の交通機関を利用するように指導する.

□ 食道がんでは食道狭窄による嚥下障害や栄養障害，誤嚥を生じることがあるため，服薬状況および経口摂取状況を経時的に評価し，適宜適切な服薬方法，栄養管理法を提案する.

□ 脱毛は高確率で生じ，全身に生じる. 約 3 週間～1 か月で生じることが多いため，発現時期をあらかじめ伝えておく. 気持ちの受け入れや，ウィッグの準備などの対応が可能となる.

□ 好中球減少も約 8 割で生じ，好中球の回復には 8.5 日（中央値）かかるという報告がある. 日頃から手洗い，うがいなどの感染対策を継続するよう指導しておく.

□ 末梢神経障害は遅発的に生じる. 投与時は冷却し，運動を行うことで予防していく. 薬物療法としてミロガバリンやプレガバリン，デュロキセチンがあるが，ミロガバリン，プレガバリンは眠気，浮腫，デュロキセチンは悪心，眠気などの副作用があるため，使用する際にはあらかじめ説明しておく.

引用文献

1) Yamamoto S, et al：Eur J Cancer 154：307-15, 2021 (PMID：34311300)
2) Kato K, et al：Cancer Chemother Pharmacol 67：1265-72, 2011 (PMID：20703479)
3) 天羽康之：北里医学 44：1-5, 2014
4) Watanabe T, et al：PLoS One 14：e0208118, 2019 (PMID：30625139)
5) Granai CO, et al：Eur J Gynaecol Oncol 12：129-32, 1991 (PMID：2055226)
6) Rodriguez R, et al：Ann Oncol 5：769-70, 1994 (PMID：7826913)
7) Wirta D, et al：J Clin Aesthet Dermatol 8：11-20, 2015 (PMID：26060513)
8) Lee JJ, et al：J Clin Oncol 24：1633-42, 2006 (PMID：16575015)
9) Mielke S, et al：Eur J Cancer 42：24-30, 2006 (PMID：16293411)
10) Seidman AD, et al：J Clin Oncol 26：1642-9, 2008 (PMID：18375893)
11) Tsuyuki S, et al：Breast Cancer Res Treat 160：61-7, 2016 (PMID：27620884)
12) Shinde SS, et al：Support Care Cancer 24：547-53, 2016 (PMID：26155765)
13) Hershman DL, et al：J Clin Oncol 31：2627-33, 2013 (PMID：23733756)
14) Salehifar E, et al：Clin Drug Investig 40：249-57, 2020 (PMID：31925721)
15) Misawa S, et al：BMC Cancer 23：1098, 2023 (PMID：37951905)
16) タキソール®注射液, 添付文書. 2024年7月改訂（第4版）（チェプラファーム）

〔若杉吉宣〕

第12章

大腸がん

23 大腸がんの病態生理

1 臓器とがんの OVERVIEW

□大腸と周囲の臓器の関係を図 12-23-1 に示す.
□大腸は水分の吸収も担当しており，消化された食物を便として形成する役割を持っている．大腸には栄養素の消化吸収作用はほとんどない．
□大腸がんは大腸の粘膜細胞から発生し，腺腫や良性ポリープががん化して進行する場合が多い．大腸がんの発生部位によって臨床症状は異なり，日本人ではS状結腸や直腸にがんができやすい傾向がある．がんが進行すると，粘膜から壁に浸潤し，最終的に

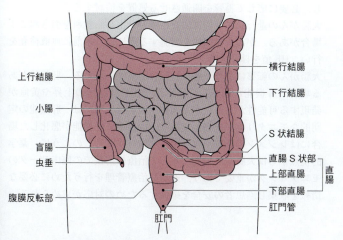

図 12-23-1　大腸と周囲の臓器の関係

206 | 第 12 章　大腸がん

は腹膜播種やリンパ節転移，さらには肝臓や肺などへの遠隔転移を引き起こすことがある．

□大腸がんの初期段階では，症状がほとんど現れないことが多い．しかし進行するにつれて，便に血が混じる，便の表面に血液が付着するなどの症状が出現しやすくなる．これらの症状は痔などの良性疾患とも似ているため見過ごされがちだが，がんが進行すると腸が狭窄し，便秘や下痢，便が細くなるといった症状が現れる．また腸閉塞が発生すると便の通過が阻害され，腹痛や嘔吐を伴うことがある．

□大腸がんの治療は病期や転移の有無に応じて異なる．早期発見された大腸がんは，手術による切除が基本であり，進行がんでは化学療法や放射線療法が適用されることが多い．切除可能な大腸がんでは，術後補助療法が行われることが一般的である．切除不能な大腸がんに対しては，CAPOX 療法（→209 頁）や FOLFIRI 療法（→218 頁）などが行われる．特に進行がんでは転移を抑えるための治療が重要となる．

2 病態生理の POINT

□大腸がんでは，進行に伴い腸管の狭窄や閉塞が生じ，便秘や腸閉塞の症状がみられる．患者は腹痛や嘔吐などの苦痛を伴うことが多い．がん薬物療法を開始する前に腸管の通過障害の有無を確認し，必要に応じて腸管を開通させる処置を検討する．

□大腸がんの進行により慢性的な出血が発生し，貧血を引き起こす場合がある．がん薬物療法を実施する際には，事前に血液検査を行い，Hb 値を確認する．

□大腸がんの転移により，特に肝転移が多くみられる．肝転移がある場合，肝機能が低下し，肝酵素（AST／ALT）の上昇や黄疸が発現する可能性がある．がん薬物療法を行う際には，肝機能の定期的なモニタリングが必要であり，治療中に肝機能が悪化した場合にはレジメンの調整や投与中止を検討する．このように，薬学的視点からは大腸がん患者に対して治療の前後での臨床データのモニタリングが重要であり，適切な治療管理を行うために必要な情報を収集し，患者の安全を確保するための対応が求められる．

23 大腸がんの病態生理 | 207

薬学的 ACTION ① 各レジメンの血液検査の投与基準

レジメン	Hb	肝酵素 (AST/ALT)
・FOLFOX 療法 ・FOLFIRI 療法 ・CAPOX 療法	9.0 g/dL 以上	・AST：≦ULN×2.5（肝転移がある場合は≦ULN×5） ・ALT：≦ULN×2.5（肝転移がある場合は≦ULN×5）

各検査値の ULN：AST＝30 U/L, ALT（男）＝42 U/L, ALT（女）＝23 U/L（参考：日本臨床検査標準協議会「共用基準範囲一覧」）

□患者がストマ造設手術を受けている場合，通常の腸管通過が変化し，もともと下痢傾向であることが多い．抗がん薬治療中に下痢が発生した際に，ストマ患者か薬剤性の副作用かを判断する必要があるため，手術歴の把握は下痢の鑑別に欠かせない．

□大腸がんが進行して，腹膜播種が生じると腸管が圧迫され，腸閉塞や重篤な下痢を引き起こすリスクが非常に高くなる．腹膜播種がある患者に対して CPT-11 を使用すると，腸管への強い毒性が加わり，腸管の機能がさらに悪化し，重篤な下痢や腸閉塞が発生する可能性が高いため，CPT-11 の使用は避ける．

薬学的 ACTION ② 下痢

● 大腸がんの進行に伴い，腸管が狭窄することで便秘が起こるが，さらに進行すると狭窄した管腔を液体成分しか通過できなくなるため，下痢が発生する．この下痢は腸炎や抗がん薬の副作用によるものと誤認されがちだが，腫瘍による狭窄が原因で発生する「奇異性下痢」と呼ばれるものである．

● カペシタビンやイリノテカン（CPT-11）の治療中に下痢が発生した場合，その原因が腫瘍によるものか薬剤の副作用かを慎重に判断する．これを見誤ると，治療効果を損なうリスクがある．安易に抗がん薬の減量や中止を行うと，がんの進行を抑制する効果が低下し，患者の予後に悪影響を与える．治療前の排便状況を把握し，下痢を鑑別する．

□肝臓は所属リンパ節に次いで大腸がんの頻度の高い転移先であり，診断時に約 20％の症例で肝転移が認められる．大腸がん患者の約半数は経過中に肝転移を発症する．肝転移がある場合，Stage Ⅳ と分類され，通常は根治的手術の適応外となる．しかし，大腸がん肝転移では転移巣の切除が有効とされ，現時点で外科的切除のみが長期予後の改善や根治を期待できる治療法であ

208 | 第12章 大腸がん

る．ただし，肝転移の診断時に切除適応となるのは約20％にすぎない．

薬学的ACTION ③　ベバシズマブによる創傷治癒遅延の管理

- ベバシズマブ（BEV）は，血管新生阻害作用によりがん治療に有効だが，創傷治癒を遅延させる可能性があるため，手術後の投与管理には注意する．ストマ造設（人工肛門造設術）や肝切除などの手術からBEV投与開始までの期間に関する明確な規定はないが，創傷治癒遅延による合併症（創開，術後出血など）が報告されていることから，手術後の患者にBEVを投与する際には，術創の状態を十分に確認し，完全に治癒していることを確認した上で投与の可否を慎重に検討する．

- 特に，肝切除などを受けた患者に対しては，治療上の有益性が危険性を上回ると判断される場合を除き，術創が完全に治癒するまでBEVの投与を控える．臨床試験において，大きな手術後28日間経過していない患者に対するBEV投与の経験はないため，手術後の早期投与は避けることが推奨される．

〔小林一男〕

24 カペシタビン＋オキサリプラチン療法（CAP＋L-OHP療法，CAPOX療法）

EXPERT EYES

□ 結腸・直腸がんの術後補助療法として用いる場合，分子標的治療薬は併用しない．

□ 末梢神経障害が発現した場合，程度に応じてL-OHPの休薬・減量・中止を検討する．中止後も症状が長期間遷延することを念頭に置いた早めの対応が，患者QOLの維持につながる．

□ 手足症候群が発現した場合，程度に応じてCAPを休薬・減量・中止を検討する．保清・保湿・保護のセルフケア指導と，休薬基準の服薬指導は治療完遂のために必須である．

1 治療効果

□ **対象患者**：Stage Ⅲ結腸（直腸S状部を含む）がん患者1,886例[1]

□ **7年無病生存期間**：CAPOX療法63％ vs フルオロウラシル＋レボホリナート療法（5-FU＋*l*-LV療法）56％

ハザード比：0.80［95％信頼区間：0.69-0.93］（p＝0.004）

2 副作用

1）発現率の高い副作用[2]

副作用	発現率（%）	
	全体	Grade 3以上
末梢神経障害	78	11
悪心	66	5
下痢	60	19
嘔吐	43	6
倦怠感	35	—
手足症候群	29	5

2）発現率は低いが見逃したくない副作用[2]

副作用	発現率（%）	
	全体	Grade 3以上
口内炎	21	＜1
血小板減少	18	5
過敏症	2	＜1

210 | 第 12 章 大腸がん

3 診察前の患者面談の POINT

1) 抗がん薬の減量・休薬に関わること

(1) 血液毒性発現時の減量・休薬・再開基準

□Grade 3 以上（添付文書では Grade 2 以上）の場合は休薬する．Grade 1 以下に軽快後，以下の投与基準に従って投与再開を検討する．

	発現回数	CAP	L-OHP
Grade 3	1 回目	1 レベル減量	100 mg/m^2 に減量
	2 回目	2 レベル減量	85 mg/m^2 に減量
Grade 4	1 回目	投与中止もしくは 2 レベル減量	投与中止もしくは 85 mg/m^2 に減量

Grade 4 の減量は治療継続が患者の利益に最善であると判断された場合に検討

(2) 非血液毒性発現時の減量・休薬・再開基準

□Grade 2 以上の場合は休薬する．Grade 1 に軽快後，以下の投与基準に従って投与再開を検討する．特に L-OHP による神経障害は，生活への影響を考慮する．

	発現回数	CAP	L-OHP
Grade 2	1 回目	変更なし	変更なし
	2 回目	1 レベル減量	変更なし
	3 回目	2 レベル減量	変更なし
Grade 3	1 回目	1 レベル減量	100 mg/m^2 に減量
	2 回目	2 レベル減量	85 mg/m^2 に減量
Grade 4	1 回目	投与中止もしくは 2 レベル減量	投与中止もしくは 85 mg/m^2 に減量

Grade 4 の減量は治療継続が患者の利益に最善であると判断された場合に検討

(3) 腎機能障害・肝機能障害がある時の用量設定

□腎機能障害および肝機能障害の用量設定は下記を参考にする．

	CAP	L-OHP
腎機能障害	【米国添付文書】 Ccr 30～50 mL/分：25%減量 Ccr＜30 mL/分：禁忌	【米国添付文書】 Ccr＜30 mL/分：85 mg/m^2 【EU 添付文書】 Ccr＜30 mL/分：禁忌
肝機能障害	中等度の肝機能障害では薬物動態に影響なし[3]	記載なし

2) 抗がん薬治療や支持療法薬の提案に関わること

(1) IDEA collaboration の結果を根拠にした投与レジメンの検討

> **処方提案例**：低リスク（T1〜3 かつ N1）に対して治療期間が12 週（CAPOX 療法 4 コース実施）への治療期間短縮も患者背景，無病生存期間短縮の可能性，副作用の忍容性を考慮したうえで提案する．

□ IDEA collaboration において，Stage Ⅲ の結腸がんに対して L-OHP ベースの術後補助療法の投与期間（6 か月間に対する 3 か月間の非劣性）が検討され，サブグループ解析の結果，低リスク（T1〜3 かつ N1）に対しては，3 か月（12 週）の非劣性が示された[4]．

□ 副作用への忍容性が低い患者や，CIPN（化学療法誘発性末梢神経障害：chemotherapy-induced peripheral neuropathy）による生活への影響が大きい患者に対しては，本試験の結果を説明し，治療期間の短縮も選択肢になるが，無病生存期間短縮の可能性と有害事象軽減とのトレードオフについて共有する必要がある．

(2) 末梢神経障害に対する支持療法薬

> **処方提案例**：末梢神経障害に対して，L-OHP の休薬を提案する．指先の疼痛を感じる場合には，デュロキセチンの処方を提案する．プレガバリンやミロガバリンのエビデンスは十分ではないが，効果と副作用を考慮し処方提案する．支持療法薬の薬効と副作用のモニタリングも継続する．

□ L-OHP による末梢神経障害は最も多く経験する症状である．

□ CAPOX 療法投与初期では，寒冷刺激による急性の末梢神経症状が発現する．

□ 持続的な末梢神経症状は累積投与量の増加に起因する．日常生活に支障をきたす Grade 3 以上の発現率は，L-OHP 累積投与量850 mg/m^2 で 6.6%，1,020 mg/m^2 で 11.4％である[5]．

□ 確立した支持療法はない．OPTIMOX-1 試験[6]の結果を参考に，L-OHP の stop and go strategy の臨床応用が推奨される．

□ 末梢神経障害による疼痛に対してデュロキセチンの有用性が報告されている[7]．

□ プレガバリンやミロガバリンは広く推奨できる程度のエビデンスは十分ではない．しかし，神経障害性疼痛の診断がなされた場合

には添付文書上の適応範囲内と考えられ，症例に応じて検討することも考慮される．

□牛車腎気丸はL-OHPを対象にした第Ⅲ相臨床試験において有効性が証明されなかったため，処方提案はしない[8]．

□オキサリプラチン中止後に神経症状の増悪の訴えを経験する．プラチナ製剤はcoastingが報告されており[9]，継続的なモニタリングが必要となる．

(3) 手足症候群に対する支持療法薬

> **処方提案例**：手足の保清・保湿・保護の励行を指導し，保湿クリーム（ヘパリン類似物質など）の予防投与を行う．Grade 2相当の症状が発現した際には，CAPの休薬と患部へのステロイド外用薬（strongクラス以上）の塗布を開始する．

□フッ化ピリミジン系抗がん薬による手足症候群はびまん性に症状が発現し，その頻度は抗がん薬の累積投与量に比例する．

□日常臨床において，保湿クリームおよびステロイド外用薬での対処が一般的だが，確立した予防・治療法とはいいがたい．症状増悪時には休薬するよう[10]服薬指導する．

□保湿薬は1日1回と比して1日2回塗布の保湿効果が高いとの報告[11]があるため，頻回の塗布を説明する．

□セレコキシブやジクロフェナク外用薬を用いた手足症候群の予防効果の報告がある[12, 13]．著者のいる施設では初回から処方提案をすることはないが，Grade 2以上の症状が発現して再開する際には腎機能に問題ないことを確認した上で，処方を検討している．

□ピリドキシンによる，手足症候群の重症化予防および改善効果はない[14]．処方されていた際には中止を医師へ提案する．

(4) 過敏症への対応

> **処方提案例**：L-OHPは累積投与により過敏症が発現する．過敏症が発現した場合には酸素投与や輸液負荷に加え，抗ヒスタミン薬とステロイド薬の点滴静注を迅速に行う．

□L-OHPの累積投与量401〜900 mg/m^2（中央値613 mg/m^2）で過敏症が発現することが報告されている[15]．

□過敏症が起こりやすい時期を患者および看護師と共有し，症状の早期発見に努める．

□ 過敏症発生時の対応マニュアルを作成しておき，症状発現時には以下のような薬剤を迅速に準備する[16]．

抗ヒスタミン薬	クロルフェニラミン 1回5 mg 静注
ステロイド薬	ヒドロコルチゾン 1回100～200 mg 点滴静注
急速輸液	生理食塩液 5～10 mL/kg（5分間）点滴静注→リンゲル液
気管支拡張薬	サルブタモール 1回200 μg 吸入
アドレナリン	アドレナリン注 1回0.3～0.5 mg 筋注（β遮断薬内服時はグルカゴン注）
ドパミン製剤	2～20 μg/kg/分

（5）血管痛に対する支持療法

処方提案例：L-OHP の血管痛に対して，希釈濃度を薄めること，希釈液にデキサメタゾン（DEX）3.3 mg を混注することを提案する．

□ L-OHP は酸性の薬液であり，点滴静注時に血管痛が発現する．
□ 希釈液の5%ブドウ糖液を500 mL 程度に増量し希釈濃度を薄めること，希釈液の加温，DEX 3.3 mg を付加し pH を上昇させることの有用性が報告されている[17-22]．

（6）腎機能に合わせた CAP の副作用への対応[23]

処方提案例：腎機能が低下することで5'-デオキシ-5-フルオロウリジン（5'-DFUR）の AUC が増加する．5'-DFUR の増加により Grade 3～4 の有害事象発現率が増加することが報告されている．米国添付文書などを参考に用量の調節をし，電話でのフォローアップなどを活用した副作用のモニタリングを行う．

4 副作用の重症度評価と薬学的 ACTION

1）悪心

□ 悪心の発現率は66%である[2]．
□「制吐薬適正使用ガイドライン 第3版」[24] において CAPOX 療法は中等度催吐性リスクに分類されている．
□ 中等度催吐性リスクでは，day 1 に DEX 注 9.9 mg，day 2, 3 に DEX 錠 8 mg を投与する．day 1 の 5-HT$_3$ 受容体拮抗薬にパロノセトロン注を使用する場合は，day 2, 3 の DEX 錠を省略するステロイドスペアリングを検討してもよい[24]．

214 | 第12章　大腸がん

薬学的 ACTION ①　NK₁受容体拮抗薬

- 消化管術後の影響もあり悪心・嘔吐が既定の制吐薬では制御困難な場合がある.
- 5-HT₃受容体拮抗薬とコルチコステロイドの2剤にNK₁受容体拮抗薬の上乗せ効果を検証したメタ解析およびシステマティックレビューにおいて，L-OHPに対するNK₁受容体拮抗薬の上乗せ効果は示されていない[25].
- 一方で，催吐性リスクの高い女性に対してアプレピタント併用の有用性[26]が示されている.
- 患者背景からの催吐性リスクの評価[27]や前コースでの悪心・嘔吐の発現状況を考慮し，NK₁受容体拮抗薬の上乗せを検討する.

2) 下痢

□ CAPOX療法で下痢の発現率は60%である[2].

□ 大腸がん術後の場合，切除部位によっては便性状が変化し，下痢が遷延することがある．特に直腸切除後は排便回数が頻回になることを経験する．術後の影響なのか抗がん薬の副作用なのか鑑別に注意する.

□ CAPによる下痢の可能性を考慮し，便性状が水様であり排便回数が増加してきた際には，感染性の下痢を否定した上でロペラミドの処方提案を検討する.

□ 支持療法で下痢のコントロールが不能な場合には，CAPを休薬するように指導する．再開時には，CAPを1レベル減量することを提案する.

薬学的 ACTION ②　ロペラミド

- 治療開始前の便性状と排便回数の確認は必須である．水様便の継続や排便回数の増加がみられた場合には，感染を否定した上でロペラミドの処方提案を行う.
- 日本で保険適用となる用量は1～2 mg/日であるが，抗がん薬の副作用の場合，この用量では改善しないことも多い.
- 保険適用外の用法用量となるが，海外のガイドラインを参考に，初回4 mg，以降は下痢が改善するまでに4時間ごとに2 mgを投与[28]することを提案する.

3) 末梢神経障害

□ 末梢神経障害の発現率は78%で用量制限毒性である[2, 15].

□ 急性神経障害は投与後1週間程度の間に発現する．寒冷刺激で症

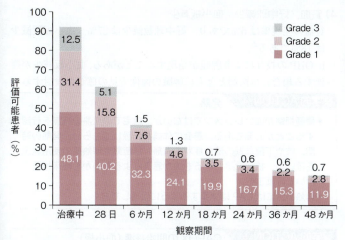

図 12-24-1　L-OHP 投与終了後の末梢神経障害の経時的な変化

〔André T, et al : J Clin Oncol 27 : 3109-16, 2009（PMID : 19451431）より〕

状は増悪するため，気温の変化，飲料の温度に留意するように服薬指導を行う．

- □慢性神経障害は蓄積的で用量依存性である．L-OHP の投与量が 601 mg/m^2 以上になると最悪になることが報告されている[15]．
- □術後補助療法の意味合いを考慮しつつも，末梢神経障害の回復は経時的に改善傾向にあるが，長期間要すること[29]を念頭に置き，生活への影響度を判断しながら L-OHP の投与を毎回検討することが患者 QOL の向上に結び付く[30]．

薬学的 ACTION ③　L-OHP の末梢神経障害

- L-OHP の末梢神経障害は，急性と慢性の 2 つの症状があることを説明し，可能な範囲で寒冷刺激を避けるように服薬指導する．また，半年間の L-OHP 投与による慢性の症状は，回復するまでに年単位の時間を要する（**図 12-24-1**）[29]．
- 確立した支持療法は存在しないため，薬剤師外来で治療ごとに毎回評価し，L-OHP 休薬のタイミングが遅れないよう注意し続ける．
- 患者の主観的な症状であり，PRO-CTCAE を用いた評価[31]を検討するとよい．

216 | 第 12 章　大腸がん

4) 貧血，好中球減少，血小板減少

□貧血の発現率は 6％であり，好中球数減少は 27％，血小板数減少は 18％である[2]．

□L-OHP の投与により脾腫が発現することがある．血小板減少が遷延する場合には医師とともに脾臓の画像所見の確認を検討する．

薬学的 ACTION ④　発熱

- 骨髄抑制が強いレジメンではないが，自宅での発熱の有無を確認することが必要である．患者に体調を記録してもらい，発熱の時期，咳や下痢などの随伴症状の有無，抗菌薬や解熱薬の使用状況を確認し，抗がん薬によるものか感染によるものかを臨床推論を用いて評価する．
- 発熱の際には CAP は休薬するように指導しておく．

薬学的 ACTION ⑤　CAPOX の開始基準（血小板）

- 1 コース目の投与開始基準の血小板数 10 万/μL 以上である．
- 2 コース目以降の開始基準は 7.5 万/μL 以上である点に注意する．
- 血小板減少の回復遅延が遷延する時には脾臓の状態を画像にて確認する．

5　服薬説明の POINT

□再発リスク低減という治療目的を伝え，途中離脱することなく，6 か月間（場合によっては 3 か月間）の治療完遂が大切な治療目標であることを患者と共有する．

□手足症候群は CAP に起因する副作用であり，手足に疼痛を感じた際には休薬し，ステロイド外用薬の塗布の開始を説明しておく．

□L-OHP に起因した神経障害は蓄積的に増悪し，休薬後も長期間，症状が遷延することを説明する．生活へ支障のない範囲で実施していくため，我慢せずに医療者へ症状の程度を報告するように指導する．

□L-OHP の神経障害の 1 つの症状として，喉の絞扼感（締め付け感）や顎の痛みがある．L-OHP 点滴直後に発現する．顎の痛みは，食事をする際に口を開ける 1 口目に発現することが多い．L-OHP による副作用の症状であることを説明すると患者が安心する場合がある．

□L-OHP の点滴中に過敏症が発現する可能性について説明し，急

24 カペシタビン＋オキサリプラチン療法（CAP＋L-OHP療法，CAPOX療法） | 217

な体調変化を自覚した際には我慢せずに医療者へ申し出るように説明しておく．

引用文献

1) Schmoll HJ, et al：J Clin Oncol 33：3733-40, 2015（PMID：26324362）
2) Schmoll HJ, et al：J Clin Oncol 25：102-9, 2007（PMID：17194911）
3) Twelves C, et al：Clin Cancer Res 5：1696-702, 1999（PMID：10430071）
4) Grothey A, et al：N Engl J Med 378：1177-88, 2018（PMID：29590544）
5) エルプラット®点滴静注液，特定使用成績調査（結腸癌における術後補助化学療法）の最終集計報告．2014
6) Tournigand C, et al：J Clin Oncol 24：394-400, 2006（PMID：16421419）
7) Smith EM, et al：JAMA 309：1359-67, 2013（PMID：23549581）
8) Oki E, et al：Int J Clin Oncol 20：767-75, 2015（PMID：25627820）
9) Cavaletti G, et al：Curr Treat Options Neurol 13：180-90, 2011（PMID：21191824）
10) 山﨑直也，他：医学のあゆみ 216：257-60, 2006
11) 大谷真理子，他：日皮会誌 122：39-43, 2012
12) Zhang RX, et al：Ann Oncol 23：1348-53, 2012（PMID：21940785）
13) Santhosh A, et al：J Clin Oncol 42：1821-9, 2024（PMID：38412399）
14) Kang YK, et al：J Clin Oncol 28：3824-9, 2010（PMID：20625131）
15) エルプラット®点滴静注液，適正使用ガイド．2021 年 4 月作成（ヤクルト本社）
16) 重篤化副作用疾患別対応マニュアル，アナフィラキシー．厚生労働省，2008
https://www.mhlw.go.jp/topics/2006/11/tp1122-1h.html accessed 2024.10.21
17) Nakauchi K, et al：Gan To Kagaku Ryoho 42：1397-400, 2015（PMID：26602398）
18) Miyajima R, et al：Gan To Kagaku Ryoho 40：537-40, 2013（PMID：23848028）
19) Yatate M, et al：Gan To Kagaku Ryoho 39：589-91, 2012（PMID：22504683）
20) 原口久義，他：日病薬誌 48：1471-5, 2012
21) Shiotsuka Y, et al：Gan To Kagaku Ryoho 39：1583-6, 2012（PMID：23064078）
22) Hibi S, et al：Gan To Kagaku Ryoho 38：1447-52, 2011（PMID：21918339）
23) Poole C, et al：Cancer Chemother Pharmacol 49：225-34, 2002（PMID：11935215）
24) 日本癌治療学会（編）：制吐薬適正使用ガイドライン 2023 年 10 月改訂，第 3 版．金原出版，2023
25) Jordan K, et al：Support Care Cancer 26：21-32, 2018（PMID：28861627）
26) Nishimura J, et al：Eur J Cancer 51：1274-82, 2015（PMID：25922233）
27) Dranitsaris G, et al：Ann Oncol 28：1260-7, 2017（PMID：28398530）
28) Benson AB 3rd, et al：J Clin Oncol 22：2918-26, 2004（PMID：15254061）
29) André T, et al：J Clin Oncol 27：3109-16, 2009（PMID：19451431）
30) Fujii H, et al：J Pharm Health Care Sci 8：8, 2022（PMID：35236407）
31) 日本臨床腫瘍研究グループ（JCOG）：NCI- PRO-CTCAE® ITEMS-JAPA-NESE. https://healthcaredelivery.cancer.gov/pro-ctcae/instruments/pro-ctcae/pro-ctcae_japanese.pdf accessed 2024.10.21

〔奥田泰考〕

218 | 第12章 大腸がん

25 フルオロウラシル＋レボホリナート＋イリノテカン療法（5-FU＋/-LV＋CPT-11療法，FOLFIRI療法）

EXPERT EYES

□ 切除不能進行・再発大腸がんに対する1次治療の1つである.
□ *RAS* 遺伝子検査の結果に応じてさまざまな分子標的治療薬と併用できる.
□ イリノテカンの代謝酵素であるUGT1A1の遺伝子多型と毒性との関係が知られており，*UGT1A1**6または*28のいずれかをホモ接合体または両方をヘテロ接合体として持つ場合は注意する.

1　治療効果

□ **対象患者**：標的可能病変を有する前治療歴のない大腸がん患者220症例[1]
□ **全生存期間**：FOLFIRI→FOLFOX6療法 21.5か月 vs FOLFOX6→FOLFIRI療法 20.6か月（p＝0.99）

2　副作用

1）発現率の高い副作用[1]

副作用	発現率（%）	
	全体	Grade 3以上
好中球減少	69.1	21.8
嘔気	65.5	11.8
下痢	57.3	12.7
脱毛	54.5	0
粘膜障害	46.4	9.1
嘔吐	45.5	9.1

2）発現率は低いが見逃したくない副作用[1]

副作用	発現率（%）	
	全体	Grade 3以上
疲労	41.8	3.6
貧血	38.2	2.7
発熱性好中球減少症	—	6.4

副作用	発現率（%）	
	全体	Grade 3 以上
肝障害[2]	頻度不明	頻度不明
便秘[2]	頻度不明	頻度不明
コリン作動性症候群[2]	頻度不明	頻度不明

3 診察前の患者面談の POINT

1) 抗がん薬の減量・休薬に関わること[3]

(1) 骨髄機能

□投与開始基準として以下が挙げられる[3].

- 白血球数≧3,000/μL
- 好中球数≧1,500/μL
- 血小板数≧10 万/μL
- Hb＞9.0 g/dL

□2 コース目以降は好中球減少，血小板減少が Grade 1 以下に回復している必要がある.

□前治療時に Grade 4 の好中球減少，血小板減少または FN（発熱性好中球減少症：febrile neutropenia）が発現した場合，5-FU，CPT-11 を 1 レベル減量する必要がある[4].

	CPT-11	5-FU	
		急速静注	持続静注
初回投与量	150 mg/m²	400 mg/m²	2,400 mg/m²
1 レベル減量	120 mg/m²	300 mg/m²	2,000 mg/m²
2 レベル減量	100 mg/m²	200 mg/m²	1,600 mg/m²

(2) 下痢

□Grade 3 以上の下痢症状が出現した場合，5-FU，CPT-11 を 1 レベル減量する.

□CPT-11 による下痢の場合，投与後 24 時間以内に発現する早期性下痢と 24 時間以降に発現する遅発性下痢でその作用機序や対応が異なるため，慎重に問診する．後述する遺伝子多型についても配慮する.

(3) 全身状態の評価

□骨髄機能以外の投与開始基準としては以下が挙げられる.

- PS（全身状態：performance status）：0～2

220 | 第 12 章 大腸がん

表 12-25-1 *UGT1A1* 遺伝子多型における副作用発現率

遺伝子多型	Grade 3 以上の好中球減少発現率（例数）	Grade 3 の下痢発現率（例数）
UGT1A1*6 と *UGT1A1*28* をともに持たない	14.3%（3/21）	14.3%（3/21）
UGT1A1*6 または *UGT1A1*28* をヘテロ接合体として持つ	24.1%（7/29）	6.9%（2/29）
UGT1A1*6 または *UGT1A1*28* をホモ接合体として持つ，もしくは *UGT1A1*6* と *UGT1A1*28* をヘテロ接合体として持つ	80.0%（4/5）	20.0%（1/5）

- TB≦ULN×1.5
- AST/ALT≦ULN×2.5（肝転移ありの場合，≦ULN×5.0）
- sCr≦ULN×1.5

　　*各検査値の ULN：TB＝1.5 mg/dL，AST＝30 U/L，ALT（男）＝42 U/L，ALT（女）＝23 U/L，sCr（男）＝1.07 mg/dL，sCr（女）＝0.79 mg/dL（参考：日本臨床検査標準協議会「共用基準範囲一覧」）

□腎機能については，5-FU，CPT-11 ともに減量基準はないが腎障害時の影響については症例報告レベルのみでほとんど評価されていないため，高度腎障害の場合は投与の有無を慎重に判断する．肝機能についても Grade 1 以上に対する忍容性は十分な検討がされていない．

(4) 遺伝子多型

□CPT-11 は生体内で活性代謝物 SN-38 に代謝された後，UGT（UDP グルクロン酸転移酵素：UDP-glucuronosyltransferase）の 1 つである UGT1A1 によってグルクロン酸抱合体となり無毒化され，胆汁中に排泄される．

□*UGT1A1* の遺伝子多型のうち *UGT1A1*6* または *UGT1A1*28* をホモ接合体として持つ，もしくは *UGT1A1*6* と *UGT1A1*28* をヘテロ接合体として持つ場合，SN-38 の代謝活性が低下するため，血中濃度が上昇し副作用（好中球減少）が増強する可能性がある（**表 12-25-1**）[5]．そのため，前述の遺伝子多型を有する場合は減量が推奨される．

□日本人で *UGT1A1*6* や **28* の遺伝子多型を持つ頻度はそれぞれ 15%，10%程度といわれている[6]．

25 フルオロウラシル＋レボホリナート＋イリノテカン療法（FOLFIRI 療法） | 221

2）抗がん薬治療や支持療法薬の提案に関わること

（1）悪心・嘔吐に対する支持療法

処方提案例：遅発性悪心・嘔吐に対して，アプレピタントカプセルを処方提案する．加えて NK_1 受容体拮抗薬による CYP3A4 阻害作用を考慮してデキサメタゾン（DEX）9.9 mg を 4.95 mg（3.3 mg）へ減量も提案する．

□ 原則は中等度催吐性リスクに準じた制吐療法（$5-HT_3$ 受容体拮抗薬＋DEX）を行うが，本レジメンに含まれる CPT-11 は中等度催吐性リスクの中でも悪心・嘔吐の症状が出やすいため，NK_1 受容体拮抗薬を含めた 3 剤での予防的制吐療法が必要な場合がある．
□ 悪心・嘔吐が起こりやすい患者のリスク因子はある程度明らかになっており，下記については特に注意する[7]．
● 年齢が若い
● 女性
● がん薬物療法誘発性悪心嘔吐（CINV）の既往がある．
● アルコールの使用歴がほとんどない．
● 乗り物酔いをしやすい．
● 妊娠中の悪阻の既往
● 吐き気に対する治療前の不安が強い．

（2）早期性下痢，コリン症状に対する支持療法

処方提案例：コリン症状に対してアトロピン硫酸塩注 0.5 mg/A の処方提案．閉塞隅角緑内障や前立腺肥大症（過活動膀胱を伴わない）がないことを聴取する．

□ コリン症状は CPT-11 の投与中から 24 時間以内に出現する．
□ コリンエステラーゼ阻害作用により発現するコリン作動性の症状には下痢の他に発汗，鼻汁，腹痛，散瞳を伴うことがある．支持療法として抗コリン薬があり，アトロピン硫酸塩やブチルスコポラミン臭化物を使用する．

（3）遅発性下痢に対する支持療法

処方提案例：ブリストルスケールや下痢の Grade に併せて整腸薬の酪酸菌製剤やビフィズス菌製剤，止瀉薬のロペラミドを処方提案する．便培養などにより感染性腸炎を除外する．

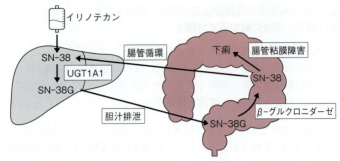

図 12-25-1 イリノテカンによる下痢症状の作用機序

□CPT-11 の投与後，24 時間以降に出現する．
□CPT-11 は肝臓で活性代謝物である SN-38 に変換され，その後 UGT1A1 によるグルクロン酸抱合を受け，非活性型である SN-38G (SN-38 グルクロン酸抱合体) に変換される．腸管内に排泄された SN-38G は，腸内細菌により脱抱合を受けて活性代謝物の SN-38 となり，腸管粘膜の障害を起こす (図 12-25-1)．
□遅発性下痢の予防法に関しては，小規模の臨床試験結果に基づくものがある．経口アルカリ化剤による腸管内のアルカリ化[8]や半夏瀉心湯によるグルクロニダーゼ阻害作用[9]を有効とする報告があるが，大規模な臨床試験は行われておらず使用時注意する．

(4) 便秘に対する支持療法

> **処方提案例**：便秘の症状にあわせて，酸化マグネシウムやピコスルファート内用液を処方提案．ブリストルスケール 1〜2 (→図 12-26-2, 233 頁) の硬便であれば前者，便意がない場合は後者を選ぶ．

□CPT-11 の排泄経路は糞中排泄が最も多く，投与後 72 時間経過で全体の約 70%が排泄される[10]．
□3 日以上便秘が継続した場合，SN-38 の排泄遅延による好中球減少や腸管粘膜障害が悪化する可能性があるため下剤の使用を検討する．

4 副作用の重症度評価と薬学的 ACTION

1) 悪心
□悪心の発現率は約 60%である．

□中等度催吐性リスクでは，day 1 に DEX 注を 9.9 mg，day 2,3 に 6.6 mg（外来の場合は DEX 錠 8 mg）を投与する．NK_1 受容体拮抗薬を併用する場合は，CYP3A4 阻害作用を考慮して DEX は減量する．

薬学的 ACTION ① オランザピン

- NK_1 受容体拮抗薬含めた 3 剤併用療法で悪心・嘔吐のコントロールがつかない場合は，高度催吐性リスクに準じてオランザピン 5 mg 1 日 1 回 夕食後 4 日分の追加，併用を検討する[11]〔制吐療法ガイドライン 2023 第 3 版においても推奨の強さ：2（弱い）エビデンスの強さ C（弱）となっている〕．
- 用法を夕食後にすることで日中の眠気を抑えられる．
- 定常状態になるまでに 3～4 日程度要するため，飲み切り終了とすることを説明する．
- 糖尿病患者へのオランザピン投与はわが国では禁忌なので，合併症の事前確認をしておく（臨床試験においても糖尿病患者は除外されている）．
- 作用点が重複するドパミン D_2 受容体拮抗薬や副作用のリスク観点から睡眠薬との併用は避ける．

2）下痢

□下痢の頻度は約 60％である．

□下痢の副作用を恐れるあまり，下剤の服用を躊躇し便秘を漫然と放置しない．特に制吐療法を強化した場合，NK_1 受容体拮抗薬，$5-HT_3$ 受容体拮抗薬はいずれも便秘を引き起こす．

□便秘により CPT-11 の活性代謝物である SN-38 の排泄遅延が起こり，骨髄抑制が重症化，遷延化することがある．

薬学的 ACTION ② 5-FU の減量も考慮する

- 5-FU によるリーベルキューン腺の細胞分裂停止によって絨毛の上皮細胞が減少し，表面積の減少により水分の吸収障害をきたすことが原因とされている[12]．
- 持続静注より急速静注で起こりやすいため，CTP-11 の下痢症状が否定される場合は，5-FU の急速静注を 1 レベル減量してみる．
- 性差や人種差として 5-FU の分解酵素である DPD（ジヒドロピリミジンデヒドロゲナーゼ：dihydropyrimidine dehydrogenase）遺伝子多型による活性低下が挙げられているが日本人では稀なので，CPT-11 の遺伝子多型検査に比べて必要性は少ない．

224 | 第12章 大腸がん

薬学的 ACTION ③ 　難治例では単剤だけでなく併用も意識する

- ロペラミドを使用する場合，1回2mgを4時間おきに使用する．ASCOガイドラインでは1日16mgまで追加可能であり，わが国の用量と大きく異なることを覚えておく．
- 他の止瀉薬として，次硝酸ビスマス1回1g 1日3回 毎食後やタンニン酸アルブミン1回1g 1日3回 毎食後などが挙げられる．ただし，タンニン酸アルブミンについては，ロペラミドを吸着する可能性があるため，適切な投与スケジュールに調整する．
- オクトレオチドは消化管などに発現するソマトスタチン受容体を介して消化管ホルモン産生の抑制により腸液の分泌を抑制し，水分や電解質の吸収を促進する作用がある．ロペラミドによる効果が得られない場合，第2選択薬としてオクトレオチド1回100μgの皮下投与を1日3回行う．わが国では保険承認されていないため，使用の際は注意する．

3) 骨髄抑制

□ 好中球減少の発現率は約70％であり，貧血は約40％である．
□ 頻度は低いがFN（発熱性好中球減少症：febrile neutropenia）が約6％の発現率であるため，最低値を把握し，適切な投与スケジュールに調整する．

薬学的 ACTION ④ 　抗菌薬

- FNの重症化リスクが低い患者の場合，外来での抗菌薬による加療も可能である．
- シプロフロキサシン1回200mg 1日3回＋アモキシシリン/クラブラン酸1回250mg/125mg 1日3〜4回あるいはレボフロキサシン1回500mg 1日1回 内服が推奨されている．
- 病態や過去の細菌培養歴を考慮した自施設の起炎菌，耐性菌の状況に応じて選択することが求められる．
- FNが発現した場合は，次回のCPT-11および5-FUを1レベル減量する．

5 　服薬説明の POINT

□ 大腸がんにおける治療はFOLFIRI療法ベースあるいはFOLFOX療法ベースに抗体薬を加えた治療が主流である．この2種類のベースの副作用プロファイルの違いとして前者では下痢，脱毛，後者では末梢神経障害が多いことがわかっている．これらの副作用について十分に説明した上で，SDM（共同意思決定：shared decision making) 支援を行う.

□がん薬物療法における服薬説明にはネガティブな話を伴うことがほとんどである. 必ず個々の副作用に対する逃げ道や治療法について言及し, 治療前の不安を取り除きながら介入していく.

□使用する支持療法によっては薬剤情報提供書に記載されている効能効果と異なる場合があるため, 事前に説明しておく. 例えばオランザピンでは効能効果に「統合失調症」とあるが,「悪心・嘔吐」に用いることがある.

引用文献

1) Tournigand C, et al：J Clin Oncol 22：229-37, 2004 (PMID：14657227)
2) カンプト®点滴静注, 添付文書. 2022 年 12 月改訂 (第 1 版) (ヤクルト本社)
3) Sasaki Y, et al：Anticancer Res 34：2029-34, 2014 (PMID：24692743)
4) Heinemann V, et al：Lancet Oncol 15：1065-75, 2014 (PMID：25088940)
5) Minami H, et al：Pharmacogenet Genomics 17：497-504, 2007 (PMID：17558305)
6) Saito Y, et al：Current Pharmacogenomics 5：49-78, 2007
7) National Comprehensive Cancer Network：NCCN Guidelines：Antiemesis Version 1. 2024
8) Takeda Y, et al：Int J Cancer 92：269-75, 2001 (PMID：11291056)
9) Mori K, et al：Cancer Chemother Pharmacol 51：403-6, 2003 (PMID：12687289)
10) Slatter JG, et al：Drug Metab Dispos 28：423-33, 2000 (PMID：10725311)
11) 日本癌治療学会 (編)：制吐薬適正使用ガイドライン 2023 年 10 月改訂, 第 3版. 金原出版, 2023
12) Bossi P, et al：Ann Oncol 29：iv126-42, 2018 (PMID：29931177)

〔稲野 寛〕

26 トリフルリジン・チピラシル＋ベバシズマブ療法（FTD/TPI＋BEV療法）

EXPERT EYES

□FTD/TPI＋BEV療法は，わが国の大腸癌治療ガイドライン2024年版において，進行・再発症例に対して，3次治療以降の治療として位置づけられている．

□FTD/TPIはBEVを併用することで，治療効果を高める可能性がある．一方で，好中球減少，血小板などの血液毒性と嘔気，口腔粘膜炎，高血圧などの非血液毒性の頻度も高くなる．

□FTD/TPIの服薬方法の違いにより，従来法と隔週法の2つのレジメンが存在する．患者への服薬指導と医療者間の情報共有が重要となる．

1 治療効果

□**対象患者**：切除不能大腸がん患者246例[1]

□**全生存期間**：FTD/TPI＋BEV療法 10.8か月 vs FTD/TPI単剤 7.5か月

　ハザード比：0.61［95％信頼区間：0.49-0.77］（$p < 0.001$）

2 副作用

1) 発現率の高い副作用[1]

副作用	発現率（％）	
	全体	Grade 3以上
好中球減少症	62.2	43.1
悪心	37.0	1.6
貧血	28.9	6.1
無気力	24.4	4.1
倦怠感	21.5	1.2
下痢	20.7	0.8

2) 発現率は低いが見逃したくない副作用[1]

副作用	発現率（％）	
	全体	Grade 3以上
嘔吐	18.7	0.8
腹痛	11.8	2.0
口内炎	11.0	0.4
高血圧	10.2	5.7

26 トリフルリジン・チピラシル＋ベバシズマブ療法（FTD/TPI＋BEV療法） | 227

表 12-26-1　CISNE スコア

ECOG PS 2 以上	2 点	慢性心血管疾患あり	1 点
ストレス性高血糖あり	2 点	NCI Grade 2 以上の粘膜障害あり	1 点
COPD あり	1 点	単核球＜200μL	1 点

これらを合算し，3 点以上：高リスク群，1〜2 点：中間リスク群，0 点：低リスク群

〔Carmona-Bayonas A, et al：J Clin Oncol 33：465-71, 2015（PMID：25559804）より〕

3　診察前の患者面談の POINT

1) 抗がん薬の減量・休薬に関わること

(1) 骨髄抑制

□好中球減少症の発現は 62.2％，Grade 3 以上においても 43.1％とかなり高頻度のレジメンである．発熱や下痢，咳などの随伴症状が発現していないかを確認する．特に FTD/TPI の休薬期間に白血球数や好中球数が最低値になるため[2]，感染予防の励行をはじめとした患者指導が重要となる．

□FTD/TPI は食後内服だが，空腹時に内服した場合，FTD の C_{max} が上昇するため[2]，骨髄抑制が強く発現する可能性がある．薬剤師外来にて服薬アドヒアランスを評価する．

□休薬期間を含む前コースに，好中球数＜500μL，血小板数＜5 万/μL に該当した場合には，次コース開始時に 10 mg/日ずつ減量する（最低用量は 30 mg/日）[2]．

□FN（発熱性好中球減少症：febrile neutropenia）のリスクを MASCC（Multinational Association of Supportive Care in Cancer）スコア[3]や固形がんに用いる CISNE（Clinical Index of Stable Febrile Neutropenia）スコア（表 12-26-1）[4]を用いて評価し，医療専門職間で患者リスクを共有する．

(2) 腎機能障害

□TPI は FTD の分解酵素であるチミジンホスホリラーゼの特異的阻害薬であり，腎排泄であることから，腎機能低下の際には FTD の血中濃度が上昇し[2]，骨髄抑制が強く発現するおそれがある．

□Ccr 15〜29 mL/分の場合，投与の可否を慎重に検討し，実施する場合は減量投与（FTD として 20 mg/m²/回）[2]を提案する．

□sCr は簡便に測定できるため腎機能評価に汎用されるが，年齢や

体重，性別，筋肉量，体液貯留の影響を受けることに注意する．悪液質などにより著明に筋肉量が減少している場合には，eGFR を過大評価してしまう可能性を念頭に置いておく．

2) 抗がん薬治療や支持療法薬の提案に関わること

(1) レジメンスケジュールの検討

> **処方提案例**：これまでの治療歴における骨髄抑制や，FN のリスクを評価し，従来法と隔週法の適応を検討する．

□FTD/TPI は BEV を併用することで，治療効果を高める可能性がある一方で，好中球減少，血小板減少や，嘔気，口腔粘膜炎，高血圧など（非血液毒性）の頻度も高くなる[1]．わが国の臨床試験でも Grade 3 以上の好中球減少が 43.8〜72%[5-7] と頻度が高い．

□隔週法における薬物動態や非臨床試験データはないものの，複数の臨床試験結果が報告されており[1, 5-10]，有効性は同程度で好中球減少症の頻度が低いことが示唆される．また，隔週法の FTD/TPI の服薬スケジュールは簡便であり，内服間違いを回避できる可能性が高い．そのため，従来法と隔週法の直接比較試験はなく，真に有効性が同程度か不明だが，日常診療で隔週法を選択する場合がある．

□従来法 FTD/TPI の投与スケジュール

薬剤	投与量	投与法	投与日	投与間隔
FTD/TPI	35 mg/m²	経口投与 1 日 2 回食後	day 1 夕〜day 6 朝 day 8 夕〜day 13 朝	28 日毎
BEV	5 mg/kg	点滴静注	day 1, day 15	

□隔週法 FTD/TPI の投与スケジュール

薬剤	投与量	投与法	投与日	投与間隔
FTD/TPI	35 mg/m²	経口投与 1 日 2 回食後	day 1 夕〜day 6 朝	14 日毎
BEV	5 mg/kg	点滴静注	day 1	

26 トリフルリジン・チピラシル＋ベバシズマブ療法（FTD/TPI＋BEV療法） | 229

□ **各試験における従来法と隔週法の FTD/TPI＋BEV の治療成績と有害事象**[1,5-10]

臨床試験名	C-TASK FORCE	TAS-CC3	JFMC 51	SUN LIGHT	TAS-CC4	BiTS	UMIN 000026043
Phase	I b/ II	II	II	III	II	I b/ II	II
治療法		従来法				隔週法	
ORR (%)	0	6.3	3.1	6.1	4.5	0	26.3
DCR (%)	64	65.6	60.8	76.6	72.7	59.1	63.1
PFS 中央値（月）	5.6	4.5	3.7	5.6	4.6	4.3	5.6
OS 中央値（月）	11.4	9.2	9.1	10.8	10.5	10.9	11.5
Grade 3 以上の有害事象 好中球減少症（%）	72	43.8	54	43	15.9	15.9	5.2
貧血 (%)	16	6.3	15	6	4.5	9.1	5.2
FN (%)	16	NR	4	0.4	NR	0	NR
蛋白尿 (%)	8	0	9	NR	2.3	7	0
高血圧 (%)	8	3.1	17	5.7	13.6	41	0

ORR（全奏効率：overall response rate），DCR（病勢コントロール率：disease control rate），PFS（無増悪生存期間：progression-free survival），OS（全生存期間：overall survival）

□ 2024 年 7 月現在，従来法と隔週法 FTD/TPI の有効性と安全性を検証する PRABITAS 試験が進行中である．

(2) BEV に対する支持療法（高血圧・蛋白尿）

> **処方提案例**：定期的な血圧測定を指導し，Grade 2（収縮期血圧 140〜159 mmHg または拡張期血圧 90〜99 mmHg）の高血圧を認めた場合には降圧薬の開始を提案する．

□ 高血圧の 85〜90％は本態性高血圧とされ[11]，抗がん薬に起因するものかを鑑別するのは難しい．日常的に血圧測定を行い，BEV 開始時期と関連があるかを検討する．

□ 院内測定の血圧と家庭血圧に差が生じる場合，家庭血圧の値を優先する[12]．

□ BEV の高血圧に対しては ACE 阻害薬や ARB が推奨される[13]．

□ 利尿薬は下痢や体液量減少のリスクが増えるので提案は控える[13]．

□ BEV の蛋白尿に対する投与基準は定性結果だけではなく定量結果も考慮する．24 時間蓄尿は外来治療時には現実的ではなく，

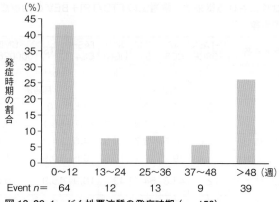

図 12-26-1　がん性悪液質の発症時期 (n=150)

〔Shibata M, et al：Adv Ther 37：5010-22, 2020 (PMID：33067699) より〕

随時尿での1日尿蛋白推定法である尿蛋白/Cr比〔UPC比：尿蛋白定量結果 (mg/dL)/尿中Cr濃度 (mg/dL)〕を用いる.

(3) 悪液質に対する支持療法

> **処方提案例**：定期的な体重測定や食思不振の評価，CRP・Hb・Albをはじめとした検査値を継続的にモニタリングし，アナモレリンの適応を検討する.

□ がん悪液質は不可避で不可逆的な状態と考えられており，診療の優先度が低い現状にある[14]．世界14か国で実施された調査によると，15%の体重減少が生じるまでがん悪液質の治療を差し控えている[15]．

□ 進行大腸がん患者は，初回化学療法中においてもがん悪液質が発現しているとの報告がある (**図 12-26-1**)[16]．本レジメンは後方治療のため悪液質を発症している患者は多いと想定される.

□ 自治医科大学附属病院での調査では，がん薬物療法治療ラインが少なく，アナモレリン投与開始基準に該当する検査値項目が少ないほど，アナモレリンの薬効が得られやすい[17]．薬剤師外来では継続的に体重や栄養状態を把握し，悪液質を確認した際には，速やかに支持療法を検討する.

(4) 服薬アドヒアランス維持のための診療体制の構築

処方提案例：FTD/TPI は特徴的な内服スケジュールであり，かつ，従来法および隔週法の2種類の服薬方法があるため，服薬アドヒアランスの担保を意識した服薬管理が必須となる．

□ 自治医科大学附属病院の調査では FTD/TPI の相対的治療強度を80%以上に保つことで無増悪生存期間の延長が認められた[18]．

□ また，FTD/TPI は好中球減少の程度と有効性が相関する[19, 20]ことが報告されている．

□ これらのことから，相対的治療強度の担保と副作用マネジメントの両立が本治療を成功へ導くカギとなる．

□ FTD/TPI の無増悪生存期間は，独居の患者で短い傾向にあった[18]．自宅での食生活や生活様式が服薬アドヒアランスに影響を及ぼすことが報告されている[21]．家族などの支援が乏しく服薬アドヒアランスが担保できない患者に対しては，保険薬局と連携し，定期的な服薬確認を検討する．

4 副作用の重症度評価と薬学的 ACTION

1) 悪心

□ 悪心の発現率は 37.0%である[1]．

□ 悪心の初回発現までの中央値は7日，2週間以内の発現率 68.9%[20]であり，FTD/TPI の内服期間中に発現しやすい．

□ 制吐薬適正使用ガイドライン第3版[22]には本レジメンのリスク分類は記載されていないが，FTD/TPI が中等度催吐性リスク[23]，BEV が最小度催吐性リスクであることから，中等度制吐性リスクに相当すると考える．

□ Grade 3 以上の悪心・嘔吐を経験することは少ない．

薬学的 ACTION ① ステロイドスペアリング

- ステロイドの長期投与により感染症や精神的悪影響，高血糖を引き起こし，アロマターゼ阻害薬，抗アンドロゲン薬投与と同程度の骨密度低下も引き起こす[24]．
- day 1 の 5-HT_3 受容体拮抗薬にパロノセトロン注を使用し，day 2，3 のデキサメタゾン錠を省略するステロイドスペアリングを検討する．

2) 下痢

□下痢の発現率は 20.7％である[1].

□下痢の初回発現までの中央値は 18.5 日，2 週間以内の発現率 42.1％[20]であり，FTD/TPI の服薬期間中に発現しやすい.

□Grade 3 以上の重篤な副作用を経験することは稀である.

□臨床試験などにおいては Grade 3 以上で休薬とされているが，実臨床では下痢発現時には FTD/TPI の休薬が基本となる. 支持療法としてロペラミドを使用する場合，服薬方法について十分に説明しておく.

□大腸がんにて腹膜播種を伴っている際にはイレウスに注意する. 便性状を軟便に保ち，病状を考慮した支持療法を提案する.

□人工肛門を使用している場合，便性状による下痢の判断は困難である. その際には排泄量にて評価を行う.

薬学的 ACTION ②　ロペラミド

● 治療開始前の便性状と排便回数の確認は必須である. 水様便の継続や排便回数の増加がみられた場合には，感染を否定した上でロペラミドを処方提案する.

● 日本で保険適用となる用量は 1〜2 mg/日だが，抗がん薬の副作用の場合，この用量では改善しないことも多い.

● 保険適用外の用法用量となるが，海外のガイドラインを参考に，初回 4 mg，以降は下痢が改善するまでに 4 時間ごとに 2 mg の投与[25]を提案する.

● 便性状の評価にはブリストルスケール（図 12-26-2）[26]を用いる.

---

3) 高血圧

□高血圧の発現率は 10.2％だが，Grade 3 以上は 5.7％である[1]. 発現時期と投与期間の関連は明らかになっていないが，4 週間以内に発現することが多い傾向ある[27]. 経時的に血圧が上昇することがあり，継続的にモニタリングをして早期発見・早期対応に努める.

□高血圧は自覚症状が乏しいため，日常的に血圧測定および記録するように指導する.

□高血圧の既往のある患者は，血管新生阻害薬による血圧上昇のリスクが高い[27].

□概日リズムの影響を受けるために，測定環境・測定条件を整えるように指導する[12].

1 コロコロ便		硬くてコロコロの兎糞状の弁
2 硬い便		ソーセージ状であるが硬い便
3 やや硬い便		表面にひび割れのあるソーセージ状の便
4 普通便		表面が滑らかで軟らかいソーセージ状,あるいは蛇のようなとぐろを巻く便
5 やや軟らかい便		はっきりとしたしわのある軟らかい半分固形の便
6 泥状便		境界がほぐれて,ふにゃふにゃの不定形の小片便,泥状の便
7 水様便		水様で,固形物を含まない液体状の便

図 12-26-2 ブリストルスケール

〔O'Donnell LJ, et al：BMJ 300：439-40, 1990 (PMID：2107897) より〕

☐ 血管新生阻害薬に対する高血圧管理のガイドラインは策定されていない．高血圧治療ガイドライン[12]などを参考に処方提案する．

薬学的 ACTION ③ 高血圧に対する支持療法

- BEV による高血圧の場合，Grade 2 では休薬の必要性は低いが，降圧薬の処方提案を検討する．
- BEV の高血圧に対しては ACE 阻害薬や ARB が推奨される[13]．
- 利尿薬は下痢や体液量減少のリスクが増加するために提案は控える[13]．
- Ca 拮抗薬を提案する場合，ジヒドロピリジン系のアムロジピンやニフェジピンが薬物相互作用の観点から提案しやすい[28]．

---

4) 貧血, 好中球減少

☐ 貧血の発現率は 28.9％であり，好中球数減少は 62.2％である．特に Grade 3 以上の好中球減少は 43.1％と高値であり，骨髄抑制をマネジメントすることが重要なポイントである．

☐ 好中球数が 100/μL を下回ると重篤な感染症の頻度が増加するため，採血時が骨髄抑制の回復期なのか悪化期なのかを判断し，リスクを評価する．

☐ 1 コース施行後の骨髄抑制の程度および随伴症状を確認し，

234 | 第12章　大腸がん

FTD/TPI の減量や隔週法へのスケジュール変更も選択肢となる.

薬学的 ACTION ④　骨髄抑制への対応

- 発熱発現日から抗がん薬によるものか, その他の因子があるのか臨床推論を行う.
- FTD/TPI での最低値は 3〜4 週目に発現することが多い.
- 発熱時の対応および支持療法薬について医療者間で情報共有し, 統一した対応がとれる体制を整えておく.
- 発熱に加え, 下痢や咳が発現した場合, すぐに医療機関に連絡するように指導する.
- FTD/TPI を減量する時は, 10 mg/日の減量が一般的である.

薬学的 ACTION ⑤　FTD/TPI の減量・休薬・再開基準

	減量基準	休薬基準	投与再開基準
好中球数	<500/μL	<1,000/μL	≧1,500/μL
血小板数	<5 万/μL	<5 万/μL	≧7.5 万/μL
TB	—	>2.0 mg/dL	≦1.5 mg/dL
クレアチニン	—	>1.5 mg/dL	≦1.5 mg/dL
悪心・嘔吐, 下痢, 口腔粘膜炎	—	≧Grade 3	≦Grade 1

5　服薬説明の POINT

□FTD/TPI＋BEV 療法では, 骨髄抑制への対応が最大のポイントになる. 感染対策として, 手洗いやうがいなどのセルフケアについての説明はもちろん, 発熱時の FTD/TPI の休薬および支持療法薬の使用方法, 医療機関への連絡基準の服薬指導が重要となる.

□FTD/TPI の服薬スケジュールは煩雑だが, 保険薬局と連携して, 皆でアドヒアランスの担保と早期の副作用対策を講じていくことを患者に約束する.

□FTD/TPI は食後内服の規定がある. 食事が摂れない際には FTD/TPI の血中濃度が上昇し副作用が強く発現する可能性を伝え, 適切に休薬ができるように支援する.

□BEV による高血圧のリスクを説明し, 定期的な血圧測定とその記録を継続していくように指導する.

□後方治療であり，悪液質が発現してくる可能性を伝え，抗がん薬治療と並行し栄養管理も適切に提案する．

引用文献

1) Prager GW, et al：N Engl J Med 388：1657-67, 2023（PMID：37133585）
2) ロンサーフ®配合錠，適正使用ガイド．2019（大鵬薬品工業）
3) Klastersky J, et al：J Clin Oncol 18：3038-51, 2000（PMID：10944139）
4) Carmona-Bayonas A, et al：J Clin Oncol 33：465-71, 2015（PMID：25559804）
5) Kuboki Y, et al：Lancet Oncol 18：1172-81, 2017（PMID：28760399）
6) Yoshida Y, et al：Int J Clin Oncol 26：111-7, 2021（PMID：33083913）
7) Takahashi T, et al：ESMO Open 6：100093, 2021（PMID：33744811）
8) Matsuoka H, et al：Int J Clin Oncol 27：1859-66, 2022（PMID：36201089）
9) Satake H, et al：Oncologist 25：e1855-63, 2020（PMID：32666647）
10) Ishizaki T, et al：Anticancer Res 41：2157-63, 2021（PMID：33813427）
11) 谷津圭介，他：日本内科学会雑誌 104：268-74, 2015
12) 日本高血圧学会高血圧治療ガイドライン作成委員会（編）：高血圧治療ガイドライン 2019．日本高血圧学会，2019
13) アバスチン®点滴静注用，適正使用ガイド，結腸・直腸癌．2023 年 11 月改訂（中外製薬）
14) Porter S, et al：Cancer Nurs 35：E30-8, 2012（PMID：22228395）
15) Muscaritoli M, et al：Ann Oncol 27：2230-6, 2016（PMID：28007753）
16) Shibata M, et al：Adv Ther 37：5010-22, 2020（PMID：33067699）
17) Okuda Y, et al：Gan To Kagaku Ryoho 51：529-33, 2024（PMID：38881063）
18) 奥田泰考，他：医療薬学 47：54-9, 2021
19) Makihara K, et al：J Gastrointest Oncol 10：878-85, 2019（PMID：31602325）
20) Yoshino T, et al：Ann Oncol 31：88-95, 2020（PMID：31912801）
21) 坪井謙之介，他：医療薬学 38：522-33, 2012
22) 日本癌治療学会（編）：制吐薬適正使用ガイドライン 2023 年 10 月改訂，第 3 版．金原出版，2023
23) Mayer RJ, et al：N Engl J Med 372：1909-19, 2015（PMID：25970050）
24) Nakamura M, et al：Oncologist 22：592-600, 2017（PMID：28341762）
25) Benson AB 3rd, et al：J Clin Oncol 22：2918-26, 2004（PMID：15254061）
26) Lewis SJ, et al：Scand J Gastroenterol 32：920-4, 1997（PMID：9299672）
27) アバスチン®点滴静注用，特定使用成績調査最終解析結果，治癒切除不能な進行・再発の結腸・直腸癌を対象とした全例調査．2019 年 4 月（中外製薬）
28) 藤堂真紀：薬局 71：2665-72, 2020

〔奥田泰考〕

27 レゴラフェニブ療法（REG 療法）

EXPERT EYES

□REG は，切除不能な進行・再発大腸がんに対する 3 次治療以降の治療薬として，広く使用される．レゴラフェニブ療法を開始する際は，前治療で使用されていた降圧薬などの支持療法薬を把握しておく．これにより，治療中の副作用管理を適切に行い，患者に最適な治療を提供できる．

□REG の治療では副作用マネジメントが重要である．手足症候群や高血圧が高頻度で発現し，治療継続に影響を与えることが多いため，がん薬剤師外来で継続的なモニタリングと対策に取り組む．

1 治療効果

□**対象患者**：進行または再発の大腸がん患者 760 例[1]

□**全生存期間**：REG 6.4 か月 vs プラセボ 5.0 か月

　ハザード比：0.77［95％信頼区間：0.64-0.94］（p＝0.0052）

2 副作用

1）発現率の高い副作用[2]

副作用	発現率（%）	
	全体	Grade 3 以上
手足症候群	44.6	16.6
下痢	33.8	7.2
疲労	29.0	5.6
発声障害	28.4	0
高血圧	27.8	7.2
発疹	19.6	4.8

2）発現率は低いが見逃したくない副作用[2]

副作用	発現率（%）	
	全体	Grade 3 以上
蛋白尿	6.6	1.4
高ビリルビン血症	5.2	1.0
甲状腺機能低下症	3.0	0
肝機能異常	1.2	0.6

3 診察前の患者面談の POINT

1) 抗がん薬の減量・休薬に関わること

(1) 肝機能

□**AST/ALT および TB の確認**：肝機能障害が重篤な副作用として発現する可能性がある．AST/ALT が ULN の 3 倍を超える場合や TB が 2 倍以上に上昇した場合は，REG の減量または休薬を検討する．特に肝不全のリスクがあるため，REG 投与中は，AST，ALT，TB を定期的に測定する．重篤な肝機能障害は多くが投与開始 2 か月以内に発現していることから，投与開始 2 か月間は週 1 回の頻度で測定することが推奨される[3]．

(2) 手足症候群

□手足症候群は，REG 使用中に頻繁に発生する副作用である．Grade 2 以上の症状が現れた場合，減量や休薬を検討する．患者には，手足の痛みや発赤などの症状がないかを詳しく確認し，特に日常生活への影響がないかを確認する．

(3) 全身状態の評価

□REG は切除不能な進行・再発大腸がんに対する 3 次治療以降に使用する，いわば最終手段に近い薬剤である．そのため，たとえ REG 服用中に倦怠感が発現しても，REG による副作用と決めつけるのではなく，原病の進行による倦怠感の可能性も考慮する．

□特に，急激な体重減少や食事摂取量の低下がある場合は，治療を一時中断する．発熱，全身倦怠感，黄疸の症状が現れた場合，すぐに医療機関に連絡するよう患者に指導し，REG の休薬を検討する．

2) 抗がん薬治療や支持療法薬の提案に関わること

(1) REG による手足症候群のマネジメント

> **処方提案例**：手足症候群により疼痛を伴う場合（Grade 2 相当）は速やかに REG の休薬を提案する．

□休薬の目安は，患者から「手足が赤い，腫れている」や「ピリピリ，チクチク，むずがゆい」「言葉にしづらい違和感（足は特に注意）」を聴取した場合であり，疼痛を伴う場合は REG を休薬する．

□REG を休薬するタイミングが 1 日遅れただけで歩けなくなる可能性もある．そのため，基準投与量の 160 mg/日で治療を継続で

238 | 第 12 章　大腸がん

表 12-27-1　手足症候群の予防に関する日常生活の指導方法

項目	指導内容
物理的刺激を避ける	・柔らかく厚めで少し余裕のある靴下を履く ・足に合った柔らかい靴を履く ・圧のかかりにくい靴の中敷（ジェルや低反発のもの）を使用する ・長時間の立ち仕事や歩行，ジョギングを避け，こまめに休む ・家庭で使う用具（包丁，スクリュードライバー，ガーデニング用具など）を使う時握りしめる時間を短くするか，圧をかけなくてよいもの（ピーラーなど）を使用する ・炊事，水仕事の際にはゴム手袋などを用いて，洗剤類にじかに触れないようにする
熱刺激を避ける	熱い風呂やシャワーを控え，手や足を湯に長時間さらさないようにする
皮膚の保護	保湿薬を塗布する（外用法の指導を含む）
2 次感染予防	清潔を心がける

〔重篤化副作用疾患別対応マニュアル，手足症候群. 厚生労働省，2019 より〕

きる患者がほとんどいないのが現状である．皮膚症状が悪化し，動いていなくても痛みを感じる場合は，電話で相談するよう指導する．また，皮膚に症状が現れた場合は，クロベタゾール軟膏などのステロイド軟膏を使用するよう説明する．

□Grade 2 が発現した時点で Grade 1 以下になるまで REG の休薬，あるいは減量での治療継続を考慮する．

□重症化を避けるためには投与前から適切な予防を行うことが重要であり，表 12-27-1 を参考に患者指導を実施する[4]．

(2) 高血圧に対する支持療法薬

処方提案例：血圧手帳などで家庭血圧の推移を確認し，血圧 140/90 mmHg 以上（高血圧 Grade 2）で降圧薬を提案する．

□国際共同第Ⅲ相臨床試験[1]において高血圧の発現頻度は，60.0％（Grade 3 以上 10.8％）と高く，その好発時期は 1 か月以内とされている[2]．

□高血圧既往患者は非既往患者と比較し，Grade 3 の高血圧発現率が高いことが報告されており（13.3％ vs 3.5％）[3]，特に注意する．

□高血圧治療ガイドライン 2019[5]によると，白衣高血圧は高血圧患者の 15〜30％を占め，診察室血圧の信頼性が低いことが示されている．

□同ガイドラインは家庭血圧の測定（1日2回）を推奨しており，患者への教育が必要である．1日2回以上測定して日内変動を把握する（疼痛による一時的な上昇は除外）．

□血管内皮細胞増殖因子（VEGF）阻害薬による血圧上昇の機序として，NO産生低下による末梢血管抵抗の増加が考えられているが[6,7]，明確なエビデンスはない．高血圧治療ガイドライン2019によると，抗VEGF抗体医薬による治療時に「高血圧が発症した場合には，該当薬の減量や休薬を考慮するとともに，通常の降圧薬を用いた治療を行う」とある[5]．そのため，血管新生阻害作用を有する本剤に対しては，高血圧症治療のエビデンスに準じて降圧薬を検討する．

□具体的には高血圧Grade 2（140/90 mmHg以上）となった段階で降圧薬を開始する．

●**第1選択薬**：アムロジピン錠 1回5 mg 1日1回→上限10 mgまで増量．

●**第2選択薬**：アジルサルタン錠 1回20 mg 1日1回→上限40 mgまで増量．

(3) 甲状腺機能低下症に対する支持療法薬

処方提案例：TSHが10 μU/mL以上であるため，レボチロキシン 1回25 μg 1日1回 朝食後として投与することを提案する．

□国際共同第Ⅲ相臨床試験[1]において，甲状腺機能低下症は日本人ではGrade 3以上の報告はなく，全Gradeで3.0%と発現頻度も高くない．しかし，実臨床では全Gradeで5.7%，TSH 10 μU/mL以上の発現率は11.4%との報告[8]がある．

□甲状腺機能低下症の臨床所見として，無気力，易疲労感，嗄声などの不定愁訴があるため，これらの重篤化はQOLを低下させる可能性がある．REG治療開始早期に嗄声がみられるが不定愁訴であるため，甲状腺機能を測定し，薬剤性か原発性の甲状腺機能低下症によるものか判断する（**表12-27-2**）．

□薬剤性の甲状腺機能低下症として，スニチニブ，アミオダロン，炭酸リチウム，リファンピシン，抗痙攣薬がある．薬剤師は併用薬を随時確認し，甲状腺機能低下に影響する薬剤がないか確認し，あれば除外の提案をする．

240 | 第12章 大腸がん

表 12-27-2 REG 服用患者における甲状腺機能測定とその治療

甲状腺機能測定	検査項目	・甲状腺刺激ホルモン (TSH) ・遊離トリヨードサイロニン (FT$_3$) ・遊離サイロキシン (FT$_4$)
	測定時期	REG 治療開始後 day 1, 21, 各コース開始時, 病状進行時 (PD) に測定. 甲状腺機能が低下しているようであれば, 定期的に甲状腺機能の検査を実施する.
治療		FT$_3$, FT$_4$ がそれぞれ 2.1 pg/mL, 0.7 ng/dL 以下の場合は甲状腺機能低下症の可能性があるため, 倦怠感, 体重増加, 寒がりなどの症状がないか確認する. 甲状腺機能低下症の診断は, 通常は TSH と FT$_4$ の測定だけで行われる. TSH 10 μU/mL 以上である場合, レボチロキシン 25 μg/日から開始. 本剤投与開始前から無治療の甲状腺機能低下症を合併している症例や, 無治療の副腎皮質機能低下症例では, 専門医へコンサルトし, 診断, 治療を開始する.

4 副作用の重症度評価と薬学的 ACTION

1) 手足症候群

□ 国際共同第Ⅲ相臨床試験[1] において, 手足症候群は日本人で 80% と最も発現頻度が高い副作用である.

□ 手足症候群 Grade 3 の発現において, 足は手よりも発現頻度が高く (足は 33%, 手は 8%), 発現時期が早いこと (中央値：足は 15 日目, 手は 17 日目) が報告されている[9].

□ 負荷をかけた部分に発現しやすいため, 職業や趣味などの患者背景を把握しておく. 例えば, 大工や建設業などの肉体労働, ゴルフやテニスといった腕や手に負荷がかかるスポーツ, または長時間のパソコン作業を伴うデスクワークが該当する. これにより, 症状が現れる部位を予測し, 手足の症状を確認することで早期発見できる.

□ 治療開始前から尿素配合軟膏の塗布を開始して保湿により角質化を防止する. 症状が出現した場合は, ステロイド軟膏を使用し, 症状に応じて REG の減量・休薬を行う.

薬学的 ACTION ① クロベタゾール軟膏

● 服用後 1 週間程度で症状が出現し急速に増悪する可能性がある. 症状が進行すると, 亀裂が生じたり水疱ができたりする.

● 症状の進行が速いため, 次の受診まで服用し続けると症状が悪化する可能性がある. そのため電話連絡でも減量・休薬を指示できるような体制をとるようにする.

● 治療薬として, ステロイド軟膏の中でも strongest クラスに分類

されるクロベタゾール軟膏を局部に薄く1日2回塗布する.

2) 高血圧

□降圧療法として,まずはCa拮抗薬,ACE阻害薬,またはARBを用いて治療を開始する.最初に選択した薬剤は漸増しながら最大量まで増量できる.もし1剤目で十分な効果が得られない場合には,1剤目で選択しなかった別の降圧薬を追加し,こちらも漸増しながら最大量まで増量する.ただし,ACE阻害薬とARBの併用は避けるべきである.また,利尿薬やβ遮断薬など,異なる作用機序を持つ薬剤の追加も検討する.

□降圧効果に関しては,24時間血圧および睡眠時血圧(収縮期)において,ARBよりもCa拮抗薬の方が効果的とされる[10].また,高用量のARB単独よりも,通常用量のARBにCa拮抗薬を併用した群の方が,降圧効果が高いことが確認されている[11].

□休薬期間が設定されている薬剤を使用している場合には,治療中止後に血圧が早期に正常化することがあるため,過度な降圧に注意する.

薬学的 ACTION ② | アムロジピン

- アムロジピンはCYP3A4で代謝されるため,レゴラフェニブなどCYP3A4に影響を及ぼす薬剤との併用時には,アムロジピンの血中濃度の変動の可能性があり,1日2回以上の血圧モニタリングを行う.またREGの休薬期間中に血圧が早期に正常化することがあるため,過度な降圧を避ける.

3) 服用方法

□REGの服用においては,低脂肪食後の服用が推奨される.食後に投与することを確認することが重要であり,空腹時に投与した場合には,食後投与と比較して未変化体のC_{max}およびAUCの低下が認められる.また,高脂肪食摂取後に投与すると,REGの血漿中濃度が低下するため,注意する.脂肪分の少ない和食(魚,野菜,米など)を摂取するよう指導する.なお,高脂肪食は脂肪含有量が約30%以上の食事を指し,日本人においても揚げ物,バターやチーズを多く使用した料理が該当する.

□臨床現場では,実際には朝食後に内服することが多い.その理由として,朝食時には高脂肪食を摂取する機会が少ないため,患者

が食事内容を過度に気にする必要がないことが挙げられる。また，朝食後に他の薬剤を内服することが多いため，内服のタイミングを統一することでアドヒアランス（服薬遵守）が向上する。

□REG の初回投与量については，患者の個別状況に応じて工夫が求められることがある。特に副作用が懸念される患者に対しては，初回投与量を 80 mg から開始し，1 週ごとに 120 mg，160 mg へと段階的に増量する方法も選択肢の 1 つである[12]。この投与方法の根拠は，REG の副作用が用量依存的であることに基づく。初回から最大用量の 160 mg を投与することで，重篤な副作用（例：手足症候群，肝機能障害，高血圧）が発現するリスクが高まる可能性がある。

□段階的な増量によって患者の忍容性を確認しながら治療を進めることで，治療効果を維持し副作用のリスクを最小限にできる。このような投与量の調整は，高齢者や PS（全身状態：performance status）が低い患者に有効であり，治療の安全性を高めるための 1 つの戦略となる。

薬学的 ACTION ③　初回投与量を減量して開始する

● 初回投与量は 160 mg/日が基本だが，患者によって投与量調節する場合がある。PS 0 や若年〜中年の患者の初回投与量が 160 mg/日であることが多いが，それ以外では患者の状態を考慮して増量を前提とした減量開始も検討する。REG 治療開始早期の中止を減らすために，患者によっては初回投与量を減量して投与する場合がある。

5　服薬説明の POINT

□REG でポイントとなる副作用の 1 つに肝機能障害がある。肝転移を有する患者においては特に注意する。強い倦怠感，易疲労感，黄疸，急激な体重増加といった症状を認めた場合は連絡するよう説明する。

□血圧測定は家庭での測定タイミング（朝・夕食前など）を決めることが大切で，1 日 2 回以上，自宅で測定し，毎日記録を行うよう説明する。血圧が高値で，嘔気や頭痛，胸・呼吸苦，めまいなどの症状を伴う場合，あるいは収縮期血圧 180 mmHg 以上，拡張期血圧 110 mmHg 以上の場合には，すぐに病院へ連絡するよう説明する。

27 レゴラフェニブ療法（REG療法） | 243

□多形紅斑の好発部位は前額部，顔面，頭皮，体幹などであり，治療としてはステロイド外用薬と抗ヒスタミン薬の内服を行う．多くの場合，皮疹の症状は軽く一過性だが，多形紅斑やSJS（スティーブンス・ジョンソン症候群：Stevens-Johnson syndrome）などの重篤な有害事象との鑑別が必要であり，皮疹に加えて発熱，全身倦怠感，眼の充血などがある場合は，速やかに受診するよう説明する．

□下痢の好発時期に関する明確な報告はない．薬物治療としてロペラミドを投与する．もしGrade 2以上の症状が現れた場合や，Grade 1であっても食事摂取不良や脱水症状，腹痛などの随伴症状がみられる場合は，医療機関に連絡する．

引用文献

1) Grothey A, et al：Lancet 381：303-12, 2013（PMID：23177514）
2) スチバーガ® 錠，適正使用ガイド，大腸癌，消化管間質腫瘍編. 2020年3月作成（第8版）（バイエル薬品）
3) スチバーガ錠40mg, 審議結果報告書. 2013（平成25年3月15日医薬品食品局審査管理課） https://www.pmda.go.jp/drugs/2013/P201300044/6300040000_22500AMX00886_A100_2.pdf accessed 2024.10.21
4) 重篤化副作用疾患別対応マニュアル，手足症候群．厚生労働省，2019 https://www.mhlw.go.jp/topics/2006/11/dl/tp1122-1q01_r01.pdf accessed 2024.10.21
5) 日本血圧学会高血圧治療ガイドライン作成委員会（編）：高血圧治療ガイドライン2019. 日本高血圧学会，2019
6) Izzedine H, et al：Ann Oncol 20：807-15, 2009（PMID：19150949）
7) Sane DC, et al：Angiogenesis 7：193-201, 2004（PMID：15609074）
8) Sugita K, et al：Anticancer Res 35：4059-62, 2015（PMID：26124355）
9) Nonomiya Y, et al：Oncol Res 27：551-6, 2019（PMID：29914591）
10) Kario K, et al：Hypertension 65：729-35, 2015（PMID：25646296）
11) Ogawa H, et al：Am J Med 125：981-90, 2012（PMID：22503610）
12) Bekaii-Saab TS, et al：Lancet Oncol 20：1070-82, 2019（PMID：31262657）

〔小林一男〕

第13章

肝細胞がん

28 肝細胞がんの病態生理

1 臓器とがんの OVERVIEW

□ 肝臓は門脈から流入した血液中の糖や脂質，蛋白質の代謝に加え，医薬品やホルモン，ビリルビンなどの代謝も行い，代謝物を解毒・排出する．
□ 肝臓と周囲の臓器の関係を図 13-28-1 に示す．肝臓は右上腹部に位置し，胆管を通して胆嚢とつながる消化器である．肝臓の組

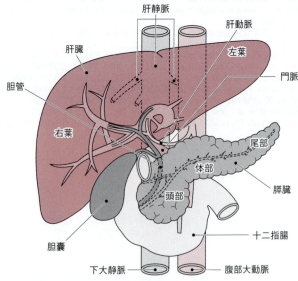

図 13-28-1　肝臓と周囲の臓器の関係

織は肝小葉という単位構造で構成され，その中心の静脈の周囲に肝細胞が並んでいる．

□肝細胞は胆汁を産生する．胆汁は胆管を通って胆嚢に貯留され，十二指腸に送られ消化を担う．

□HCC（肝細胞がん：hepatocellular carcinoma）は，肝臓の主たる細胞である肝細胞から発生する腫瘍で，肝臓を原発とする悪性腫瘍の90％以上を占める．

□HCCは，肝硬変や慢性肝疾患を背景に発症するため，B型肝炎ウイルスやC型肝炎ウイルス感染者が多い．

□一方で，抗ウイルス療法の進歩により，ウイルス性肝炎に続発するHCCの割合は相対的に減少し，アルコール性肝疾患や非アルコール性脂肪性肝疾患の進行例における発がんが増加した．

□HCCの早期発見のため，背景疾患の肝硬変や慢性肝疾患の発見と，腫瘍マーカーのαフェトプロテインやPIVKA-IIの定期的な検査，腹部超音波検査による定期的なスクリーニングを行う．

2 病態生理のPOINT

□原疾患であるHCCやその背景にある肝硬変・慢性肝疾患により，下記の病態が生じる．

1）門脈圧亢進症による消化管出血

□門脈血流が阻害されることで，門脈圧亢進症を発症する．

□門脈圧亢進の進行により，①脾腫による血小板減少，②側副血行路による食道・胃静脈瘤を引き起こす．静脈瘤は血管壁が薄く，消化管出血を起こすリスクが高い．

□**治療に関わるポイント**：門脈圧亢進症患者に，上部消化管内視鏡検査による静脈瘤のスクリーニング検査を行う．特に，HCCに対する抗がん薬の一部は出血リスクを上昇させるため，HCC治療開始前に内視鏡検査により食道・胃静脈瘤の有無が確認されていること，もし静脈瘤がある場合は硬化療法や結紮術などの治療が事前に行われていることを確認する．

2）Albの生合成能低下による浮腫

□血中Alb濃度の減少により，膠質浸透圧が低下し浮腫が生じる．

□また肝機能低下に伴いアルドステロン代謝低下による2次性アルドステロン症と，カリウム排泄増加による低K血症が生じる．

246 | 第13章 肝細胞がん

薬学的 ACTION ① 　浮腫に対する利尿薬

- アルドステロン拮抗作用をもつカリウム保持性利尿薬のスピロノラクトンを投与する.
- スピロノラクトン投与後も歩行時の疼痛を伴う高度の両側性の浮腫が持続する場合, フロセミドなどのループ利尿薬の併用を検討する.
- 患者に, 筋肉の痙攣や疲労感（低K血症）や口渇, 尿量減少（脱水）などの自覚症状を服薬指導の際に説明する.
- 治療中は, 低血圧や腎機能障害の有無, 血清カリウムをモニタリングする. 降圧に伴うめまいや立ちくらみ, 冷感などの自覚症状が発現した場合は, 利尿薬を中止する.

3) 血液凝固異常による出血や血栓塞栓症

□ 肝臓は血液凝固因子を合成する. 肝機能低下時は血液凝固能が低下し, 出血傾向となる.

□ 同様に肝臓での抗凝固因子の産生低下は血栓形成のリスクを増大させる.

□ 担がん患者は血栓症を発症しやすいが, 特にHCC患者は血液凝固能の異常や門脈圧亢進による血栓症のリスクが大きいため[1], 患者の訴える症状を丁寧に評価する.

□ **評価のポイント**：患者が下肢浮腫を訴えた場合, 限局する疼痛の有無を確認する.

- 疼痛を伴わない両側性浮腫の場合, 血清 Alb 3.0 g/dL 以下ならば Alb の生合成能低下による浮腫の可能性を考慮し, 利尿薬を提案する.
- 片側に限局する疼痛および浮腫の場合, 深部静脈血栓症の可能性を考慮し, 下肢超音波検査の実施を提案する.

4) 栄養状態の悪化

□ 肝硬変や慢性肝疾患により以下の病態が生じ, 栄養状態が悪化する[2].

- 胆汁の生成や分泌の障害による脂質などの消化不良.
- アンモニアやホルモンなどの代謝能の低下による悪心・嘔吐.
- グリコーゲンの貯蔵機能低下やインスリン抵抗性増大による高血糖に伴う悪心・嘔吐.

□ 慢性的な炎症に基づくサイトカイン分泌増加による食欲不振, 栄養状態の悪化は, HCC患者の生存期間の短縮[3]やHCCの再発[4]

表 13-28-1　Child-Pugh 分類のパラメータとスコア

パラメータ	1点	2点	3点
TB (mg/dL)	<2.0	2.0〜3.0	>3.0
Alb (g/dL)	>3.5	2.8〜3.5	<2.8
PT-INR	<1.7	1.7〜2.3	>2.3
腹水	なし	軽度	中等度以上
肝性脳症	なし	軽度〜中等度	重度

上記 5 項目の総計により，良好：分類 A（スコア 5-6 点），中等度：分類 B（スコア 7-9 点），重度：分類 C（スコア 10-15 点）に分類される.

につながる. 外来通院患者に対して「必要な処方がされているか」，肝機能が低下しているにもかかわらず「不必要な処方がされていないか」を常に確認し，必要に応じた薬学的 ACTION が求められる.

薬学的 ACTION ②　肝障害時の栄養状態の改善につながる薬物療法

病態	薬学的 ACTION	栄養状態の改善につながるアウトカム
胆汁の生成や分泌の障害	胆汁酸製剤（ウルソデオキシコール酸）の投与	脂質などの消化不良の改善
アンモニアの代謝障害	ラクツロースやリファキシミン，分岐鎖アミノ酸製剤の投与	肝性脳症の改善
高血糖	インスリン抵抗性改善効果をもつ血糖降下薬の投与	高血糖の改善

肝臓の尿素サイクルが機能しない場合，分岐鎖アミノ酸製剤のイソロイシン・ロイシン・バリン顆粒は分解産物のアンモニアを代謝できず高アンモニア血症を悪化させるため，推奨されない.

5) 薬物代謝能の低下

□HCC や肝硬変，慢性肝疾患により薬物代謝能が低下する.

□HCC 治療薬の投与可否や投与量を決定するため，AST や ALT，TB に加え，血清 Alb や PT-INR などの評価指標を含めた Child-Pugh 分類に基づく肝予備能を評価する. Child-Pugh 分類を表 13-28-1 に示す.

□評価のポイント：中等度以上の腹水は，腹部膨満感や息苦しさを聴取できる. 一方で，肝性脳症では意識障害があり，昏睡状態や錯乱状態となる.

248 第13章 肝細胞がん

引用文献

1) Faccia M, et al：Intern Emerg Med 17：1327-34, 2022（PMID：35076898）
2) European Association for the Study of the Liver：J Hepatol 70：172-93, 2019（PMID：30144956）
3) Ni XC, et al：Int J Clin Oncol 24：825-35, 2019（PMID：31020447）
4) Chan AW, et al：Ann Surg Oncol 22：4138-48, 2015（PMID：25801356）

〔市村丈典〕

29 アテゾリズマブ＋ベバシズマブ療法（Atezo＋BEV療法）

EXPERT EYES

□外科的切除，肝移植，穿刺療法，肝動脈化学塞栓術などが適応とならない HCC（肝細胞がん：hepatocellular carcinoma）に対して，抗がん薬治療が行われる.

□Atezo＋BEV 療法[1] およびデュルバルマブ＋トレメリムマブ療法[2] が1 次治療として推奨される[3].

□Atezo＋BEV 療法とデュルバルマブ＋トレメリムマブ療法を直接比較した臨床試験はないが，メタ解析より Atezo＋BEV 療法が最も治療効果が高いとされる[4].

□Atezo＋BEV 療法の開始前に，「禁忌」である喀血（2.5 mL 以上の鮮血の喀出）の既往歴を確認する. また，治療開始前に必要な検査項目を確認する（表 13-29-1）[5].

1 治療効果

(1) IMbrave150 試験[1]

□**対象患者**：前治療歴のない Child-Pugh 分類スコア A の切除不能な HCC 患者 501 例（Atezo＋BEV 療法群：336 例，ソラフェニブ群：165 例）

□**無増悪生存期間**：Atezo＋BEV 群 中央値 6.8 か月 vs ソラフェニ

表 13-29-1　治療開始前に確認しておきたい検査項目

検査項目	理由
肝機能検査結果（AST, ALT, ALP, γ-GTP, TB）	肝機能障害，肝炎，硬化性胆管炎が現れることがあるため
内分泌機能検査（TSH, 遊離 T_3, 遊離 T_4, ACTH, 血中コルチゾール）	甲状腺機能障害，副腎機能障害および下垂体機能障害が現れることがあるため
食道胃十二指腸内視鏡検査	静脈瘤の破裂による消化管出血のリスクがあるため（→245 頁）[*1]
Child-Pugh 分類	医師とともに治療適応の妥当性を検討するため[*2]

[*1] 承認の根拠となった IMbrave150 試験[1] では投与開始前（6 か月以内）の消化管内視鏡検査の実施が必須とされた. 静脈瘤がある場合，治療開始前に硬化療法や結紮術などの予防的処置を実施し，医師などとともに投与可否を検討すること

[*2] 承認の根拠となった IMbrave150 試験[1] では，Child-Pugh 分類 A 以外は治療対象外だった

ブ群 4.3 か月

ハザード比：0.59［95％信頼区間：0.47-0.76］（p＜0.001）

(2) IMbrave150 試験後にアップデートされた解析結果[6]

□**全生存期間**：Atezo＋BEV 群 中央値 19.2 か月 vs ソラフェニブ群 13.4 か月

ハザード比：0.66［95％信頼区間：0.52-0.85］（p＜0.001）

2 副作用

1) 発現率の高い副作用[1]

副作用	発現率（%）	
	全 Grade	Grade 3 以上
高血圧	29.8	15.2
蛋白尿	20.1	3.0
下痢	18.8	1.8
甲状腺機能障害	13.4	0.3
皮疹	12.5	0
悪心	12.2	0.3

2) 発現率は低いが見逃したくない副作用[1]

副作用	発現率（%）	
	全 Grade	Grade 3 以上
静脈血栓塞栓症	3.0	1.5
動脈血栓塞栓症	2.7	1.2
膵炎	2.7	0.9
大腸炎	1.8	0.6
間質性肺疾患	1.2	0

3 診察前の患者面談の POINT

1) 抗がん薬の減量・休薬に関わること

(1) 免疫関連有害事象

□Atezo は多岐にわたる irAE（免疫関連有害事象：immune-related adverse events）を引き起こす可能性がある．診察前面談で irAE の自覚症状を確認し，irAE の早期発見や適切な休薬につなげる（**表 13-29-2**）．

□**面談時のポイント**：治療中に発現した下痢から大腸炎を推察することは，罹患臓器と一致しやすく評価が容易である．一方で，非

表 13-29-2　押さえておきたい irAE の自覚症状

		irAE				
		間質性肺疾患	膵炎	肝炎	大腸炎	内分泌機能障害[*3]
自覚症状	発熱	○		○		○
	体重の増減					○
	腰・背中の痛み		○			
	咳・息切れ	○				
	腹痛		○	○	○	
	吐き気		○	○		○
	食欲がでない			○		○
	排便回数の増加				○	
	血便				○	

[*3] 内分泌機能障害には，甲状腺機能障害，副腎機能障害，下垂体機能障害を含む.

特異的な症状は相対的に見過ごしやすい．非特異的な症状の場合，併発する可能性のある症状も確認する．

□肝炎では，非特異的な倦怠感に加えて右上腹部痛や褐色尿（尿中へのビリルビン排泄）も併せて確認する．

□原疾患の HCC に起因する症状（→245 頁）でも，irAE の可能性を常に疑う．

□**患者報告アウトカムと多施設連携による有害事象管理**

● 近年，PRO（患者報告アウトカム：patient-reported outcome）を測定する PRO-CTCAE を用いることで，リアルタイムな有害事象管理が可能となった．PRO の HRQOL（健康関連 QOL：health-related quality of life）をモニタリングすることで，治療の個別化や患者中心のケアに寄与できる．IMbrave150 試験では，治療成績[1]に加えて PRO が報告された[7]．

● がん治療は，併存疾患を増悪させる可能性がある．主たるがん治療を行う病院のみならず，保険薬局や診療所と患者情報を共有し併存疾患の増悪に対し迅速な対応を行う．

● 診療所で降圧薬を処方され，保険薬局で調剤されていた HCC 患者が，病院で Atezo＋BEV 療法を開始後に高血圧が増悪することがある．このような事例では，診療所の医師，がん治療医，病院薬剤師，保険薬局薬剤師の 4 者がオンラインツールを活用して患者情報を迅速に共有することで，誰が降圧薬を処方するかが明

確になり，遅滞なく降圧薬の増量や追加が可能となる．さらに，処方意図を共有することでモニタリングに関与する医療者が増加し，HCC 治療と併存疾患の管理につながる．

- 今後，多くの医療機関で PRO の導入やオンラインツールを利用した多施設連携が標準化されることで，有害事象管理の質向上が期待される．

(2) 高血圧

□BEV は血管新生阻害による高血圧を引き起こす．高血圧によって血栓塞栓症，腎機能障害，心血管イベントなどのリスクが増加する．

□治療開始前に，平均の収縮期血圧≦150 mmHg および拡張期血圧＜100 mmHg を確認する．治療開始後は血圧値の推移を確認し，収縮期血圧≧160 mmHg や拡張期血圧≧100 mmHg の場合，降圧薬を提案する．降圧薬開始後も収縮期血圧＜160 mmHg や拡張期血圧＜100 mmHg でない場合，BEV の投与中止を提案する．

□IMbrave150 試験[1]では，BEV の休薬に加えて Atezo の継続は許容された．

(3) 蛋白尿

□BEV による蛋白尿の持続は，不可逆的なネフローゼ症候群を引き起こす．

□実臨床で 24 時間蓄尿による尿蛋白定量は難しいため，代替指標として尿定性検査結果を確認する．

□蛋白尿（±）もしくは（1+）の場合，BEV を継続する．蛋白尿（2+）を超える場合，随時尿蛋白（mg/dL）と尿中 Cr（mg/dL）の比（UPC 比）を評価する．

□UPC 比が 2.0 未満の場合，BEV を継続する．UPC 比が 2.0 以上場合，2.0 未満になるまで BEV を休薬する．

□ネフローゼ症候群を発症した場合，UPC 比に関係なく BEV を中止する．

2) 抗がん薬治療や支持療法薬の提案に関わること

(1) 肝障害

処方提案例：プレドニゾロン（PSL）1～2 mg/kg/日を提案する．

□HCC や慢性肝疾患による肝酵素上昇は緩徐である．急激な上昇は irAE 肝障害（肝炎，劇症肝炎，肝不全）を疑う．

29 アテゾリズマブ＋ベバシズマブ療法（Atezo＋BEV療法） | 253

□irAE 肝障害は，ステロイドが著効する．治療開始が遅れるとステロイドの有効性が低下するため，開始の判断を遅らせない．

□Grade 2 の AST 増加，ALT 増加，TB 増加が 5〜7 日持続した場合，治療を休薬し PSL 1〜2 mg/kg/日を提案する．Grade 1 以下になったら，PSL の漸減を開始する．

□Grade 3 以上の場合，治療を中止し PSL 1〜2 mg/kg/日を提案する．Grade 2 以下になったら，PSL の漸減を開始する．

□irAE 肝障害を再燃させないため，1 か月以上かけて PSL を漸減する．

> **処方提案例**：PSL 開始後 48 時間以内に改善しない場合は免疫抑制薬の追加を提案する．

□PSL 不応時に増量しても効果は期待できない．PSL を増量せずミコフェノール酸モフェチル（MMF）1 回 500〜1,000 mg 1 日 2 回の追加を提案する（わが国において保険適用外）．

□MMF が奏効した場合，MMF を継続し PSL を漸減する．

□MMF 開始後 7 日前後で改善しない場合や，MMF による血球減少，下痢のため継続困難な場合，タクロリムス 1 回 0.025〜0.05 mg/kg 1 日 2 回を提案する．

□アザチオプリン 1〜2 mg/kg/日も選択肢の 1 つだが，併用禁忌薬（フェブキソスタットやトピロキソスタット）の有無を確認する．

□アザチオプリンの代謝酵素の遺伝子多型（NUDT15 や TPMT）により骨髄抑制が発現する可能性がある．発現時はアザチオプリンを中止し，MMF またはタクロリムスを提案する．

□irAE 肝障害に対するインフリキシマブは，特異体質性肝不全のリスクがあるため避ける．

□**面談時のポイント**：ICI 治療中でも，肝・胆道系酵素上昇が irAE 肝障害とは限らない．一般に最多の原因は肝転移である．しかし，HCC 治療では HCC や慢性肝疾患が irAE 肝障害の危険因子[8]であることを念頭に，自覚症状（**表 13-29-2**）や臨床検査値（**表 13-29-1**）を評価する．

(2) 甲状腺機能低下症

> **処方提案例**：レボチロキシンナトリウム 25〜50 μg/日を提案する．

254 | 第13章　肝細胞がん

□TSH＞10 μIU/mL かつ FT$_4$ 低値，症状（食欲不振，便秘，徐脈，浮腫，体重増加など）を有する場合，治療開始を提案する．

□副腎皮質機能低下症を合併する場合，副腎クリーゼを防ぐためにヒドロコルチゾン 20～30 mg/日を先行投与し，2～3 日後にレボチロキシンナトリウムを開始する．

□レボチロキシンナトリウムの半減期は 7～10 日である．急激な増量を避け，過剰投与を防ぐために 2 週間～1 か月ごとに内分泌機能検査のモニタリングを行う（**表 13-29-1**）．

□レボチロキシンナトリウムの過剰投与は無症候性で経過することもあるが，不整脈や心不全などの重篤な副作用を回避するため，TSH＜0.1 μIU/mL かつ FT$_4$ が ULN を超える場合，レボチロキシンナトリウムの減量を提案する．

□レボチロキシンナトリウムは食事の影響を受けやすいため，空腹時投与が望ましい．TSH や FT$_4$ が安定しない場合，一定のタイミングで服用しているかアドヒアランスを確認する．

□irAE 甲状腺機能障害による治療中止は，原則として不要である．

(3) 高血圧の管理

　処方提案例：ACE 阻害薬または ARB を提案する．降圧しない場合，Ca 拮抗薬の追加を提案する．

□投与開始 1 週目より高血圧が発現する．治療開始前から血圧手帳を活用し，治療開始後の血圧の変動（20 mmHg 以上）や自覚症状（頭痛やめまい）の有無を評価する．

□Grade 2 の高血圧に対して ACE 阻害薬や ARB を提案する（**表 13-29-3**）．

□ACE 阻害薬や ARB 開始後も Grade 3 の高血圧が持続する場合，Ca 拮抗薬の追加を提案する．

□一般的な目標値は 130/80 mmHg 未満だが，症状のない転移性がん患者は 140/90 mmHg 未満を目標値とする[9]．

4　副作用の重症度評価と薬学的 ACTION

1) 悪心

□発現率は約 12％である[1]．

□Atezo，BEV ともに最小催吐性リスクである．

□Grade 3 もしくは 4 は稀であり，IMbrave150 試験では 1 例（0.3％）であった[1]．Grade 3 以上の場合，抗がん薬以外の原因と

[29] アテゾリズマブ＋ベバシズマブ療法（Atezo＋BEV療法） | 255

表 13-29-3　成人における高血圧の重症度（CTCAE v5.0）

重症度	定義
Grade 1	収縮期血圧 120〜139 mmHg または拡張期血圧 80〜89 mmHg
Grade 2	収縮期血圧 140〜159 mmHg または拡張期血圧 90〜99 mmHg；ベースラインで行っていた内科的治療の変更を要する；再発性または持続性（≧24 時間）；症状を伴う＞20 mmHg（拡張期血圧）の上昇または＞140/90 mmHg 以上への上昇（以前正常であった場合）；単剤の薬物治療を必要とする
Grade 3	収縮期血圧≧160 mmHg または拡張期血圧≧100 mmHg；内科的治療を要する；2 種類以上の薬物治療または以前よりも強い治療を要する
Grade 4	生命を脅かす（例：悪性高血圧，一過性または恒常的な神経障害，高血圧クリーゼ）；緊急処置を要する

それに応じた対応を考慮する．

薬学的 ACTION ①　悪心の原因に応じた対応

- HCC の病態として悪心が生じる．
- 治療開始前より悪心が生じた場合は，原因に応じた薬物療法を提案する（→246 頁）
- 肝性脳症による悪心の場合，肝性脳症の治療を最優先する．
- 治療開始後に悪心が生じた場合，その他の自覚症状（**表 13-29-2**）を確認する．
- irAE に続発する悪心の場合，irAE 治療が悪心の改善につながる．

2）下痢

□発現率は約 19％である[1]．

□HCC の病態により脂肪便や吸収不良に伴う下痢を起こすため，ベースラインの排便回数を確認する．

□ロペラミドは感染性下痢や潰瘍性大腸炎に対して原則禁忌である．irAE 大腸炎の重症度を誤って評価する可能性があり，原因が特定されていない場合は安易な投与を避ける．

薬学的 ACTION ②　下痢の対応

- 粘液便や血便，腹痛を伴う場合，下痢が軽度であっても受診が必要であることを指導する．
- 治療開始後に Grade 2 が 5 日間持続する場合，また，Grade 3 もしくは 4 の場合，投与中止および PSL 1〜2 mg/kg/日を提案する．
- ステロイド開始 5 日後も改善しない例や糖尿病合併例は，インフ

リキシマブ 5～10 mg/kg を提案する.
- インフリキシマブ 3 回投与後も改善しない例やインフリキシマブが投与禁忌の場合,ベドリズマブ 300 mg/回を提案する.

3) 皮疹
□ 発現率は約 13％である[1].
□ Grade 1 もしくは 2 の斑状丘疹性皮疹や瘙痒症が多い.
□ Grade 3 以上の重篤な皮疹は比較的稀だが,SJS(スティーブンス・ジョンソン症候群:Stevens-Johnson syndrome)や TEN(中毒性表皮融解症:toxic epidermal necrolysis)が報告されている.

薬学的 ACTION ③　皮疹の対応
- SJS や TEN の初期症状である羞明や眼痛を伴う場合,皮疹が軽度であっても受診が必要であることを指導する.
- Grade 1 もしくは 2 の場合,very strong クラスのステロイド外用薬 1 日 2 回の塗布を提案する.
- Grade 3 もしくは 4 の場合,投与中止および PSL 1～2 mg/kg/日を提案する.

4) 血小板減少
□ 骨髄抑制では血小板減少の頻度が最も高く,発現率は約 14％である[1].
□ Grade 3 もしくは 4 の血小板減少は 3.3％である[1].
□ irAE の自己免疫性血小板減少症は,自己抗体が血小板と結合し脾臓での血小板破壊が亢進することで,数日から数週間かけて急速に進行する.
□ HCC の病態による血小板減少は,数か月から年単位で緩徐に進行する.
□ 急速に血小板数が低下した場合,他の irAE の有無を確認する.irAE の併発または既往は,自己免疫性血小板減少症を強く疑う[10].

薬学的 ACTION ④　自己免疫性血小板減少症の薬物療法
- PSL 1～2 mg/kg/日を提案する.
- 多発する紫斑,点状出血などの重篤な出血が認められる場合,PSL に加えて免疫グロブリン 1 g/kg/日を提案する.
- 免疫グロブリンを 5 日間投与しても改善しない場合,リツキシマ

ブ（RTX）375 mg/m^2 を提案する.
- 1か月以上かけて PSL を漸減する.

5 服薬説明の POINT

□Atezo でポイントとなる有害事象は irAE である. すべての irAE を指導するのは困難だが, 重篤化を回避するため初期症状を説明する.

□HCC や慢性肝疾患が irAE 肝障害のリスク因子[8]である. 皮膚または結膜の黄染, 強い嘔気・嘔吐, 右季肋部痛, 褐色尿が発現したら, 速やかに医療者に知らせるよう説明する.

□BEV でポイントとなる有害事象は高血圧と血栓塞栓症である. IMbrave150 試験[1]では, 65歳未満と比較し, 65歳以上の患者は動脈血栓症（脳血管発作, 一過性脳虚血発作, 心筋梗塞）の発現率が高い.

□動脈血栓症は胸痛や圧迫感, 突然の片側の麻痺や感覚異常, 言語障害, 視野障害が発現することを説明する. 静脈血栓症は片側の脚の腫脹や疼痛（ふくらはぎが多い）が発現することを説明する.

引用文献

1) Finn RS, et al：N Engl J Med 382：1894-905, 2020（PMID：32402160）
2) Abou-Alfa GK, et al：NEJM Evid 1：EVIDoa2100070, 2022（PMID：38319892）
3) Brown ZJ, et al：JAMA Surg 158：410-20, 2023（PMID：36790767）
4) Wang Y, et al：PLoS One 19：e0306869, 2024（PMID：39038010）
5) テセントリク® 点滴静注, 適正使用ガイド. 2024年1月改訂（中外製薬）
6) Cheng AL, et al：J Hepatol 76：862-73, 2022（PMID：34902530）
7) Galle PR, et al：Lancet Oncol 22：991-1001, 2021（PMID：34051880）
8) Jennings JJ, et al：Expert Opin Drug Metab Toxicol 15：231-44, 2019（PMID：30677306）
9) Pandey S, et al：Clin Kidney J 16：2336-48, 2023（PMID：38046043）
10) Calvo R：Front Pharmacol 10：454, 2019（PMID：31105573）

〔市村丈典〕

第14章

胆道がん

30 胆道がんの病態生理

1 臓器とがんの OVERVIEW

□胆道と周囲の臓器の関係を図14-30-1に示す.
□胆道は肝細胞から分泌された胆汁が流れていく経路であり,胆管,胆嚢,十二指腸乳頭部に分類される.胆管は胆汁を流す管であり肝臓内の胆管を肝内胆管,肝臓外の胆管を肝外胆管と呼ぶ.胆嚢は一時的に胆汁を貯留し,十二指腸乳頭部は十二指腸への出

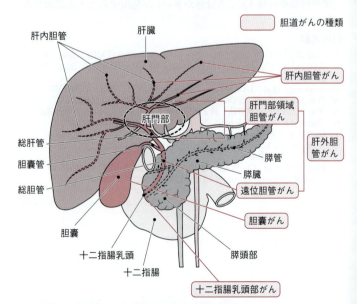

図14-30-1 胆道がんの分類と周囲の臓器の関係

口であり胆汁分泌を調整している.

□ 肝外胆道系で発見されたがんは胆道がんに分類され,肝内胆道系で発見されたがんは胆道癌取扱い規約においては原発性肝がんに分類される.

□ 危険因子の1つとして体脂肪増加(肥満)が挙げられている.因果関係は明確ではないが胆石の形成も要因として考えられており,糖尿病や妊娠など胆石発症を増加される状態も胆道がんとの関連が示唆されている[1-4].その他化学物質(ジクロロメタンなど)や淡水魚を介して経口的に胆管内に感染する肝吸虫などが挙げられる[5].

□ 胆道がんの代表的な症状は,胆道がん細胞によって閉塞することで胆汁が血液中に逆流することで起こる黄疸である.一般的な血液検査所見としては肝胆道系酵素(AST,ALT,γ-GTP,ALP,ビリルビン)や膵酵素(アミラーゼ,リパーゼ,トリプシン)の上昇が生じる.また,胆道炎などの感染を併発することが多く,白血球やCRPが上昇することもある.

□ 臨床的な初発症状として胆管がんと乳頭部がんでは黄疸が最も多い(胆管がんは約90%,乳頭部がんは72~90%,胆嚢がんは約10~44%).胆嚢がんでは右上腹部痛が多いと報告されている.その他,体重減量,悪心・嘔吐,発熱,全身倦怠感などの症状が報告されている[5].

□ 術後補助療法としてはS-1(テガフール・ギメラシル・オテラシルカリウム)が手術単独と比較して有意に生存期間が延長した〔3年生存割合は手術のみ群で67.6%,S-1群で77.1%(ハザード比0.69,p=0.0080)〕[6].切除不能・再発胆道がんでは,延命目的でゲムシタビン+シスプラチン療法(GEM+CDDP療法,GC療法)やGC+デュルバルマブ療法などのがん薬物療法を行う.

2 病態生理の POINT

□ 胆道がんの症状として,早期においては無症状であることも多い.一方,胆管がんおよび乳頭部がんでは胆管閉塞による黄疸,胆嚢がんでは右上腹部痛が初期段階で多いとされる.Gradeに応じた適正な投与量を決定するための事前準備として肝胆道系の生化学検査値を十分確認をしておく.

□ 閉塞性黄疸では,うっ滞した胆汁が細菌感染しやすく発熱などの症状を急激にきたす可能性がある.肝機能以外にも白血球数や好

中球数の変動にも注意する.

□胆道がんの場合,胆管閉塞による発熱,がん化学療法に伴うFN(発熱性好中球減少症：febrile neutropenia)に伴う感染,薬剤性発熱など発熱のリスクが高い.そのため発熱時の原因を臨床的に推論し速やかに治療にアプローチできるよう病態と治療を整理しておく.

□胆道がんに対する治療中に患者が発熱することもしばしば認められる.原因としてがん薬物療法における好中球減少が原因の感染症,薬剤性発熱,腫瘍熱,胆管炎などが挙げられる.

□薬剤師の視点としてFNや薬剤性に結び付けてしまいがちだが,胆道がんの病態として胆管閉塞に伴う胆管炎を発症しやすいことも念頭に置く.以下に3症状のアプローチを紹介する.

薬学的ACTION ① 発熱へのアプローチ[7]

● **胆管炎における発熱**：起因菌は大腸菌,クレブシエラ属菌,緑膿菌,レンサ球菌などであり,基本的には点滴による抗菌薬治療となる.重症度に応じてペニシリン系,セファロスポリン系,カルバペネム系,モノバクタム系,ニューキノロン系を選択して治療する[7].

● **FNに伴う感染性の発熱**：例えばわが国で承認されている治療は次の通り.セフェピム 1回2g 1日2回,メロペネム 1回1g 1日3回,ピペラシリン/タゾバクタム 1回4.5g 1日4回.

● **薬剤性発熱**：ゲムシタビンは投与3〜4日目の発熱が約20%程度と報告がある[8].多くは1週間に以内に消失している.疲労,浮腫などの他の副作用症状の対処を兼ねてデキサメタゾン8mgを経口投与(ゲムシタビン投与前,投与後12時間,投与後24時間)したという報告[9]もある.実際にデキサメタゾンを使用している医療機関は少ないと予測されるが,チーム内で薬剤性発熱に対するルールを決めておくことは重要である.

□がん薬物療法に起因する発熱性好中球減少症においてはMASCC(国際がんサポーティブケア学会),IDSA(米国感染症学会),ASCO(米国臨床腫瘍学会),NCCN(全米総合がん情報ネットワーク)などの評価を用いて重症化リスク評価を実施する.

□外来でのがん化学療法が主流となっている昨今,低リスク群のFNの場合は外来での対応が可能なため経口抗菌薬を事前に患者に渡しておくケースが多い.

□FN 時の感染において，起因菌が明らかとなることは 25％程度，45〜50％の症例で原因不明と報告されている．

□感染源の多い部位は気道感染症（35〜40％），血流感染症（15〜35％），尿路感染症（5〜15％），消化管感染症（45〜50％）との報告がある[10]．

薬学的 ACTION ② FN と感染症

- 頻度の高い主な起因菌としては次の通り．
- **グラム陽性球菌**：表皮ブドウ球菌（20〜50％），黄色ブドウ球菌（10〜30％），腸球菌（5〜15％）
- **グラム陰性桿菌**：大腸菌（18〜45％），緑膿菌（18〜24％），クレブシエラ属菌（11〜18％）

□**抗菌薬の選択と処方提案例**

処方提案例（一般的な症例）：シプロフロキサシン 1回 400 mg 1日3回とアモキシシリン水和物 250 mg/クラブラン酸カリウム 125 mg 1回2錠 1日3回．ただし，腎機能に応じて適宜減量．

処方提案礼〔アモキシシリン・クラブラン酸によるアレルギーや消化器毒性（特に下痢）の出現が懸念される症例〕：モキシフロキサシン 1回 400 mg 1日1回や，レボフロキサシン 1回 500 mg 1日1回の単独投与を検討する．ただし，体重や腎機能に応じて適宜減量．

薬学的 ACTION ③ モキシフロキサシン[11, 12]

- 緑膿菌への活性は示さないことに注意する．
- 低リスク群において緑膿菌をカバーしていなくても治療成功率や死亡率に差がなく消化器症状が有意に少ないと報告されている．
- 1日1回1錠の服用のためアドヒアランス向上とそれに伴う治療効果も期待できる．
- 尿中への移行性が 20％程度と低いため尿路感染症既往患者や疑いがある場合や，緑膿菌の感染既往（例：緑膿菌起因の胆管炎）や心室性不整脈のリスクがある場合には避ける．
- 以上より服薬指導時に感染状態を十分に聴取し，緑膿菌カバーの必要性，感染部位，組織への薬剤移行性などを考慮した上で医師に処方提案する．

262 ┃ 第14章 胆道がん

引用文献

1) 日本臨床腫瘍学会（編）：新臨床腫瘍学，改訂第7版．南江堂，2024
2) Borena W, et al：PLoS One 9：e89368, 2014（PMID：24586723）
3) Guo P, et al：Arch Gynecol Obstet 293：1087-96, 2016（PMID：26408005）
4) Gu J, et al：Diabetes Metab Res Rev 32：63-72, 2016（PMID：26111736）
5) 日本肝胆膵外科学会胆道癌診療ガイドライン作成委員会（編）：エビデンスに基づいた胆道癌診療ガイドライン，改訂第3版．医学図書出版，2019
6) Nakachi K, et al：Lancet 401：195-203, 2023（PMID：36681415）
7) 急性胆管炎・胆嚢炎診療ガイドライン改訂出版委員会（主催）：急性胆管炎・胆嚢炎診療ガイドライン 2018．医学図書出版，2018
8) Ogawara D, et al：Support Care Cancer 24：615-9, 2016（PMID：26108172）
9) Kneifel, B et al：Onkologie 21：229-31, 1998
10) Nesher L, et al：Infection 42：5-13, 2014（PMID：23975584）
11) Naber KG：Int J Antimicrob Agents 17：331-41, 2001（PMID：11295418）
12) Kern WV, et al：J Clin Oncol 31：1149-56, 2013（PMID：23358983）

〔高山慎司〕

31 ゲムシタビン＋シスプラチン＋デュルバルマブ療法

EXPERT EYES

☐ 化学療法歴のない治癒切除不能な胆道がんに対して使用できる ICI（免疫チェックポイント阻害薬：immune checkpoint inhibitor）を含むレジメン.

☐ これまでのゲムシタビン＋シスプラチン療法（GEM＋CDDP 療法, GC 療法）による副作用に加え, irAE（免疫関連有害事象：immune-related adverse events）が発現する可能性があるため, irAE に対する患者の理解力, 基礎疾患の有無などを確認する.

☐ 特に irAE に対しては, 発症時の迅速な対応が求められるため, 各種ガイドラインなどに基づき, 各医療機関での対処方法をチームで取り決めておく.

1 治療効果

☐ **対象患者**：前治療のない治癒切除不能な胆道がん患者 685 例[1]

☐ **全生存期間**：GC＋デュルバルマブ療法 12.8 か月 vs GC 療法 11.5 か月

ハザード比：0.80 [95％信頼区間：0.66-0.97]（p＝0.021）

2 副作用

1）発現率の高い副作用[2]

副作用	発現率（％）	
	全体	Grade 3 以上
貧血	48.2	23.7
悪心	40.8	1.5
便秘	32.2	0.6
好中球減少症	31.7	20.1
疲労	26.9	3.3
食欲減退	25.7	2.1

2）発現率は低いが見逃したくない副作用[2]

副作用	発現率（％）	
	全体	Grade 3 以上
irAE	12.7	2.4

副作用	発現率 (%)	
	全体	Grade 3 以上
甲状腺機能低下	5.9	0
皮膚炎/発疹	3.6	0.9
副腎機能不全	1.2	0

3 診察前の患者面談の POINT

1) 抗がん薬の減量・休薬に関わること[1-4]

(1) 骨髄機能

□初回 day 1 では好中球数 1,500/μL 以上，血小板数 10 万/μL 以上，day 8 では好中球数 1,000/μL 以上，血小板数 7.5/μL 万以上であることを確認する．

(2) 腎機能

□sCr 1.2 mg/dL 以下，また Ccr≧50 mL/分（Cockcroft & Gault 式または実測値）であることを確認する．

□腎機能が投与基準を満たさない場合，抗がん薬の用量調節を医師に提案する．具体的には以下の通り，2 つのパターンの報告がある．

	Ccr＜10 mL/分	Ccr 10〜29 mL/分	Ccr 30〜49 mL/分
パターン 1	投与が必要な場合は50％に減量	投与が必要な場合は75％に減量	75％に減量
	Ccr＜30 mL/分	Ccr 30〜45 mL/分	Ccr 46〜60 mL/分
パターン 2	投与を推奨しない	50％に減量	75％に減量

□抗がん薬以外の腎機能低下をきたす要因についても評価する．例えば，基礎疾患に対して NSAIDs や ACE 阻害薬を常用している場合，使用開始時期や投与量を確認し，症状を確認した上で他剤への変更や減量もしくは投与中止を検討する．

(3) 肝機能

□TB≦2×ULN，AST および ALT≦2.5×ULN（肝転移なし），AST および ALT≦5×ULN（肝転移あり）*

　*各検査値の ULN：TB＝1.5 mg/dL，AST＝30 U/L，ALT（男）＝42 U/L，ALT（女）＝23 U/L（参考：日本臨床検査標準協議会「共用基準範囲一覧」）

□胆道がんの場合，肝胆道系酵素の AST，ALT，ビリルビンが高値になることが多い．

□特に直接ビリルビンが高値の場合，肝内胆管や総胆管閉塞により胆汁がうっ滞している状況である．胆道がんの代表的な症状は，胆道ががん細胞によって閉塞することで胆汁が血液中に逆流して発生する黄疸のため，直接ビリルビン値をモニタリングし，抗がん薬の減量・中止基準を確認したうえで投与可否を提案する．

(4) irAE 発現リスク最小化に向けた事前確認[5]

□甲状腺機能障害，副腎機能障害，下垂体機能障害のリスクがあることから治療開始前に内分泌機能検査（例：TSH，FT_3，FT_4，ACTH，血中コルチゾール）の測定有無を確認する．

●異常値が確認された場合には投与開始の延期を提案する．またステロイドなどの治療薬および内分泌科へのコンサルトを提案する（→266頁）．

□間質性肺疾患や自己免疫疾患の既往歴について確認する．

●**間質性肺炎**：ゲムシタビンは投与禁忌である．またいずれの薬剤も重大な副作用として報告されており，初期症状（息切れ，呼吸困難，咳嗽，発熱など）について患者への説明を速やかに病院に連絡するよう指導する．

●デュルバルマブを使用するため過度の免疫反応が生じる可能性がある．治療前の評価において間質性肺疾患や自己免疫疾患などの基礎疾患を有する患者については，デュルバルマブの投与は推奨されない．ただし，他の治療選択肢がない場合に限り慎重に使用することとされている．患者には症状（例えば関節リウマチであれば疼痛，腫脹，こわばりの悪化など）に変化が生じた場合には速やかに病院に連絡するよう指導する．

2) 抗がん薬治療や支持療法薬の提案に関わること

(1) 悪心・嘔吐の状態にあわせたステロイドスペアリング

処方提案例：第2世代の $5-HT_3$ 受容体拮抗薬（パロノセトロン）とデキサメタゾン（DEX）を併用し，悪心・嘔吐がなければ day 2 以降の DEX の省略を提案する．

□本治療の CDDP は $25\,mg/m^2$ と低用量のため中等度催吐性リスクに準じた制吐薬が推奨されている[6]．

□DEX は day 1 に 9.9 mg または 6.6 mg の点滴，day 2〜3 は 8 mg/日の経口投与が基本となる．一方，CDDP は低用量であるが day 1，8 に投与されるため DEX 投与量としては比較的多い．

266 | 第14章　胆道がん

□day 2〜3 は 8 mg/日の DEX 経口投与は，最大 8 コースの GC 療法を継続する可能性のある本治療の場合，約 24 週の治療期間となるため積極的なステロイドスペアリングを提案し患者の身体的負担を軽減する.

(2) 全身倦怠感に対する内分泌検査と GC＋デュルバルマブ療法投与可否の検討

> **処方提案例**：抗がん薬治療に伴う症状と irAE における副腎不全症状であるかを主観的に鑑別することは困難である. ACTH，コルチゾールのモニタリングを実施する. 副腎機能低下の場合ヒドロコルチゾンを処方提案する. 検査未実施の場合，検査依頼および検査結果が出るまで投与延期を提案する. なお内分泌科へのコンサルトも検討する.

□ICI におけるシステマティックレビューにおいて副腎機能不全は全 Grade で 0.7%，Grade 3 以上が 0.3% の報告であり頻度としては低い[7,8].

□一方，全身倦怠感は軽視されがちな副作用だが，副腎機能不全など臨床上問題となる場合がある. また本治療は貧血の発現頻度も高いため[1]，血液検査による継続的なモニタリングが重要である.

□irAE の場合は発症時期に一貫性がないため治療開始初期から定期的な内分泌検査をチェックする. 治療終了後においても数週間から数か月経過後も発症する可能性があるため，患者の状態に注意する.

□内分泌機能検査は結果が出るまで時間を要する. そのため，治療予定日に検査結果を確認できないため症状が強い場合には抗がん薬の投与延期を検討する.

□副腎機能不全の確定診断のためには迅速 ACTH 負荷試験を実施する. また副腎機能不全の診断基準[9-12]を確認しヒドロコルチゾンの投与量を検討する.

● **早朝コルチゾール**：4 μg/dL 未満

● **迅速 ACTH 負荷試験**：コルチゾール頂値が 18 μg/dL 未満

□ヒドロコルチゾンの処方は内分泌科にコンサルトの上，専門的判断での処方が望ましい. 対応が困難の場合には，主治医と重症度を確認し以下の用量を参考にヒドロコルチゾンを開始する[12,13].

- **軽症・中等症**：ヒドロコルチゾン　朝10 mg, 夕5 mg
- **重症例**：ヒドロコルチゾン　朝10〜20 mg, 夕5〜10 mg（適宜増減）

(3) 末梢神経障害（聴覚障害）に対する投与スケジュールの変更

> **処方提案例**：CDDP における聴覚障害は不可逆性とされる．現在有効な支持療法のエビデンスはないため，難聴の症状を聴取した場合，耳鼻科へのコンサルトもしくは腫瘍の進行状況を考慮した上で症状改善まで CDDP 投与の中止を提案する．

□CDDP における末梢神経障害は累積投与量が 300 mg/m^2 以上になると発生頻度が高くなるとされる[14]．本治療は CDDP の総投与量として 400 mg/m^2（8 コース）を上限としている．

□特に聴覚障害（高音域の感音性難聴，耳鳴り）が発現しやすい．体温計や時計の電子音などの高音域が聞こえにくい症状がある．また投与終了後も 2〜6 か月にわたり症状が増悪する可能性がある[15]．

*投与終了後（休薬後）一時的に症状が増悪することをコースティングという．

□ステロイド薬を含めて聴覚障害に対する治療のエビデンスはないため，症状が軽微な段階での早期発見と CDDP の投与中止が現時点での回避法である．ただし胆道がん自体の治療とのバランスが重要である．

4　副作用の重症度評価と薬学的 ACTION

1) 悪心

□GC＋デュルバルマブ療法で悪心の発現率は 40％を超えている．

□そのため，ステロイドスペアリングの提案は上述の通り重要である一方，患者の悪心状況の正確な評価が必要である．

□医師の診察前の薬剤師外来で，CTCAE などの医療専門職による客観的評価とともに患者の主観的評価，すなわち PRO（患者報告アウトカム：patient reported outcome）で評価し，患者および医師に相談の上ステロイドの省略を行う．

薬学的 ACTION ① DEX

- 急性期・遅発期および突出性・予測性の悪心分類に基づき，患者の悪心状況を評価する.
- 1コース目 day 8 で悪心発現状況を確認する. 急性期ステロイドスペアリングによる制吐薬対応をしている場合において，投与後からの悪心の訴えがあれば，day 2～3 の DEX 錠 1 回 4 mg 1 日 2 回 朝・昼食後を処方提案する.
- DEX の処方提案をする際には，糖尿病の既往を必ず確認する. また，オランザピンの処方提案をする際においても同様である.

2) 便秘

□ GC ＋デュルバルマブ療法で便秘の発現率は 30％を超えている.

□ 抗がん薬以外に考えられる要因は 5-HT$_3$ 受容体拮抗薬，オピオイドの使用などの薬剤性，腸閉塞などの器質的変化，食欲低下や水分摂取量低下などの ADL・QOL 低下に伴う症状など，多数ある.

□ 治療前の排便状況と便性状を確認し，治療後の状況を比較しながら適切な薬剤を選択する.

薬学的 ACTION ② 酸化マグネシウム

- 蠕動運動低下に伴い便が腸内に長時間滞留することで硬便になることが多い. その場合，酸化マグネシウム錠 1 回 250～500 mg 1 日 3 回 毎食後を治療日当日夕食後より処方提案する.
- ただし，GC ＋デュルバルマブ療法は臨床試験時に 75 歳以上の高齢者が 10％以上含まれ，日常臨床でも高齢者に使用されることが多い治療である. したがって，高齢者に対する高 Mg 血症（初期症状として嘔吐，徐脈，筋力低下，傾眠）に注意し，血清 Mg を確認したうえで用量を処方提案する. また，漫然と使用せず，症状に応じた必要最小限の使用に留める.

3) 皮膚障害

□ 発疹・瘙痒症の発現率は 10 ％以上と比較的高い（GC ＋デュルバルマブ投与群：11.2％，GC 群：8.2％，irAE は皮膚炎・発疹では同 3.6％，0.3％）.

□ 皮膚障害は局所した狭範囲から全身に及ぶ広範囲まで多様である. また症状としてざ瘡様，瘙痒感，皮膚乾燥をはじめ，SJS（スティーブンス・ジョンソン症候群：Stevens-Johnson syndrome），TEN（中毒性表皮壊死症：toxic epidermal necroly-sis），多形紅斑など重篤な症状を呈することもある.

□ICIによる皮膚障害の発現時期は投与開始数週間経過してから発症することが多く報告されている．そのため本治療のようにGC＋デュルバルマブ（最大8週間）投与後，デュルバルマブを継続するような治療の場合，直接視認することが必要である．特に治療継続の可否を判断するGrade 2とGrade 3の見極めが重要.

薬学的ACTION ③ 免疫関連皮膚障害の管理

- 早期発見が重要なため，薬剤師の視点として可能な限り頻繁に症状観察を行い評価する．症状出現時には適切な薬剤（ステロイド薬の強さ・剤型・基材）を選択し提案する．薬剤の必要量を判断しFTU（フィンガーチップユニット：finger tip unit）を用いて適量使用することを患者に説明する[16]．また，重症度と治療継続可否の概略を以下に示す[12].
- 治療継続可能な状態
  Grade 1：皮疹（びらん・水疱以外の）が体表面積の10%未満
  Grade 2：皮疹（びらん・水疱以外の）が体表面積の10〜30%未満.
- 基本的に投与を休止する．
  Grade 3：皮疹（びらん・水疱以外の）が体表面積の30%以上.
  Grade 4：皮疹（びらん・水疱以外の）が体表面積の30%以上でびらん・水疱が10%未満認められ，発熱と粘膜疹を伴う.

4) 貧血，好中球減少，血小板減少

□貧血の発現率は48.2%であり，好中球数減少は31.7%，血小板数減少は20.7%である.

□FN（発熱性好中球減少症：febrile neutropenia）の発現率は頻度不明だが，臨床試験時における発熱は20.7%と報告されている.

薬学的ACTION ④ 発熱への対応

- がん薬剤師外来では，自宅での発熱の有無を確認することが必要である．いつ発熱があったか，その時の体温，その時の抗菌薬や解熱薬の使用状況を評価する.
- 発熱の原因は骨髄抑制に伴う感染症や胆管炎に伴う発熱，腫瘍熱などが挙げられる．そのため発熱の時期，体温，発熱以外の咳嗽などの感染症状を評価することが重要なポイントである.
- 低リスク群のFNの場合は例えばシプロフロキサシン 1回400

mg 1日3回とアモキシシリン水和物250 mg/クラブラン酸カリウム125 mg 1回2錠 1日3回の併用療法を行う. ただし, アモキシシリン・クラブラン酸による消化器毒性に注意する.

5 服薬説明のPOINT

□GC＋デュルバルマブ療法は, 既治療のGC療法にデュルバルマブを追加した際の忍容性がポイントとなる. 本治療の臨床試験においてはQOL調査[17]も行われており, 副作用のPROにおいて特別大きな有害な影響はなかったと報告されている. デュルバルマブ追加において患者が過度に不安にならないよう留意するとともに, irAEについては十分に説明する.

□悪心, 便秘, 食欲減退などの消化器症状に関連した副作用が比較的頻度が高い. この背景として口内炎などの口腔内の異常によって食事や水分量摂取が低下した可能性もある. 口内炎が確認できた場合には水や生理食塩水, もしくはアズレンスルホン酸ナトリウム水和物うがい液4%を処方提案し, 1日数回うがいの実施を説明する. 口内炎発症に伴う疼痛や食事摂取不良などのQOL低下を回避する目的として, 1次予防での使用を促してもよい.

□胆道がんは黄疸, 胆管炎および胆管炎に伴う発熱症状などが比較的発現しやすい. 発熱の際には前述の抗菌薬を服用するが, あくまで好中球減少と感染症の観点である. そのため2日程度内服しても症状が改善しない場合には速やかに医療機関に連絡をしてもらう体制を整備し, 患者に説明しておく.

引用文献

1) Oh DY, et al：NEJM Evid 1：EVIDoa2200015, 2022 (PMID：38319896)
2) イミフィンジ®点滴静注, 適正使用ガイド. 2023年3月作成 (アストラゼネカ)
3) Morizane C, et al：Ann Oncol 30：1950-8, 2019 (PMID：31566666)
4) 日本腎臓学会, 他 (編)：がん薬物療法時の腎障害診療ガイドライン2022. ライフサイエンス出版, 2022
5) 最適使用推進ガイドライン, デュルバルマブ (遺伝子組換え), 胆道癌. 厚生労働省, 2022
6) 日本癌治療学会 (編)：制吐薬適正使用ガイドライン2023年10月改訂, 第3版. 金原出版, 2023
7) Barroso-Sousa R, et al：Cancer 124：1111-21, 2018 (PMID：29313945)
8) Barroso-Sousa R, et al：JAMA Oncol 4：173-82, 2018 (PMID：28973656)
9) Addison病. 日本内分泌学会, 他 (編)：内分泌代謝・糖尿病内科領域専門医研修ガイドブック. pp 416-8, 診断と治療社, 2023

10) 免疫チェックポイント阻害薬の内分泌 irAE. 日本内分泌学会, 他 (編)：内分泌代謝・糖尿病内科領域専門医研修ガイドブック. pp197-9, 診断と治療社, 2023

11) 日本内分泌学会, 他：日本内分泌学会雑誌 91：S1-78, 2015

12) 日本臨床腫瘍学会 (編)：がん免疫治療ガイドライン, 第3版. 金原出版, 2023

13) Brahmer JR, et al：J Clin Oncol 36：1714-68, 2018 (PMID：29442540)

14) ランダ® 注, 添付文書. 2021年4月改訂 (第1版) (日本化薬)

15) Grunberg SM, et al：Cancer Chemother Pharmacol 25：62-4, 1989 (PMID：2556219)

16) Long CC, et al：Arch Dermatol 128：1129-30, 1992 (PMID：1497374)

17) Burris HA 3rd, et al：Lancet Oncol 25：626-35, 2024 (PMID：38697156)

〔高山慎司〕

第15章

膵臓がん

32 膵臓がんの病態生理

1 臓器とがんの OVERVIEW

□膵臓と周囲の臓器の関係を図 15-32-1 に示す.
□膵臓は主に食物を消化する消化酵素であるアミラーゼ, リパーゼ, トリプシノーゲンを含んだ膵液を分泌する外分泌機能と, 血糖の調節に必要なインスリン, グルカゴンなどのホルモンを分泌する内分泌機能を持っている. 内分泌機能は膵臓内に点在するランゲルハンス島が担っている.
□膵臓がんは膵管から発生し充実性の腫瘤を形成して浸潤, 転移を

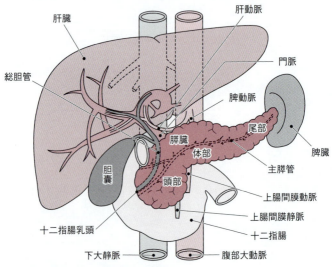

図 15-32-1 膵臓と周囲の臓器の関係

起こす．膵臓がんではその病巣占拠部位により臨床症状が異なる．膵臓がんの60％は膵頭部に発生する．膵頭部には胆管が通っているため，膵頭部のがんでは胆管が狭く胆汁の流れが悪くなり，黄疸が生じやすいのが特徴である．また膵頭部がんでは，上腹部痛，背部痛，食思不振，全身倦怠感，心窩部不快感，腹部膨満，体重減少など一般的な消化器症状と同様の症状が発現する．

□膵体部や膵尾部がんは，膵頭部がんと比べその場所から胆管に影響が及びにくいので黄疸も出現しにくく，その発見はさらに遅くなることが多い．そのため診断された時点では，手術不能の場合が多い．症状は上腹部痛や腰背部痛が多く，体重減少，腹部膨満，便秘，下痢，糖尿病の悪化など多様で，たまたま別の病気でCTや超音波検査をした際に発見される場合もある．症状が進行すると腹部腫瘤や腹水がみられることもある．

□膵臓のがん細胞が，正常な膵臓細胞と置き換わることによって，25〜50％の患者の血糖値が高くなるといわれている．また，膵臓がんでは膵臓による消化酵素の分泌も妨げられ，食物の分解と栄養素の吸収に問題が生じる．この吸収不良により，腹部膨満とガスの発生，水様性下痢，脂っぽい下痢，悪臭を放つ下痢が発現し体重減少とビタミン欠乏症になる．

□治療の際は，切除可能膵臓がん（resectable），切除可能境界膵臓がん（borderline resectable），切除不能膵臓がん（unresectable）に分類される．切除可能膵臓がんであれば手術先行で術前補助療法が実際される．切除可能境界膵臓がんでは，S-1＋ゲムシタビンなどの術前化学療法を数回行い切除可能となれば手術を行う．切除不能膵臓がんでは，延命目的でGnP療法（→276頁）やFOLFIRINOX療法（→285頁）などのがん薬物療法や放射線療法を行う．

2 病態生理のPOINT

□膵臓がんでは食思不振，外分泌機能による食事の吸収力低下により体重減少が著しい場合がある．がん薬物療法実施前には体重測定を行い適切な体表面積で抗がん薬を処方する環境整備をする．

□膵臓がんでは，腫瘍により胆管が閉塞しビリルビンの排泄がうまくいかず高いビリルビン血症を発現している場合がある．胆管ステント留置でビリルビンは低下する場合が多いが，がん薬物療法を実施する上で血清ビリルビンの上限を知っておく必要がある．

274 | 第15章　膵臓がん

薬学的 ACTION ①　各レジメンの肝機能の投与基準

レジメン名	TB	AST/ALT
GnP 療法	ULN×1.25 倍以下	施設基準値×2.5 倍以下
FOLFIRINOX 療法	ULN×1.5 倍以下かつ黄疸を認めない	規定なし
S-1+GEM	2.0 mg/dL 以下	150 U/L 以下

各検査値の ULN：TB＝1.5 mg/dL，AST＝30 U/L，ALT＝（男）42 U/L，（女）23 U/L（参考：日本臨床検査標準協議会「共用基準範囲一覧」）

□膵臓機能の低下により，インスリンなどの内分泌機能が低下し，膵臓がん患者の 25〜50％が糖尿病になるといわれている．

□高血糖値の症状としては口渇，多飲，多尿である．体型がやせ型で急に血糖値が高くなる場合がある．がん薬物療法投与中に血糖値や HbA1c の測定を定期的に行うことを考慮する．

薬学的 ACTION ②　ステロイド

● がん薬物療法の制吐療法や皮疹などのアレルギー対策としてステロイドを使用するケースは多い．不必要なステロイドは削除することを検討する．

● 一方，膵臓がんで切除不能膵臓がんの予後は切除可能膵臓がんと比較して予後は短い．悪心・嘔吐のコントロールが難しくステロイドが必要な場合は，インスリン注などを行い血糖コントロールしてでも悪心・嘔吐をコントロールする．がん薬物療法の治療継続が困難な場合は急速に病状が進行することがある．

□膵臓がんでは心窩部痛や上腹部痛，腰背部痛などの痛みが発現する．早期から疼痛コントロールが必要となる場合が多い．

薬学的 ACTION ③　麻薬性鎮痛薬

● 膵臓がんは健康診断などで発見されることが多く，患者の病状理解が不十分な場合が多い．そのような状態では，麻薬性鎮痛薬の導入について場合も抵抗感がある患者が多い．

● 切除不能膵臓がんや局所進行膵臓がんでは，急激に痛みが増悪することもある．医師だけでは，疼痛コントロールに手が回らないことがあるので，薬剤師として積極的に関与する．

● 具体的には麻薬性鎮痛薬の有効性と安全性についての説明や，具体的な薬剤の提案が必要である．がん薬物療法治療前でも痛みがあれば早めに疼痛コントロールの重要性について患者に説明する．麻薬性鎮痛薬の副作用である悪心や便秘についても患者への使い

方の説明とともに，医師への処方提案を行う．
- 麻薬性鎮痛薬に抵抗がある場合は，オキシコドン即放性製剤やヒドロモルフォン即放性製剤から処方提案する．

〔川上和宜〕

33 nab-パクリタキセル＋ゲムシタビン療法(nab-PTX＋GEM療法, GnP療法)

EXPERT EYES

□ 最も頻回に使用される切除不能膵臓がんの1次治療.

□ 特にオキサリプラチン＋レボホリナート＋イリノテカン＋フルオロウラシル療法(L-OHP＋*l*-LV＋CPT-11＋5-FU療法, FOLFIRINOX療法)は76歳以上の高齢者には推奨できないレジメンであるため, GnP療法は76歳以上の高齢者にも多く使用される.

□ 副作用として, 骨髄抑制が頻発するので抗がん薬の減量と投与スケジュールを医師, 患者とともに調整していく.

1 治療効果

□ **対象患者**: 前治療のない転移性膵臓がん患者861例[1].

□ **全生存期間**: GnP療法 8.5か月 vs GEM単剤 6.7か月.
ハザード比 0.72 [95%信頼区間 0.62-0.83] (p＜0.001).

2 副作用

1) 発現率の高い副作用[2]

副作用	発現率 (%)	
	全体	Grade 3以上
疲労	53.7	16.6
脱毛症	50.1	1.4
悪心	49.2	4.0
末梢神経障害	48.9	15.7
貧血	46.1	12.6
好中球数減少症	45.8	36.1

2) 発現率は低いが見逃したくない副作用[2]

副作用	発現率 (%)	
	全体の発現率	Grade 3以上
下痢	37.1	5.7
末梢性浮腫	33.5	2.4
発熱	29.0	1.9
発疹	22.1	1.7

副作用	発現率（%）	
	全体の発現率	Grade 3 以上
深部静脈血栓症	2.1	1.2

3　診察前の患者面談の POINT

1）抗がん薬の減量・休薬に関わること

（1）骨髄機能

□day 1 では好中球数 1,500/μL 以上，血小板数 10.0 万/μL 以上，day 8，15 では好中球数 1,000/μL 以上，血小板数 5 万/μL 以上であることを確認する．

（2）末梢神経障害

□Grade 2 以上で nab-PTX の減量や休薬が必要となる．特に mFOLFIRINOX を投与している症例では末梢神経障害は重症化しやすくなる．洋服のボタンをとめられない，階段や段差で転倒するなどの日常生活への影響が現れていないか慎重に聞き取り評価する．

（3）全身状態の評価

□膵臓がんでは病状が進行すると食事量が急激に低下する場合がある．特に飲水ができないなどの症状がある．その場合はがん薬物療法は休薬が必要となるので，食事量の急激な低下や体重の減少が現れていないかを評価する．

□また発熱やビリルビン，AST/ALT の急激な上昇では，閉塞性の胆管炎を発現していることがある．点滴の抗菌薬治療が必要となり，がん薬物療法は休薬となる．

2）抗がん薬治療や支持療法薬の提案に関わること

（1）好中球減少に対する GnP 療法の投与スケジュール変更

処方提案例：好中球減少に対して nab-PTX と GEM 両薬剤の減量と 3 投 1 休のスケジュールを 2 週間ごとへ処方提案する．

□日本人を対象にした GnP 療法で，標準用量で治療を開始した 111 例のうち 2 コース目から減量を行った患者が 55 例（50％），投与延期や休薬を行った患者が 80 例（72％）だったという報告がある[3]．

□またがん研有明病院で行った 222 例を対象にした後ろ向き調査の結果でも，好中球減少 Grade 3，4 が発現したのは，222 例のう

278 | 第15章　膵臓がん

表 15-33-1　GnP 療法の好中球数の投与基準と減量基準/対応方法

	day 1	day 8, 15
好中球数の開始基準 (/µL)	1,500 以上	1,000 以上
好中球数の減量基準(/µL)/対応方法	—	500〜1,000/両薬剤ともに 1 レベル減量
	—	500 以下/休薬＋G-CSF 製剤投与

ち 118 例 (53.2%) だった[4]. 以上より, 好中球減少に対するマネジメントが重要となってくる.

□具体的には表 15-33-1 の GnP 療法の投与基準を参考にして, 適切な抗がん薬の減量を実施する. 注意点は day 1 と day 8 以降では投与基準が異なる点である. 好中球数が 1,000〜1,500/µL の間でも day 8 以降では投与可能なので, 患者には感染対策を説明し治療を実施する.

□次に, 1,000/µL 未満になれば GnP 療法を休薬として, 医師, 患者と相談して治療スケジュールを調整する. 具体的には両薬剤ともに 1 レベル減量し day 1 と day 15 の 2 週間ごとにすると患者の来院する負担も軽減できる.

(2) 血糖値に基づく制吐療法

処方提案例：食事 2 時間血糖値が 250 mg/dL 以上の場合では, 高血糖による急性合併症の危険性がある. HbA1c 測定の提案, 悪心を評価して day 1 のデキサメタゾン (DEX) 注の削除を提案する.

□膵臓がん患者では, 膵臓の機能が障害されることによりインスリン分泌が低下し高血糖となるケースが多い.

□膵臓がんの 25〜50%の人が糖尿病になるといわれている.

□GnP 療法は, 「制吐薬適正使用ガイドライン第 3 版」で, 中等度催吐性リスクである.

□多くの施設で, day 1 にパロノセトロン注を投与し day 2, 3 の DEX 錠は削除していると考えられるが, day 2 以降に DEX 錠を投与しているケースでは悪心が軽度であれば DEX 錠の削除を提案する.

□膵臓がんのインスリン分泌低下は, 病状進行に伴い急激に発現す

ることがあり，血糖値測定や HbA1c の測定がない場合は，医師に検査実施を提案する．

□糖尿病の診断基準は空腹時血糖 126 mg/dL あるいは 75 g OGTT 2 時間値≧200 mg/dL あるいは随時≧200 mg/dL，HbA1c≧6.5%[5]．

(3) 末梢神経障害に対する支持療法薬

> **処方提案例**：末梢神経障害に対して，プレガバリン，デュロキセチン，ミロガバリンは効果と副作用を考慮し処方提案を行う．継続評価して，効果が不十分，眠気が強い場合は中止を提案する．

□GnP 療法を継続していくと nab-PTX による末梢神経障害は臨床上問題となる場合がある．

□1，2 コースなどの GnP 療法投与初期では，末梢神経障害は発現しないこともある．薬剤師が思っているより投与初期はしびれの訴えは少ない．

□「膵癌診療ガイドライン 2022 年版」では，GnP 療法の末梢神経障害に対してプレガバリン，デュロキセチンを使用することを提案すると記載されている〔エビデンスの確実性（強さ）：C（弱い）〕．

□ミロガバリンについては，使用を考慮することを提案すると記載されている〔エビデンスの確実性（強さ）：D（非常に弱い）〕．

□それぞれの末梢神経障害治療薬のエビデンスを確認すると，末梢神経障害に伴う指先の疼痛を改善したという報告が多い[6]．

□その中で，末梢神経障害重症度（CTCAE v4.03）を評価ツールとして，その重症度を軽減したという報告がある．その報告では乳がん患者で PTX，ドセタキセル（DTX）を投与し末梢神経障害を発現した症例が対象だった．プレガバリン投与群とデュロキセチン投与群でそれぞれ末梢神経障害の重症度はプレガバリン群 92.5%，デュロキセチン群 38.1%（p<0.001）であり，プレガバリン群で有意に改善した[7]．

□また日本人患者を対象とした報告がある．膵臓がんで FOLFIRINOX 療法，GnP 療法を実施し末梢神経障害が発現した 34 例を対象に，ミロガバリンとプレガバリンの効果を比較した臨床研究である．その結果，末梢神経障害の重症度はミロガバリン群で 84.6%，プレガバリン群で 33.3%（p=0.005）を軽減させたという報告がある[8]．

280 | 第 15 章　膵臓がん

□以上よりプレガバリン，デュロキセチン，ミロガバリンでどの薬
剤が適切なのか明確なエビデンスはない．これらの薬剤の副作用
として眠気やふらつきがあるので，効果と副作用のバランスを検
討しながら処方提案後に，薬剤師外来で継続して効果と副作用の
評価を行う．

> **処方提案例**：抗がん薬による末梢神経障害に対して，牛車腎気
> 丸の予防効果のエビデンスはない．間質性肺炎発現のリスク
> 因子としての報告もあり患者，医師に十分説明した上で処方
> 中止を提案する．

□一方，牛車腎気丸については「膵癌診療ガイドライン 2022 年版」
に記載されていない．「がん薬物療法に伴う末梢神経障害診療ガ
イドライン 2023 年版第 2 版」では，末梢神経障害の予防投与と
して，牛車腎気丸は投与しないことを提案すると記載されている
〔エビデンスの確実性：B（中）〕．エビデンスとしては L-OHP に
よる末梢神経障害に対するエビデンスだが[9]，PTX による末梢
神経障害に対して予防効果が示されている薬剤はない．

□膵臓がん患者に対して GnP 療法を受けた患者 105 例を対象に，
間質性肺炎の発現のリスク因子を検討した後ろ向き研究が報告さ
れている．その研究では，牛車腎気丸の予防投与がリスク因子と
して報告されている[10]．

□以上より，効果が示されておらず重篤な副作用である間質性肺炎
のリスク因子と考えられる牛車腎気丸の投与は適切な薬物療法と
は考えられない．薬剤の削除を提案も薬剤師外来での重要な役割
である．

4　副作用の重症度評価と薬学的 ACTION

1) 悪心

□悪心の発現率は約 50% である．

□中等度催吐性リスクでは，day 1 に DEX 注 6.6 mg，day 2，3 に
DEX 錠 8 mg を投与する．

□制吐薬適正使用ガイドラインでの注意点に，day 1 にパロノセト
ロン注を使用する場合には day 2, 3 の DEX 錠を省略できること
が記載されている．

薬学的 ACTION ① アナモレリン

- 病態として治療前より食事が摂れていないケースがある．GnP 療法開始後に悪心や食事量摂取量を評価する．
- 抗がん薬投与直後の悪心や食欲低下ではなく，継続して食欲低下がある場合はアナモレリン錠の開始を検討する．
- アナモレリンの主な適応基準は下記である．
6 か月以内に 5％以上の体重減少と食欲不振があり，かつ以下の①〜③のうち 2 つ以上を認める患者に使用すること．
①疲労または倦怠感，②全身の筋力低下，③CRP 0.5 mg/dL 超，Hb 12 g/dL 未満または Alb 3.2 g/dL 未満のいずれか 1 つ以上

2) 下痢

□GnP 療法で下痢の発現率は 30％を超えている．

□膵臓がんの場合，食べ物の消化が上手くいかず食べたら下痢になるケースがあり，その場合は GnP 療法の影響ではない．鑑別に注意する．

□多くの施設でパロノセトロン注を投与している影響で，パロノセトロン注の副作用である便秘が発現する場合が多い．

薬学的 ACTION ② 酸化マグネシウム

- 治療前から便秘の場合は便秘になる可能性が高い．その場合は，酸化マグネシウム錠 1 回 500 mg 1 日 3 回毎食後を治療日当日夕食後より処方提案する．パロノセトロン注の半減期は約 40 時間と長いので 2〜3 日まで便秘が続く可能性を患者に説明する．排便があれば酸化マグネシウムを調整するよう説明する．

3) 末梢神経障害

□末梢神経障害の発現率は約 50％である．

□症状の多くは，nab-PTX によるものであり手指や足裏のしびれ感などの異常感覚である．

□前治療として，FOLFIRINOX 療法を行っている場合，L-OHP による末梢神経障害が残っていることがあり重症化する可能性が高い．

□GnP 療法は，延命治療であるので末梢神経障害が重症化した場合には，抗がん薬の減量を医師に提案する．

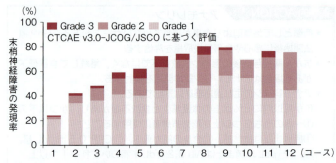

図 15-33-1　GnP療法における末梢神経障害のコース別発現率（n=421）
〔アブラキサン®点滴静注用，適正使用ガイド，膵癌．2022年11月改訂（大鵬薬品工業）より〕

薬学的ACTION ③　GEMは減量しない

- nab-PTXの累積投与量に依存して末梢神経障害が重篤化する（**図15-33-1**)[2]．抗がん薬の減量を考える場合は，nab-PTXのみを減量する．末梢神経障害が原因でGEMも減量されている場合は，医師と患者にGEMによる影響は少ないことを説明しGEMを減量しないように協議する．

4）貧血，好中球減少，血小板減少

□ 貧血の発現率は46.1％であり，好中球数減少は45.8％，血小板数減少は35.4％である[2]．GnP療法では，投与スケジュールを調整し骨髄抑制をマネジメントすることが重要なポイントである．

□ FN（発熱性好中球減少症：febrile neutropenia）の発現率は3.3％と報告されている[2]．

薬学的ACTION ④　発熱に対して

- がん薬剤師外来では，自宅での発熱の有無を確認することが必要である．いつ発熱があったか，その時の体温，その時に抗菌薬や解熱薬の使用状況を評価する．
- FNが発現した場合は，次コースにはnab-PTXとGEMの1レベル減量を医師に提案する．
- 膵頭部がんでは，腫瘍により胆管が狭くなる．その結果，胆汁の流れが悪くなり胆管炎を発現する場合がある．
- 胆管炎は39℃以上の高熱と黄疸，右上腹部痛の症状が特徴的で

ある. AST/ALT などの肝機能検査値の上昇, ビリルビンの上昇が伴う場合が多い.
- 胆管炎の場合は, 内服の抗菌薬では対応が難しいので, 医師に連絡し来院を指示し, 点滴の抗菌薬治療による対応が必要となる場合が多い.
- 胆管ステントが留置されている場合では, ステントが閉塞することがあるので, FN だけでなく胆管炎の可能性を考え対応する.

薬学的 ACTION ⑤　nab-PTX の開始基準

- アブラキサン® 点滴静注用の適正使用ガイドでは, day 1 の開始基準は血小板数 10 万/μL 以上である.
- ただし, day 8, 15 の開始基準は 5 万/μL 以上である点に注意する. 7.5 万/μL より低いという理由で休薬提案をしない.

	day 1	day 8	day 15
血小板数 (/μL) の開始基準	10 万以上	5 万以上	5 万以上

5 服薬説明の POINT

☐ GnP 療法でポイントとなる副作用の 1 つに好中球減少がある. 好中球数が 1,500/μL を下回る場合には, 感染対策として手洗いやうがいなどの感染対策方法について説明する.

☐ 膵頭部がんでは, 腫瘍による胆管閉塞や胆管炎が発現しやすい. その場合は, 事前に処方している抗菌薬や解熱薬では改善しないので, 病院に連絡することや対応してくれる病院を事前に決めておくことを説明する.

☐ 膵臓がんにより, 消化酵素であるアミラーゼ, リパーゼ, トリプシノーゲンを含んだ膵液の分泌が低下する. 食べ物を消化するためにパンクレリパーゼカプセルが処方されるケースが多い. 体力を保つためにも 1 回 600 mg 1 日 3 回 食直後に内服するよう説明する.

☐ 末梢神経障害に対して使用されるプレガバリン, デュロキセチン, ミロガバリンは, 抗うつ薬の 1 つであり, 神経に作用すると説明書に書かれている場合が多い. 患者に末梢神経障害に対して使用することを説明しておく. 説明書を見て不安になり, 内服しない場合がある.

284 | 第 15 章 膵臓がん

引用文献

1) Von Hoff DD, et al：N Engl J Med 369：1691-703, 2013 (PMID：24131140)
2) アブラキサン® 点滴静注用，適正使用ガイド，膵癌．2022 年 11 月改訂 (大鵬薬品工業)
3) Kobayashi S, et al：Pancreas 49：187-92, 2020 (PMID：32011536)
4) Ito G, et al：PLoS One 16：e0254726, 2021 (PMID：34260659)
5) 日本糖尿病学会 (編著)：糖尿病治療ガイド 2022-2023．文光堂，2022
6) Smith EM, et al：JAMA 309：1359-67, 2013 (PMID：23549581)
7) Salehifar E, et al：Clin Drug Investig 40：249-57, 2020 (PMID：31925721)
8) Sugimoto M, et al：BMC Cancer 21：1319, 2021 (PMID：34886831)
9) Oki E, et al：Int J Clin Oncol 20：767-75, 2015 (PMID：25627820)
10) Ueda R, et al：J Pharm Health Care Sci 8：5, 2022 (PMID：35105386)

〔川上和宜〕

34 オキサリプラチン＋イリノテカン＋レボホリナート ＋フルオロウラシル療法（L-OHP＋CPT-11＋l-LV＋ 5-FU療法，FOLFIRINOX療法）

EXPERT EYES

□糖尿病合併例が多い膵臓がんの高度催吐性リスクレジメンであるため，①ステロイドの曝露量を減らす目的でホスネツピタントやパロノセトロンを用いたステロイドスペアリングの処方提案や②制吐不良に対し糖尿病患者に禁忌のオランザピンではなく，D_2受容体拮抗薬やミルタザピンの処方提案を積極的に行う．

□重篤な好中球減少の発現率が高く，イリノテカンを減量（180 mg/m^2→150 mg/m^2）し，フルオロウラシル（急速静注）を削除したmodified FOLFIRINOX療法（以下，mFFX療法）も選択肢となる．

□療法開始前にUGT1A1の遺伝子多型を確認し，*UGT1A1*6/*6*，*UGT1A1*28/*28*，*UGT1A1*6/*28*の場合はイリノテカンの減量を提案する．

1 治療効果

(1) 国際第Ⅲ相試験（ACCORD11 trial）[1]

□**対象患者**：前治療のない転移性膵臓がん患者342例

□**全生存期間**：FOLFIRINOX療法 11.1か月 vs ゲムシタビン（GEM）単剤 6.8か月

ハザード比：0.57［95％信頼区間：0.45-0.73］（p＜0.001）

□**無増悪生存期間**：FOLFIRINOX療法 6.4か月 vs GEM単剤 3.3か月

ハザード比：0.47［95％信頼区間：0.37-0.59］（p＜0.001）

(2) 国内第Ⅱ相試験[2]

□**対象患者**：前治療のない転移性膵臓がん患者36例

□**全生存期間**：FOLFIRINOX療法 10.7か月

□**無増悪生存期間**：FOLFIRINOX療法 5.6か月

(3) 国内第Ⅱ相試験[3]

□**対象患者**：前治療のない転移性膵臓がん患者69例

□**全生存期間**：mFFX療法 11.2か月

□**無増悪生存期間**：mFFX療法 5.5か月

2 副作用

1）発現率の高い副作用

副作用	FOLFIRINOX 療法 (%)			mFFX 療法 (%)
	海外第Ⅲ相 (n=171)[1]	国内第Ⅱ相 (n=36)[2]		国内第Ⅱ相 (n=69)[3]
	Grade 3 以上	全 Grade	Grade 3 以上	Grade 3 以上
好中球減少	45.7	94.4	77.8	47.8
疲労	23.6	—	—	5.8
嘔吐	14.5	—	—	—
下痢	12.7	86.1	8.3	10.1
血小板減少	9.1	88.9	11.1	2.9
末梢神経障害	9.0	75.0	5.6	5.8
貧血	7.8	86.1	11.1	4.3
発熱性好中球減少症	5.4	22.2	22.2	8.7
悪心	—	88.9	8.3	8.7
食欲不振	—	86.1	11.1	15.9

3 診察前の患者面談の POINT

1）抗がん薬の減量・休薬に関わること

（1）骨髄機能

□好中球数 1,500/μL 以上，血小板数 7.5/μL 万以上であることを確認する．前サイクルで好中球数が 500/μL 未満もしくは血小板 5 万/μL 未満となった場合は減量する（詳細は**表 15-34-1** と「骨髄抑制時の患者指導と用量調節」の項→288 頁参照）．

（2）肝機能

□初回の開始基準として，TB が 1.5 mg/dL（ULN）以下であることを確認する．2 回目以降については 2.25 mg/dL（ULN×1.5）以下であることを確認する．

□膵頭部がんでは，腫瘍による胆管閉塞による高ビリルビン血症を起こしている場合があり，胆汁排泄である CPT-11 の排泄遅延が起こる可能性がある．UGT1A1 野生型であっても，開始前に TB 上昇がみられた場合は CPT-11 の減量を考慮する（**表 15-34-1**）[4]．

（3）末梢神経障害

□L-OHP による持続性のしびれに関しては，Grade 2 以上の症状

[34] L-OHP＋CPT-11＋*l*-LV＋5-FU療法（FOLFIRINOX療法）

表15-34-1　FOLFIRINOX療法減量時の投与量

投与レベル	L-OHP	CPT-11	5-FU	
			急速静注	持続静注
Level 0（初回投与量）	85 mg/m²	180 mg/m²	400 mg/m²	2,400 mg/m²
Level 1	65 mg/m²	150 mg/m²	中止	1,800 mg/m²
Level 2	50 mg/m²	120 mg/m²	—	1,200 mg/m²
Level 3	中止	中止	—	中止

注1：前コースの投与後に，TB 3.0 mg/dL 超を認めた場合は，減量基準に従い，CPT-11 を 90 mg/m² に減量する．
注2：*l*-LV は減量しない．ただし，5-FU の急速静注と持続静注のいずれもが中止となった場合には，*l*-LV も中止する．

〔FOLFIRINOX療法（治癒切除不能な膵癌）適正使用ガイドより〕

が発現するまでの期間（中央値）は3.9か月と報告されている[5]．Grade 2 の症状が確認された場合は，まず L-OHP を 1 レベル減量する．その後，機能障害を伴う症状まで悪化した場合は，L-OHP の休薬を提案する．

(4) 下痢，口腔粘膜炎，手足症候群

□Grade 3 以上の下痢がみられた場合は休薬し，Grade 2 以下に改善後，CPT-11 と 5-FU（持続静注）を減量して，再開する．Grade 3 以上の口腔粘膜炎もしくは手足症候群が発現した場合には休薬し，5-FU（持続静注）を減量して，再開する（**表15-34-1**）．

2) 抗がん薬治療や支持療法薬の提案に関わること

(1) 血糖コントロールを考慮した制吐療法

> **処方提案例**：糖尿病を合併した症例では，血糖上昇を考慮した制吐療法を講じる．第 2 世代 5-HT₃ 拮抗薬やホスネツピタントを併用することにより，day 2 以降のデキサメタゾン（DEX）を省略するステロイドスペアリングを提案する．

□L-OHP と CPT-11 を併用するため，FOLFIRINOX 療法は高度催吐性リスクレジメンに分類されるが，糖尿病合併膵臓がん患者ではオランザピンは使用できない．

□後ろ向き観察研究において，5-HT₃ 受容体拮抗薬，NK₁ 受容体拮抗薬，DEX を併用した mFFX 初回治療の全期間中完全奏効（嘔吐なし，レスキュー投与なし）率は51.4％であった[6]．Grade 2 以上の悪心の発現率は 4〜5 日目に 77.1％とピークに達し，7 日

目までは65％以上で推移した．以上から，6〜7日目（超遅発性期）に対応した制吐療法を提案する．

□また3剤併用制吐療法下で，高血糖は37.1％（26名/70名）にみられ，34.3％（24名/70名）がGrade 3の高血糖であったため，ステロイドスペアリングを考慮する[6]．

□ホスネツピタントはアプレピタントと比較して，day 5以降の悪心・嘔吐を減らす可能性がある[7]．また，シスプラチン（CDDP）に対するステロイドスペアリングのエビデンスもあることから[8]，糖尿病を合併する患者については，NK_1受容体拮抗薬としてホスネツピタントを使用し，$5\text{-}HT_3$受容体拮抗薬としてパロノセトロンを使用することでday 2以降のDEXの省略を検討する．

(2) 骨髄抑制時の患者指導と用量調節

処方提案例：Grade 4の好中球減少が発現した場合，まずCPT-11を減量し，2回目はL-OHP，3回目はCPT-11と交互に減量していく．一方で，Grade 4の血小板減少が発現した場合はまずL-OHPを減量し，2回目はCPT-11，3回目はL-OHPと交互に減量していく（表15-34-1）．

□国内第Ⅱ相試験ではGrade 3以上の好中球減少は，77.8％と高頻度に発現する[2]．療法開始前にUGT1A1の遺伝子多型を確認し，*UGT1A1*6/*6*，*UGT1A1*28/*28*，*UGT1A1*6/*28*の場合はイリノテカンの20％減量を提案する．

□国内第Ⅱ相試験において，CPT-11の減量（180 mg/m^2→150 mg/m^2）と5-FU（急速静注）を省略したmFFX療法では，Grade 3以上の好中球減少は47.8％[3]とFOLFIRINOX療法の77.8％[2]と比較して低く，骨髄抑制が懸念される場合，mFFX療法が推奨される．

□後ろ向き観察研究において，重篤な好中球減少の発現した患者で，FOLFIRINOX療法の全生存期間の中央値が有意に延長することが報告された（21.3か月 vs 8.9か月，p＝0.020）[9]．

(3) CPT-11のコリン症候群対策

処方提案例：CPT-11は投与後24時間以内の急性症状として，発汗や鼻汁を伴うコリン症候群が問題となる．コリン症候群

がみられた場合は，ブチルスコポラミン臭化物注射液 20 mg やアトロピン注射液 0.5 mg などの抗コリン薬を CPT-11 バッグの中に混注することを処方提案する．

□ CPT-11 は体内にて SN-38 に変換され抗腫瘍効果を示すプロドラッグだが，代謝前の CPT-11 は体内で，発汗，鼻汁，下痢など急性期のコリン症候群を引き起こす．

□ 後ろ向き観察研究において，抗コリン薬であるブチルスコポラミンの予防的投与により，コリン症候群の発現率が 50.8% から 3.4% に有意に低下したことが報告された[10]．

□ 抗コリン薬は，閉塞隅角緑内障や前立腺肥大症の患者には禁忌のため，特に高齢者の既往歴や併存症を確認する．

□ ブチルスコポラミンの半減期が短いことから，CPT-11 投与中にブチルスコポラミンの血中濃度が低下することを防ぐために，前投薬の制吐薬の中に混注するのではなく，CPT-11 バッグへの混注を推奨する．

4 副作用の重症度評価と薬学的 ACTION

1）悪心

□ 悪心の発現率は約 90% である．

□ 高度催吐性リスクであるため，$5-HT_3$ 受容体拮抗薬＋NK_1 受容体拮抗薬＋DEX の 3 剤併用が推奨され，糖尿病がなければオランザピンも追加できる．

薬学的 ACTION ①　ミルタザピン

- 糖尿病を合併している膵臓がん患者は多く，その場合はオランザピンが使用できない．ノルアドレナリン作動性・特異的セロトニン作動性薬（NaSSA）であるミルタザピンは，D_2 受容体拮抗作用以外，オランザピンと類似した制吐メカニズムを有し，糖尿病患者に対しても投与できる[11]．

- FOLFIRINOX 療法の 3 剤併用下での完全奏効率は約 50% であり[4]，糖尿病患者で制吐不良をきたした場合は，ミルタザピンとプロクロルペラジンの追加を処方提案する．

- FOLFIRINOX 療法を外来実施時は，ミルタザピン投与に伴う眠気が問題となる場合があり，車の運転は避けるか車を運転しない日の前日のみ内服するように指導する．

2) 下痢

□FOLFIRINOX療法で下痢の発現率は80％を超えている.

□下痢の原因薬剤として5-FUとCPT-11が考えられるが，その鑑別は難しい.

□5-FUに起因した下痢の場合はロペラミドの内服が推奨される. ロペラミドによる下痢改善がみられない場合は，CPT-11による下痢が考えられる.

□CPT-11の活性代謝物であるSN-38のグルクロン酸抱合体（SN-38G）が腸内細菌により腸肝循環を起こし，遅発性の下痢を引き起こすことから，ロペラミドの使用はかえってSN-38の排泄を遅延させる可能性がある. そのため，半夏瀉心湯による腸内細菌のβグルクロニダーゼ阻害が効果を示す場合がある.

薬学的ACTION ②　　**半夏瀉心湯**

- 点滴後の遅発性の下痢に対しては，CPT-11の下痢を考慮し，半夏瀉心湯（1回2.5mg 1日3回 毎食前）の予防内服を医師に提案する. ただし，半夏瀉心湯を予防内服する場合に便秘になるおそれがあるため，便秘の場合は適宜半夏瀉心湯の休薬をはさみながら，内服するように患者指導を行う. 半夏瀉心湯での改善が得られない場合は5-FUに起因した下痢の可能性があり，ロペラミドの頓服投与を推奨する.

---

3) 末梢神経障害

□L-OHPによる末梢神経障害の発現率は75％であり，Grade 3以上の症状も5.6〜9.0％の発現率が報告されている.

□膵臓がん化学療法は，いずれも末梢神経障害を引き起こすナブパクリタキセル＋ゲムシタビン療法（nab-PTX＋GEM療法，GnP療法）とFOLFIRINOX療法を続けて行うことが多いため，末梢神経障害による患者QOLの低下が懸念される.

□FOLFIRINOX療法を1次治療として実施する場合，末梢神経障害がGrade 3以上に悪化すると，2次治療のGnP療法におけるnab-PTXの投与に影響を与える可能性がある.

□投与後14日以上持続するGrade 2の末梢神経障害が発現した場合はL-OHPの休薬を提案し，Grade 3以上に悪化させない.

□デュロキセチンやプレガバリンなどの神経因性疼痛薬の使用はL-OHPの末梢神経障害をマスクし，L-OHPの休薬タイミング

の見逃しにつながるため，L-OHP 休薬後の残存する末梢神経障害に対して使用を検討する．

薬学的 ACTION ③　L-OHP の休薬

- L-OHP の末梢神経障害は休薬後もしばらく悪化することが報告されている[12]．薬剤師は生活に支障あるしびれが発現した場合に L-OHP の休薬を医師に提案する必要があり，パソコン作業などのしびれが仕事に直接影響するような患者には早めの休薬を検討する．

4）貧血，好中球減少，血小板減少

□日本人における FOLFIRINOX 療法による Grage 3 以上の好中球減少，貧血，血小板減少の発現率はそれぞれ，77.8％，11.1％，11.1％である．

□mFFX 療法にすることにより，47.8％，4.3％，2.9％になるため，高齢者に対しては，CPT-11 を減量し，急速 5-FU を省略した mFFX 療法を検討する．

薬学的 ACTION ④　CPT-11 の用量調整

- CPT-11 は UGT1A1 の遺伝子多型により，重篤な好中球減少の発現リスクが異なる．薬剤師は開始前に UGT1A1 の遺伝子多型の検査が実施されているか確認し，ホモ型もしくはダブルヘテロ型の場合は，20％減量を医師に提案する．
- 進行度が早い膵臓がんの場合，治療開始にあたり，UGT1A1 の検査結果を待てない場合がある．その際もイリノテカンを 20％減量して治療を開始し，野生型もしくはシングルヘテロ型と判明されれば，毒性を評価した上で 2 コース目から CPT-11 を増量する．

5　服薬説明の POINT

□FOLFIRINOX 療法における CPT-11，L-OHP の RDI（相対用量強度：relative dose intensity）はそれぞれ 70.9％，69.6％と高くない[2]．その理由は，骨髄抑制の高い発現率にある．重篤な好中球減少が発現しても FN（発熱性好中球減少症：febrile neutropenia）に発展させないためにも，感染対策として手洗いやうがいなどの感染対策方法の患者指導をしっかり行う．

□FOLFIRINOX 療法を 1 次治療として開始する時に，患者の QOL を維持するためには，L-OHP による末梢神経障害のコント

ロールが重要である．末梢神経障害の程度だけではなく，持続期間もしっかり治療日誌などで記録するよう指導し，患者とともにL-OHP の休薬時期を見定める必要があることを伝える．

□5-HT$_3$受容体拮抗薬，NK$_1$受容体拮抗薬，DEX を使用しても嘔吐やレスキュー使用する割合が約 50％であることを伝え，軽度の悪心であっても積極的にレスキュー内服をするように指導する．開始時に D$_2$受容体拮抗薬であるプロクロルペラジン錠 1 回 5 mg やメトクロプラミド錠 1 回 5 mg などのレスキュー内服薬を医師に処方提案する．

引用文献

1) Conroy T, et al：N Engl J Med 364：1817-25, 2011（PMID：21561347）
2) Okusaka T, et al：Cancer Sci 105：1321-6, 2014（PMID：25117729）
3) Ozaka M, et al：Cancer Chemother Pharmacol 81：1017-23, 2018（PMID：29633005）
4) FOLFIRINOX 療法（治癒切除不能な膵癌），適正使用ガイド．2017 年 2 月作成（持田製薬）
5) Kono T, et al：Cancer Chemother Pharmacol 72：1283-90, 2013（PMID：24121454）
6) Hishida-Sadaka S, et al：Support Care Cancer 31：657, 2023（PMID：37884842）
7) Hata A, et al：J Clin Oncol 40：180-8, 2022（PMID：34793245）
8) Celio L, et al：Oncologist 26：e1854-61, 2021（PMID：34101934）
9) Yamada Y, et al：Cancers (Basel) 10：454, 2018（PMID：30453583）
10) Iihara H, et al：Cancer Chemother Pharmacol 83：393-8, 2019（PMID：30564875）
11) Iihara H, et al：Lung Cancer 192：107801, 2024（PMID：38678830）
12) Gewandter JS, et al：Support Care Cancer 28：2553-62, 2020（PMID：31494735）

〔藤井宏典〕

35 S-1＋ゲムシタビン療法（S-1＋GEM 療法，GS 療法）

EXPERT EYES

□切除可能膵臓がんの術前補助療法として行われるレジメンである．
□治療期間中に病勢が悪化するリスクを避けるため，治療強度の維持が特に必要である．
□臨床試験では許容できない有害事象の発現や予期せぬ腫瘍進行がない限り，手術前に 2 コースが，術後に補助化学療法として S-1 単剤（4 週間内服し 2 週間休薬）を 4 コースが実施された．

1 治療効果

□**対象患者**：未治療の切除可能膵がん患者 364 例[1]
□**全生存期間**：NAC-GS 療法 36.7 か月 vs 標準治療 26.6 か月
　ハザード比：0.72［95％信頼区間：0.55-0.94］（p＝0.015）

2 副作用

1) 発現率の高い副作用[2]

副作用	発現率 (%)	
	全体	Grade 3 以上
好中球減少	82.4	37.3
貧血	82.4	2.0
血小板減少	74.5	3.9
ALT 上昇	43.1	3.9
AST 上昇	43.1	2.0

2) 発現率は低いが見逃したくない副作用[2]

副作用	発現率 (%)	
	全体	Grade 3 以上
倦怠感	37.3	0
食欲不振	33.3	2.0
悪心	27.5	2.0
下痢	19.6	5.9
口内炎	19.6	0
発熱	13.7	0
発熱性好中球減少症	7.8	7.8

上記は JASPAC04 試験[2]の結果である．JASPAC04 試験では S-1 の投与量が Prep-02/JSAP05 試験[1]より少ないことに注意されたい．
〔BSA（体表面積）＜1.25：60 mg/日，1.25≦BSA＜1.5：80 mg/日，1.5≦BSA：100 mg/日〕

3 診察前の患者面談の POINT

1) 抗がん薬の減量・休薬に関わること

□ 開始時の目安として，Prep-02/JSAP05 試験[1]における登録基準を下記に示す．

□ また，上記試験においては Grade 3 以上の血液毒性または Grade 2 以上の非血液毒性出現時は回復するまで休薬．Grade 4 の血液毒性または Grade 3 以上の非血液毒性出現時は治療再開時に GEM，S-1 両剤ともに 1 レベル減量することとされている．

(1) 骨髄機能

白血球数	3,000/μL 以上かつ 1.2 万/μL 未満	血小板数	10 万/μL 以上
好中球数	2,000/μL 以上	Hb	9.0 g/dL 以上

(2) 腎機能障害

sCr	1.2 mg/dL 以下	Ccr	50 mL/min 以上

□ 骨髄抑制などの副作用出現リスクが増加するおそれがあるため，腎機能障害の程度に応じて S-1 を減量する（**表 15-35-1**）[3]．

(3) 肝機能障害

TB	2.0 mg/dL 以下	AST/ALT	いずれも 150 IU/L 以下

2) 抗がん薬治療や支持療法薬の提案に関わること

(1) 血管痛

> **処方提案例**：溶解液が生理食塩液 100 mL の場合，5％ブドウ糖液 100 mL への変更を提案する．

表 15-35-1　S-1 の腎機能障害時における減量の目安

Ccr＜30	30≦Ccr＜60	60≦Ccr＜80	80≦Ccr
投与不可	原則 1 レベル以上の減量(30〜40 未満は 2 レベル減量が望ましい)	必要に応じて 1 レベル減量	通常量

Ccr の単位：mL/分
〔ティーエスワン® 配合カプセル/配合顆粒/配合 OD 錠，適正使用ガイド．2024 年 7 月改訂（大鵬薬品工業）より〕

35 S-1＋ゲムシタビン療法（GS療法）｜ 295

□本治療は術前補助療法であり投与回数が決まっているため，他レジメンと比較して末梢血管から投与となることが多い．

□国内のゲムシタビン（GEM）単独投与の臨床試験において，注射部位反応（静脈炎，疼痛，紅斑）は，1～10％で認められている[4]．

□海外で行われた第Ⅰ相試験において，60分以上かけて投与した場合は骨髄抑制の増強が認められているため，投与時間を延長する提案は推奨されない[4]．

□薬液と血液のpHや浸透圧に差があるほど血管内皮を刺激しやすくなり，血管痛が出現することがある．

□生理食塩液へのGEM溶解時におけるpHは約3，浸透圧比は約2～3である[4]．

□酸性抗がん薬のpH調節および抗炎症作用を期待してデキサメタゾン（DEX）を混注する場合がある[5-8]．

□GEMとDEXの配合変化について，配合後24時間まで残存率に問題がない報告がある[9]．

□血管痛対策として一般的に輸液量を増やして，抗がん薬の濃度を薄める方法がある．ただし，GEMの投与は点滴時間を延長した場合，骨髄抑制の増強が報告されており安易に輸液量を増やす方法は適切ではない．

□溶解液に生理食塩液を使用した場合と比較し，5％ブドウ糖液を使用した際に血管痛の発現頻度が有意に減少するという報告がある．しかし，試験によって発現率にはばらつきがある点に注意する[10, 11]．

■血管痛発現率

●生理食塩液100 mL群 36.0％ vs 5％ブドウ糖液100 mL群 6.9％（p＝0.015）[10]

●生理食塩液100 mL群 63％ vs 5％ブドウ糖液100 mL群 40％（p＜0.001）[11]

(2) 併用禁忌薬の確認

処方提案例：他のフッ化ピリミジン系抗悪性腫瘍薬およびフルシトシンを投与中の場合，S-1は併用禁忌となる．

□フルシトシンは重症の真菌感染症に他の抗真菌薬と併用して使用する．このような場合，感染症治療が優先となる可能性が高い．したがって，フルシトシンから他薬剤へ適応菌種のみを理由とし

15

膵臓がん

た変更提案は推奨されない.
□S-1はフルシトシン投与終了から7日以上の間隔をあけて開始する[3].

(3) 併用注意薬の確認①

> **処方提案例**：フェニトインのTDM（薬物血中濃度モニタリング：therapeutic drug monitoring）採血追加を依頼する.

□S-1とフェニトインを併用する場合，フェニトインの作用を増強する可能性がある.
□てんかん症状については薬剤の変更でコントロールが難しい場合があるため，TDMを実施し治療域血中濃度を維持する.
□フェニトインのTDMは服用直前のトラフ値を用いる.治療域血中濃度は$10\sim20\,\mu g/mL$である.$30\,\mu g/mL$を超えると運動障害が出現する[12].
□フェニトインは蛋白結合率が約90%と高い薬剤である.低Alb時は有効血中濃度範囲内であっても中毒症状（悪心・嘔吐，眼振，運動障害など）が出現する可能性がある.
□通常，減量や中止により症状は改善するが，昏睡や呼吸抑制など重症症状が出現している場合，血液透析による除去を提案する.
□悪心・嘔吐はCINV（化学療法誘発性悪心・嘔吐：chemotherapy-induced nausea and vomiting）によりマスクされる可能性がある.

(4) 併用注意薬の確認②

> **処方提案例**：ワルファリンを併用している場合，PT-INRの定期的な測定を依頼する.また，PT-INRや患者状態により，ビタミンK製剤の処方を提案する.

□S-1とワルファリンを併用する場合，ワルファリンの作用を増強する可能性がある.
□目標PT-INRは適応や年齢などにより異なるが，一般的に3.0を超えることはない.状況に応じて，ビタミンK製剤を投与する（**表15-35-2**）[13, 14].

4 副作用の重症度評価と薬学的ACTION

1) 悪心

□悪心の発現率は約30%である.

35 S-1＋ゲムシタビン療法（GS療法） | 297

表 15-35-2　PT-INR や出血状況に対する対応

患者状態	対応
臨床上重要な出血なし PT-INR：治療域上限〜5.0	・ワルファリンを減量または1回休薬
臨床上重要な出血なし PT-INR：5.0〜9.0	・ワルファリンを1〜2回休薬 ・出血リスクが高い場合，ワルファリンを1回休薬し，ビタミンK（経口1〜2.5 mg）を投与 ・緊急性がある場合，ビタミンK（経口5 mg以下）を投与し，PT-INRが高値継続であればビタミンK（経口1〜2 mg）を追加投与
臨床上重要な出血なし PT-INR：9.0以上	・ワルファリンを中止し，ビタミンK（経口2.5〜5 mg）を投与 ・PT-INRの値に応じてビタミンKを再投与
重篤な出血あり	・ワルファリンを中止し，ビタミンK（静注10 mg）を投与 ・緊急度により新鮮凍結血漿，濃縮プロトロンビン複合体または遺伝子組み換え活性化第Ⅶ因子（保険適用外）の補充を検討 ・12時間ごとにビタミンKを再投与

〔Singer, et al：Chest 126：429S-56S, 2004（PMID：15383480），Ansell J, et al：Chest 133：160S-98S, 2008（PMID：18574265）より〕

□GEM，S-1 ともに単剤では軽度催吐性リスクだが，GS 療法は中等度催吐性リスクに分類される．

薬学的 ACTION ①　ドパミン受容体拮抗薬

- S-1 内服期間中に継続する悪心に対して，ドパミン受容体拮抗薬を使用する場合がある．
- 悪心抑制効果および代表的な副作用である錐体外路症状の有無を評価する．
- 薬剤性パーキンソニズムのリスク因子として，高齢，女性，投与量がある[15]．
- 薬剤性パーキンソニズムの90％が薬剤投与開始20日以内に発症する[15]．
- S-1 に含まれるテガフールにより，錐体外路障害と症状が類似している白質脳症の副作用も報告されているため注意する．
- 術前化学療法終了後も投与が継続されていないか確認する．

2) 下痢

□下痢の発現率は約20％である．

298 | 第15章 膵臓がん

薬学的 ACTION ② **ロペラミド**

- ロペラミドは ASCO ガイドライン[16)] を参考に添付文書の記載量を上回る量が使用される場合がある．かかりつけ調剤薬局とは連携して情報提供を行い，患者への説明に齟齬が生じないようにする．
- Grade 2 以上の下痢の出現時や腹痛が継続する場合には入院での絶食管理や脱水に対する輸液投与が必要となる可能性がある．自己判断で休薬や市販薬で対応せず，病院へ連絡するよう説明する．

---

3) 発疹

□ 発疹の発現率は約 25％である．

□ GEM による皮疹は体幹，上腕，大腿に好発する．投与後，2～5 日目に出現することが多く，自然消退するものが大半である[17, 18)]．

□ S-1 による皮疹は投与開始から 2 週目以降に出現することが多く，回復・軽快まで 2 週間程度かかることが特徴である[3)]．

薬学的 ACTION ② **抗ヒスタミン薬**

- 皮疹の被疑薬が GEM である場合，抗ヒスタミン薬を GEM 投与後 3 日間投与することで再発抑制または軽減した報告がある[17, 19)]．
- 抗ヒスタミン薬の種類により眠気の出現頻度が異なる．患者の生活背景を十分に聞き取りした上で処方薬を提案する．

□ 代表的な内服抗ヒスタミン薬の通常用量，禁忌，眠気の頻度，運転の可否について各製剤の添付文書より一部抜粋して**表 15-35-3**に示す．その他詳細については各製剤添付文書を参照されたい．

5 服薬説明の POINT

□ GS 療法で最も発現する Grade 3 以上の副作用は好中球減少である．手洗いやうがいなどの感染対策方法について説明する．

□ GEM による間質性肺疾患について説明する．初期症状として咳嗽，発熱，息切れ，呼吸困難がある．特に咳嗽，発熱は感冒症状と混同することがあるため注意する．発熱がある場合は FN の可能性もあるため，医療機関へ連絡するよう指導する．

□ S-1 の内服スケジュールは一般的な薬剤と比較すると特殊である．初回導入時には内服スケジュールや飲み忘れ時の対応について説明する．

□ 術後補助療法における S-1 単剤療法の内服スケジュールは 4 投 2 休の 4 コースへ変化することがある．内服スケジュールが変更と

表15-35-3 代表的な内服抗ヒスタミン薬について（各添付文書より一部抜粋）

薬剤名	用量	用法	運転	禁忌（過敏症歴を除く）
エバスチン	1回5～10 mg	1日1回	注意	
エピナスチン	1回20 mg	1日1回	注意	
オロパタジン	1回5 mg	1日2回	禁止	
セチリジン	1回10 mg	1日1回	禁止	Ccr 10 mL/分未満
デスロラタジン	1回5 mg	1日1回	OK	
ビラスチン	1回20 mg	1日1回	OK	
フェキソフェナジン	1回60 mg	1日2回	OK	
ベポタスチン	1回10 mg	1日2回	注意	
メキタジン	1回6 mg	1日2回	禁止	
ルパタジン	1回10 mg	1日1回	禁止	
レボセチリジン	1回5 mg	1日1回	禁止	Ccr 10 mL/分未満
ロラタジン	1回10 mg	1日1回	OK	

なる場合には説明を実施することで，服薬アドヒアランス向上に努める．

引用文献

1) Motoi F, et al：Jpn J Clin Oncol 49：190-4, 2019 (PMID：30608598)
2) Sugiura T, et al：J Hepatobiliary Pancreat Sci 30：1249-60, 2023 (PMID：37746781)
3) ティーエスワン®配合カプセル/配合顆粒/配合OD錠，適正使用ガイド．2024年7月改訂（大鵬薬品工業）
4) ジェムザール®注射用，医薬品インタビューフォーム．2024年8月改訂（第17版）（日本イーライリリー）
5) 松山和代，他：癌と化学療法 38：411-414, 2011
6) Hata T, et al：Cancer Chemother Pharmacol 76：1209-15, 2015 (PMID：26560483)
7) Kawazoe H, et al：Int J Clin Pharm 39：1291-7, 2017 (PMID：29027645)
8) Anami S, et al. Jpn J Pharm Health Care Sci 32：1105-10, 2006
9) 吉浦誠海，他：日本臨床腫瘍薬学会雑誌 14：1-7, 2020
10) 樋野光生，他：日本病院薬剤師会雑誌 44：801-3, 2008
11) Nagai H, et al：Support Care Cancer 21：3271-8, 2013 (PMID：23877927)
12) 重篤副作用疾患別対応マニュアル，運動失調．厚生労働省，2022
   https://www.mhlw.go.jp/topics/2006/11/dl/tp1122-1c58.pdf accessed 2024.10.21
13) Singer, et al：Chest 126：429S-56S, 2004 (PMID：15383480)
14) Ansell J, et al：Chest 133：160S-98S, 2008 (PMID：18574265)
15) 重篤副作用疾患別対応マニュアル，薬剤性パーキンソニズム．厚生労働省，2022 https://www.mhlw.go.jp/topics/2006/11/dl/tp1122-1c45.pdf accessed

2024.10.21

16) Benson AB 3rd, et al：J Clin Oncol 22：2918-26, 2004（PMID：15254061）
17) 杉山昌秀，他：日本病院薬剤師会雑誌 44：1237-9, 2008
18) 下浦真一，他：日本皮膚科学会雑誌 119：1085-9, 2009
19) Chen YM, et al：J Clin Oncol 14：1743-4, 1996（PMID：8622097）

〔神 佳祐〕

第16章

卵巣がん

36 卵巣がんの病態生理

1 臓器とがんの OVERVIEW

□ 女性の生殖器は卵巣，卵管，子宮で構成され（図16-36-1），卵子の形成（外分泌機能）と女性ホルモンの産生・分泌（内分泌機能）を担っている．

□ 卵巣は子宮の両側にあり，エストロゲン（卵胞ホルモン）とプロゲステロン（黄体ホルモン）を分泌する．それらは卵管を通じて子宮体部に送られ，月経周期や妊娠準備・維持に関与する．

□ 進行期では術後補助療法を行うが，パクリタキセル＋カルボプラチン療法（PTX＋CBDCA療法，TC療法）が標準である．TC療法は再発治療でも用いられ，プラチナ感受性再発症例（プラチナ製剤による治療終了後から再発までの期間が6か月以上）にも適応される．

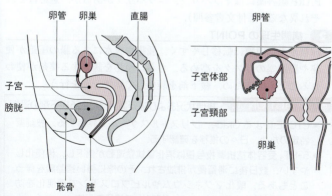

図16-36-1 卵巣と周囲の臓器の関係

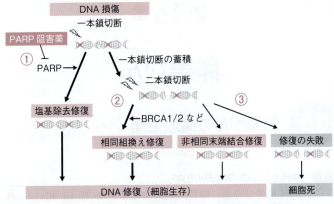

図 16-36-2　DNA 損傷時の修復機構と PARP 阻害薬の作用機序

①DNA が損傷を受けると一本鎖切断が起こり，PARP を介した塩基除去修復が行われる．PARP 阻害薬により PARP の働きが阻害されると，修復が持続的に妨げられて一本鎖切断が蓄積する．
②一本鎖切断が蓄積すると二本鎖切断へと変化し，相同組換え修復が行われる．しかし，HRD ではこの機序による修復が困難となる．
③HRD では二本鎖切断の修復が非相同末端結合に依存するが，この修復機構は不確実なため，一定の割合で失敗し細胞死に至る．

□*BRCA1/2* 遺伝子変異などの HRD（相同組換え修復欠損：homologous recombination deficiency）を有する患者には，PARP（poly ADP-ribose polymerase）阻害薬が有効である（**図 16-36-2**）．PARP 阻害薬にはオラパリブ，ニラパリブがあるが，適応はそれぞれ異なる（添付文書参照）．

2　病態生理の POINT

□卵巣がんは腹膜に転移しやすく，腫瘍や腹水による腸の圧迫が便秘や腸閉塞のリスクを高める．さらに便秘を誘発する薬剤が使われることも多いため，緩下剤を駆使して排便管理を行う．

薬学的 ACTION ①　排便状況および被疑薬評価による緩下剤の選択

- CTCAE による Grade，ブリストルスケールで評価する．被疑薬特定のため，日々の推移を確認する．
- 5-HT$_3$ 受容体拮抗薬投与後は消化管蠕動運動が低下し，硬便化しやすい．数日後に滞留便が排泄され，その際に強い蠕動痛を伴うこともある．酸化マグネシウムやルビプロストンで硬便化を防ぎ，大腸刺激性下剤（センノシドなど）で排便を促す．

36 卵巣がんの病態生理 | 303

表 16-36-1　Khorana スコアによる VTE 発症予測

Khorana スコアの予測因子	スコア
very high risk：胃がん，膵がん	2
high risk：肺がん，リンパ腫，婦人科がん，膀胱がん，精巣がん	1
血小板数≧350,000/μL	1
Hb＜10 g/dL またはエリスロポエチン製剤投与	1
白血球数＞11,000/μL	1
BMI≧35 kg/m^2	1

VTE 発症率：高リスク（≧3 点）6.7％，中リスク（1～2 点）2.0％，低リスク（0 点）0.3％

〔Khorana AA, et al：Blood 111：4902-7, 2008（PMID：18216292）より〕

16
卵巣がん

- オピオイド誘発性の便秘は耐性が生じないため，常に排便管理に留意する．末梢性 μ オピオイド受容体拮抗薬（ナルデメジン）が有効である．
- 排便，排ガスがなく，腹部膨満感が強い場合は腸閉塞を疑い，X線検査や CT 検査を依頼する．

□卵巣がんは，VTE（静脈血栓塞栓症：venous thromboembolism）の発症リスクが高い[1]．オラパリブ＋ベバシズマブ（BEV）療法のように，貧血が高頻度に発現し[2]，かつ BEV を併用するレジメンでは特に注意する（→316 頁参照）．Khorana スコア[3]による発症予測を行い（表 16-36-1），D ダイマーの変化や VTE の症状発現に留意する．

□TC 療法では CIPN（化学療法誘発性末梢神経障害：chemotherapy-induced peripheral neuropathy）が高頻度に発現する．VTEの 1 つである DVT（深部静脈血栓症：deep venous thrombosis）の症状と類似点があるため鑑別が必要となる．

薬学的 ACTION ②　CIPN と DVT の鑑別

- 鑑別のポイントは 2 点ある．
①部位と症状：CIPN は手足の指先や足裏にしびれ，ピリピリ感，疼痛などが発現し，両側性である（顕著な左右差なし）．一方，DVT は片側性の浮腫やしびれなどが特徴である（→322 頁参照）．
②発症機転と症状推移：CIPN は抗がん薬導入後に発現し徐々に進

行する．DVT は急速に発症し短期間で進行する．
- DVT が疑われる場合は D ダイマーの推移を確認し，下肢血管超音波検査を提案する．
- CIPN と判断した場合は疼痛の有無を確認し，支持療法薬を検討する．

□卵巣がんは女性特有の疾患であり，好発年齢は 40～70 歳代である．したがって，催吐性リスク因子（女性，若年，悪阻歴あり，乗り物酔いあり，飲酒習慣なし，喫煙歴なし，不安感あり[4-6]）のうち，女性，若年がすでに該当する疾患である．さらに他の因子が該当する場合，リスクが上乗せされる．悪心・嘔吐が重症化しやすい患者群であることを認識して対応する．

薬学的 ACTION ③　治療側と患者側のリスク因子を考慮した制吐薬の選択

- 制吐薬適正使用ガイドライン[7]を参考に，治療レジメンと患者背景の両面からリスク評価する．リスク因子を複数有する場合は，制吐療法の工夫が必要である．
- 例えば，TC 療法では標準治療として NK_1 受容体拮抗薬，5-HT_3 受容体拮抗薬，デキサメタゾンを使用し，リスク因子が多い場合はオランザピンの追加を検討する．
- 予防的制吐療法が不要なレジメン（オラパリブ＋BEV 療法など）においても，悪心時にはドンペリドンやメトクロプラミドを用い，不安感があればベンゾジアゼピン系抗不安薬（ロラゼパムやアルプラゾラム*），乗り物酔いやめまい症があれば抗ヒスタミン薬（ジフェンヒドラミン・ジプロフィリン配合錠）を提案する．

*制吐薬適正使用ガイドラインでは推奨されているが，保険適用外である

引用文献

1) Khorana AA, et al：Cancer 119：648-55, 2013（PMID：22893596）
2) Ray-Coquard I, et al：N Engl J Med 381：2416-28, 2019（PMID：31851799）
3) Khorana AA, et al：Blood 111：4902-7, 2008（PMID：18216292）
4) Warr D：Eur J Pharmacol 722：192-6, 2014（PMID：24157977）
5) Sekine I, et al：Cancer Sci 104：711-7, 2013（PMID：23480814）
6) Grunberg SM, et al：N Engl J Med 329：1790-6, 1993（PMID：8232489）
7) 日本癌治療学会（編）：制吐薬適正使用ガイドライン 2023 年 10 月改訂，第 3 版．金原出版，2023

〔横川貴志〕

37 パクリタキセル＋カルボプラチン療法（PTX＋CBDCA療法，TC療法）

EXPERT EYES

- □ 卵巣がんの周術期治療，進行再発治療で用いられる標準レジメンの1つ．
- □ パクリタキセルとカルボプラチンはともにHSR（過敏性反応：hypersensitivity reaction）を起こす可能性がある．薬剤ごとの特性や対策を理解しておく．
- □ 蓄積性の副作用として，CIPN（化学療法誘発性末梢神経障害：chemotherapy-induced peripheral neuropathy）が生じる．患者の自覚症状を継続的に確認する．

1 治療効果

- □ **対象患者**：進行卵巣がんで術後に1.0 cm以上の腫瘍が残存しない患者792例[1]
- □ **全生存期間**：パクリタキセル＋シスプラチン療法（PTX＋CDDP療法，TP療法）48.7か月 vs TC療法 57.4か月
  ハザード比：0.84［95％信頼区間：0.7-1.02］
- □ 当時の標準治療であったTP療法との非劣性を示し，2004年のThe 3rd International Ovarian Cancer Consensus Conferenceを経てTC療法が世界的に標準療法となった．

2 副作用

1）発現率の高い副作用[2]

副作用	発現率（%）	
	全体	Grade 3以上
脱毛症	98.2	—
悪心	77.1	5.9
末梢神経障害	75.0	7.2
疼痛（筋肉痛／関節痛）	72.0	14.7
貧血	70.9	1.4
便秘・イレウス	49.7	14.5
嘔吐	45.5	2.8

2) 発現率は低いが見逃したくない副作用[2)]

副作用	発現率 (%)	
	全体	Grade 3 以上
呼吸苦	28.0	6.2
過敏症/アレルギー	23.6	3.6
心毒性	19.3	3.3
浮腫	18.3	1.8
聴覚障害	8.8	0.3
発熱性好中球減少症	1.7	1.7

3 診察前の患者面談の POINT

1) 抗がん薬の減量・休薬に関わること

□TC 療法の開始用量は PTX 175〜185 mg/m^2，CBDCA AUC 5〜
6 と報告によりさまざまである[2-4]．一例として，がん研有明病院
で用いられている開始用量と減量方法を表 16-37-1 に示す．

(1) 骨髄機能

□開始時は好中球数 1,500/μL 以上，血小板数 10 万/μL 以上である
ことを確認する．

□DLT（用量規制毒性：dose limiting toxicity）に該当する場合は
表 16-37-2 を参考に減量を検討する[5)]．

表 16-37-1 TC 療法の開始用量と減量方法（がん研有明病院の場合）

	PTX	CBDCA
開始用量	175 mg/m^2	AUC 6
1 レベル減量	135 mg/m^2	AUC 5
2 レベル減量	110 mg/m^2	AUC 4
3 レベル減量	中止	中止

**表 16-37-2 DLT となる好中球減少症，または DLT となる血小板減少症
出現時の減量基準**

DLT となる好中球減少症	DLT となる血小板減少症	回復までに要した期間	
		2 週間以内	2 週間以上
あり	問わない	前回と同量	PTX，CBDCA ともに 1 レベル減量
なし	あり	前回と同量	CBDCA のみ 1 レベル減量

〔Coleman RL, et al：Lancet Oncol 18：779-91, 2017（PMID：
28438473）より〕

□DLT となる好中球減少症

- 感染の有無にかかわらず，38.5℃の発熱で，好中球数が 1,000/μL 以下．
- Grade 4 の好中球減少が 7 日間持続する．

□DLT となる血小板減少症

- Grade 4 の血小板減少．
- 四肢の紫斑や点状出血などの出血傾向を合併する，または血小板輸血を必要とする Grade 3 の血小板減少．

(2) 末梢神経障害

□Grade 2 以上を認めた場合 PTX を 1 レベル減量．

- 投与レベルを 1 レベル減量しても再び Grade 2 以上を認めた場合：PTX をさらに 1 レベル減量または対症療法により用量レベルを維持する．3 レベル減量となれば投与を中止．

□Grade 3 以上を認めた場合は Grade 2 以下になるまで PTX 休止．

- 3 週間以上延期しても Grade 2 以下に改善しない場合：PTX を中止し，ドセタキセルへの変更を検討する．

(3) 腹水

□腹水は進行卵巣がんに特徴的な症状である．

□肥満の場合は，ASCO のガイドラインで実体重での算出が推奨されている[6]．一方，腹膜内に貯留する腹水の場合はいわゆる腹膜血液関門により抗がん薬の移行率が極めて低いと報告されている[7]．そのため，腹水貯留時には腹水がないまたは少ない状態での体重を確認し，抗がん薬投与量を算出する．

(4) 肝機能[5]

□PTX は肝臓代謝および胆汁排泄が主な代謝経路であるため Grade 3 以上の肝障害が生じた場合は 1 レベル減量する．

2) 抗がん薬治療や支持療法薬の提案に関わること

(1) HSR に対する対応と対策[8]

> 処方提案例：PTX 投与中に発疹出現し，投与中断していた患者と面談し，呼吸器症状や明らかな血圧変動を伴っていないことを確認した．PTX 中断により症状が改善していることを確認したため，減速して投与再開を提案する．

□HSR はすべての抗腫瘍薬で生じうる重大な有害事象の 1 つであり，IR（注入反応：infusion reaction）と AR（アレルギー反応：

表 16-37-3　IR と AR の特徴

	IR	AR
代表的な原因薬剤	タキサン系薬剤，リポソーム化ドキソルビシン，抗体薬など	プラチナ製剤（主に CBDCA）
好発時期	最初の数コース	投与 6〜21 回目（平均 8 回）
症状	ほてり，発疹，発熱，胸部圧迫感，軽度の血圧変化，背部痛，悪寒など	呼吸困難，全身性の蕁麻疹，嘔吐，腹痛，下痢，血圧の変化，胸部痛，背部痛，腰痛など
被疑薬中断後の症状	消失することが多い	持続することが多い

allergic reaction）に分類される．それぞれの特徴を**表 16-37-3**に示す．

□PTX は IR を生じやすいため，デキサメタゾン（DEX），ファモチジン，ジフェンヒドラミンの前投与が必須である．

□CBDCA を含むプラチナ製剤による HSR の多くは AR であり，単純な再投与では HSR が再発する可能性が高い．そのため，代替治療がない場合は脱感作療法あるいは別のプラチナ製剤への変更が考慮されるが，いずれにおいても死亡例が報告されており，患者への十分な説明と医療者間の情報共有が重要である．

□CBDCA の脱感作療法は投与方法が定まっていないのが現状であり，4 段階希釈法や 12 段階希釈法が報告されている．

□**図 16-37-1**，**図 16-37-2** に示すように，NCCN ガイドライン 2024 年版[9]における HSR 発現時の対応はタキサン系薬剤とプラチナ製剤で異なる．

(2) 末梢神経障害に対する支持療法薬[10]

> **処方提案例**：末梢神経障害による疼痛に対して，プレガバリンを 1 回 75 mg　1 日 2 回　朝食後，就寝前で開始することを提案する．患者へ日中の眠気が生じる場合は朝食後分をスキップ，それでも改善しなければ就寝前分もスキップ可能と説明する．

□PTX による CIPN は四肢の知覚異常を主体とし，1 回投与量と総投与量に相関する．

□一方，weekly レジメンの方が tri-weekly レジメンより重篤化す

37 パクリタキセル＋カルボプラチン療法（TC療法） | 309

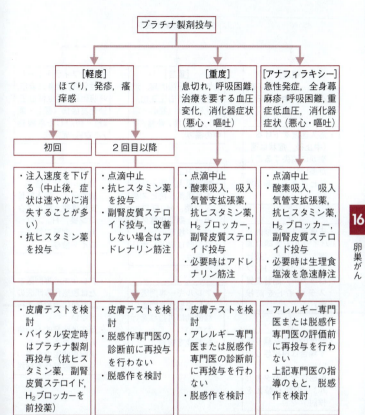

図 16-37-1　プラチナ製剤の HSR 管理

〔National Comprehensive Cancer Network : NCCN Guidelines : Ovarian Cancer/Fallopian Tube Cancer/Primary Peritoneal Cancer Version 3.2024 を参考に作成〕

るとの報告もあり，投与回数や一定期間の頻度と関連する可能性も指摘されている．
□神経障害性疼痛を伴うこともあり，進行により四肢遠位優位の灼熱感，全感覚に及ぶ感覚神経，感覚性運動障害，徐脈性不整脈などの自律神経症状が起こる．

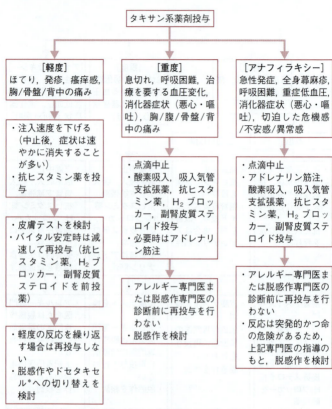

図 16-37-2 タキサン系薬剤の HSR 管理

*タキサンの切り替えを支持するデータはなく、交差反応により生命を脅かす可能性がある.

〔National Comprehensive Cancer Network: NCCN Guidelines: Ovarian Cancer/Fallopian Tube Cancer/Primary Peritoneal Cancer Version 3.2024 を参考に作成〕

□図 16-37-3 に示すように、投与期間中のみでなく、投与 2 年後まで症状が残存すると報告[2]されている.
□PTX による CIPN のリスク因子として治療前の Hb 低値、肥満、高齢、女性などが報告されている.
□治療継続中に発現し、ゆっくり増悪する慢性神経障害だけでな

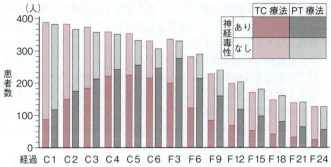

図16-37-3 TC療法とTP療法の神経毒性の有無（治療中および追跡期間中）

Cx=治療コース数，Fx=xか月後の追跡調査

〔du Bois A, et al：J Natl Cancer Inst 95：1320-9, 2003 (PMID：12953086) を参考に作成〕

く，毎回の投与直後から数日以内に発現する急性神経障害を生じる．
□タキサン系薬剤投与後数日で発症する疼痛にTAPS（タキサン急性疼痛症候群：taxane acute pain syndrome）がある．クレアチンホスホキナーゼ（CPK）など筋肉に関連する酵素の上昇はなく，初回投与時に強い疼痛が生じた症例で慢性神経症状に移行しやすいという報告があることから，筋肉痛や関節痛ではなく神経障害と関連すると考えられている．TAPSのピークは投与3日目である．
□薬物療法（牛車腎気丸，プレガバリンなど）によるCIPN予防の有効性を検証した試験では，いずれも有意差なし，もしくは非盲検であり，推奨されていない[10]．
□タキサン系薬剤における非薬物療法（冷却，圧迫，運動）によるCIPN予防は，本邦のガイドラインで以下の推奨となっている[10]．しかし，いずれもエビデンスの確実性は「弱〜非常に弱い」ため，個別に必要性を検討する．
- **冷却**：行うことを提案（凍傷に注意）〔エビデンスの確実性：C（弱）〕
- **圧迫**：推奨なし〔エビデンスの確実性：D（非常に弱い）〕
- **運動**：行うことを提案〔エビデンスの確実性：C（弱）〕

312 | 第16章　卵巣がん

□CIPNにおける薬物治療として，ガイドラインではデュロキセチンを提案，プレガバリンは推奨なしとされている．しかし，その根拠となったRCTの探索的解析において，デュロキセチンはプラチナ製剤で有意な疼痛軽減効果があるのに対し，タキサン系薬剤では有意な疼痛軽減を示さなかった[11]．タキサン系薬剤によって生じたCIPNの治療では，プレガバリンがデュロキセチンと比較して有意な改善を示した報告もある[12]．十分なエビデンスがないことを理解する必要はあるが，PTXによるCIPNに対してはプレガバリンが治療の選択肢になりうる．

□ミロガバリンは神経障害性疼痛に対する保険適応を有するが，CIPNの治療効果に対するRCTがない．そのため，疼痛を有さないCIPNに対する効果は不明である．

4 副作用の重症度評価と薬学的ACTION

1) 悪心

□点滴後2〜5日目が好発時期．

□TC療法は中等度催吐性リスクに分類されるが，AUC≧4のCBDCAを含むため，高度催吐性に近い．そのため，標準制吐療法はNK$_1$受容体拮抗薬を含む3剤併用療法である[13]．

□制吐薬適正使用ガイドライン[13]ではNK$_1$受容体拮抗薬使用時のDEXを相互作用の観点から50％減量すると記載しているが，TC療法におけるDEXはPTXによる過敏症対策としての使用となるため，この限りではない．

□患者側の催吐性リスクが高いと考えられる場合はオランザピン（1回5mg　1日1回　就寝前　6日分）の併用を考慮する．

2) 便秘

□制吐薬として使用される5-HT$_3$受容体拮抗薬は腸管運動を低下させ，便秘の一因となる．

□5-HT$_3$受容体拮抗薬の影響は投与3日以内に起こりやすい．便秘の訴えがあった際はその時期を確認し，副作用との鑑別を行う．

薬学的ACTION①　**卵巣がんにおける便秘の要因鑑別**

● 婦人科がんの根治治療の1つに手術があり，その術式の1つに広汎子宮全摘出術がある．子宮摘出により，腸が前傾することで腸の中に直腸瘤，S状結腸瘤などのくびれができやすくなる．この状態になると，いきんだ時に便がくびれに入り込むため，腹圧を

かけても排泄しにくくなる．また，手術操作時の自律神経損傷による便秘や癒着による腸管の狭窄や腸閉塞が起こることもある．
- 手術前後で排便状況が変化している患者もいるため，TC療法導入時は直近の排便状況と下剤の使用状況を確認する．
- 下剤を使用しても排便，排ガスがない，嘔吐や腹痛が生じている場合はイレウスの可能性を考慮して画像検査を提案する．

3）筋肉痛，関節痛

□ 好発時期は点滴後2〜5日目．

□ アセトアミノフェン，NSAIDsで対応する．芍薬甘草湯が有効な場合もある．

□ Grade 3になることも少なくなく，患者がPTX減量を希望することもある．

□ アドヒアランス不良によるPTX減量を防ぐため，十分な支持療法薬の使用を指導する．

薬学的ACTION② 鎮痛薬のアドヒアランス評価

- 卵巣がんでは既往に水腎症や尿路感染症などによる腎機能障害を有する患者が多く，中には腎機能改善後も自己判断でNSAIDsを避けている場合がある．
- アセトアミノフェンの疼痛に対する上限量は1回1,000mg，1日4,000mgである．しかし，臨床ではその1/3〜1/2程度で内服し，コントロール不良になっている症例が少なくない．
- NRSによる疼痛評価と鎮痛薬のアドヒアランスを確認する．鎮痛薬不足と判断した場合は医師に鎮痛薬の増量を提案し，患者に具体的な用法用量を説明する．
- 関節痛，筋肉痛は患者が抗がん薬の副作用と認識していない，もしくは末梢神経障害と混同していることがあるため，医療者から積極的に症状の有無を確認する．

4）末梢神経障害[10]

□ 重症度評価の際は，「小銭は取り出しにくくないか」「つまずくことはないか」など具体的な質問で日常生活への影響についても確認する．

□ PTXによるCIPNは微小管阻害作用による軸索輸送障害によるものであり，薬剤の中止により徐々に回復するが，不可逆的な障害が残ることもある．

□ プラチナ製剤では神経細胞死が起こると軸索と髄鞘が再生しな

い．そのため，薬剤中止後も回復困難になりやすいが，通常量の CBDCA における頻度は少ない．そのため，CBDCA は CIPN による減量・中止の対象とはならない．

□CIPN や神経障害性疼痛を生じた際は，プレガバリン，ミロガバリン，デュロキセチンなどで対応するが，それによる副作用（傾眠，めまい）出現時や CIPN がさらに悪化する場合は PTX の減量，中止を提案する．

薬学的 ACTION ③　神経障害性疼痛治療薬の調節

- プレガバリン，ミロガバリン，デュロキセチンは少量で開始し，副作用への忍容性があれば徐々に増量することが推奨されているが，臨床では副作用がないにもかかわらず，低用量を継続している場合がある．
- 低用量では効果が期待できないことを患者に説明し，増量を提案する．その際，効果発現には数週間かかること，副作用発現時は元の用量に戻してよいことも説明する．
- これらの薬剤は急な中止による離脱症状のリスクがある．TC 療法終了後は症状を確認しながら漸減，中止を提案していく．

5) 好中球減少

□FN（発熱性好中球減少症：febrile neutropenia）の発現率は 1.7% と報告されている．

薬学的 ACTION ④　発熱に対して

- 卵巣がんの手術後は複雑性尿路感染症，術式によっては蜂窩織炎やリンパ嚢胞感染が起こることがある．
- 上記のような感染症は入院での治療が必要となるため，化学療法後の発熱時は必ず病院に連絡するよう説明する．

5　服薬説明の POINT

□HSR は投与初期だけでなく，6 コース目以降出現する CBDCA アレルギーがある．治療に慣れてきた頃に出現するため，該当時期に再度自覚症状を説明する．

□末梢神経障害に対する支持療法薬にエビデンスの高い薬剤は存在しない．治療中は一度生じた症状を完全に消失させることが難しく，抗がん薬終了後も残存する可能性を説明する．症状出現時や悪化時は我慢せず，都度報告するよう説明する．

□卵巣がんは静脈血栓塞栓症を発症しやすいことから，抗凝固薬を

併用している患者が多い．TC療法中は血小板減少により出血傾向となる可能性があるため，持続する出血があれば抗凝固薬を中止し，病院に連絡するよう説明する．

引用文献

1) Ozols RF, et al：J Clin Oncol 21：3194-200, 2003 (PMID：12860964)
2) du Bois A, et al：J Natl Cancer Inst 95：1320-9, 2003 (PMID：12953086)
3) Harano K, et al：Ann Oncol 25：251-7, 2014 (PMID：24356636)
4) Chan JK, et al：N Engl J Med 374：738-48, 2016 (PMID：26933849)
5) Coleman RL, et al：Lancet Oncol 18：779-91, 2017 (PMID：28438473)
6) Griggs JJ, et al：J Clin Oncol 30：1553-61, 2012 (PMID：22473167)
7) Jacquet P, et al：Cancer Treat Res 82：53-63, 1996 (PMID：8849943)
8) 日本婦人科腫瘍学会（編）：卵巣がん・卵管癌・腹膜癌治療ガイドライン 2020年版，第5版．pp116-119，金原出版，2020
9) National Comprehensive Cancer Network：NCCN Guidelines：Ovarian Cancer/Fallopian Tube Cancer/Primary Peritoneal Cancer Version 3.2024
10) 日本がんサポーティブケア学会（編）：がん薬物療法に伴う末梢神経障害診療ガイドライン 2023年版，第2版．pp 17, 20-21, 43-44, 59-78，金原出版，2023
11) Smith EM, et al：JAMA 309：1359-67, 2013 (PMID：23549581)
12) Salehifar E, et al：Clin Drug Investig 40：249-57, 2020 (PMID：31925721)
13) 日本癌治療学会（編）：制吐薬適正使用ガイドライン 2023年10月改訂，第3版．pp 50-52，金原出版，2023

〔副島 梓〕

38 オラパリブ+ベバシズマブ療法

EXPERT EYES

□HRD（相同組換え修復欠損：homologous recombination deficiency）を有する卵巣がん患者に対する維持療法の1つである.

□悪心・嘔吐，貧血，高血圧の発現頻度が高く，支持療法の選択と休薬・減量の判断が重要となる.

□卵巣がんは静脈血栓塞栓症リスクが高いがん種の1つであり，ベバシズマブを併用する本治療においては特に注意する.

1 治療効果

(1) PAOLA-1試験

□**対象患者**：国際産婦人科連合（FIGO）進行期分類Ⅲ期またはⅣ期の卵巣/卵管/腹膜がんと診断され，プラチナ製剤およびベバシズマブ（BEV）を含む初回化学療法で奏効が維持されている患者806例[1]

□**無増悪生存期間**：オラパリブ+BEV療法 22.1か月 vs BEV単剤 16.6か月

ハザード比：0.59［95％信頼区間：0.49-0.72］（p＜0.001）

(2) PAOLA-1試験のサブ解析

□**対象患者**：HRD陽性かつ*BRAC*遺伝子変異陰性患者（全体の19％）

□**無増悪生存期間**：オラパリブ+BEV療法 28.1か月 vs BEV単剤 16.6か月

ハザード比：0.43［95％信頼区間：0.28-0.66］

(3) PAOLA-1試験のサブ解析

□**対象患者**：HRD陽性かつ*BRAC*遺伝子変異陽性患者（全体の29％）

□**無増悪生存期間**：オラパリブ+BEV療法 37.2か月 vs BEV単剤 17.7か月

ハザード比：0.33［95％信頼区間：0.25-0.45］

□以上のように，HRD陽性（特にHRD陽性かつ*BRCA*遺伝子変異陽性）患者に対して高い治療効果が得られる治療法である．したがって，HRD陽性が適応の必須条件となっている[2].

2 副作用

1) 発現率の高い副作用[1]

副作用	発現率 (%)	
	全体	Grade 3 以上
悪心/嘔吐	53.3/21.9	2.4/1.5
疲労・無力症	52.9	5.2
高血圧	45.8	18.7
貧血	40.9	17.4
下痢	18.3	2.2
好中球減少	17.8	6.0
血小板減少	7.9	1.7

2) 発現率は低いが見逃したくない副作用[1]

副作用	発現率 (%)	
	全体	Grade 3 以上
静脈血栓塞栓症	3.6	1.7
間質性肺疾患※	1.1	0
消化管穿孔 (腸管穿孔)	0.2	0.2

※肺臓炎, 気管支炎を含む

3 診察前の患者面談の POINT

1) 抗がん薬の減量・休薬に関わること

(1) 骨髄機能

□治療導入時は好中球数 1,500/μL 以上, 血小板数 10 万/μL 以上, Hb 10.0 g/dL 以上を満たすこと, 継続中は好中球数 1,000/μL 以上, 血小板数 5 万/μL 以上, Hb 8.0 g/dL 以上あることを確認する[1].

(2) 腎機能

□わが国のオラパリブの添付文書では明確な減量基準はなく,「腎機能障害のある患者では減量を考慮する」となっている.

□一方, 海外の研究によると, 腎機能が正常な患者と比較し, 軽度腎機能障害患者 (Ccr 51〜80 mL/分) ではオラパリブの C_{max} が 15%, AUC が 24%, 中等度 (Ccr 31〜50 mL/分) では C_{max} が 26%, AUC が 44%高値を示したと報告されている[3]. なお, 重度腎機能障害患者 (Ccr 30 mL/分以下) へ投与した場合のデータはない.

□米国の添付文書 (2023 年 5 月改訂版) では, 軽度腎機能障害患者

に対する用量調節は不要だが，中等度の場合は 2 段階減量（1 回 200 mg　1 日 2 回）を推奨している.

□以上を踏まえ，Ccr が 31〜50 mL/分に低下した患者においてはオラパリブの減量を提案する.

(3) 肝機能

□わが国のオラパリブの添付文書では明確な減量基準はない.

□一方，海外の研究によると，肝機能が正常な患者と比較し，軽度肝機能障害患者（Child-Pugh 分類 A）ではオラパリブの C_{max} が 13%，AUC が 15% 高値を示し，中等度肝機能障害患者（Child-Pugh 分類 B）では C_{max} が 13% 低値を示したが，AUC は 8% 高値を示したと報告されている[4]．この研究では，軽度および中等度の肝機能障害による臨床上問題となる影響は認められなかったため，オラパリブの用量調節は不要であると結論づけている．なお，重度肝機能障害患者（Child-Pugh 分類 C）へ投与した場合のデータはない.

□以上を踏まえ，Child-Pugh 分類 C を除けば，肝機能障害におけるオラパリブの用量調節は不要である.

(4) 尿蛋白

□BEV の実施基準として，尿蛋白定性検査 2＋ 未満であることを確認する.

□定性検査 2＋ 以上の場合，定量的な評価により実施可否を判断する．1 日尿蛋白排泄量の測定が理想的だが，外来通院では難しい．そのため，1 日尿蛋白排泄量と相関性がある尿蛋白/クレアチニン比（UPC 比）[5]を用い，1.0 未満（PAOLA-1 試験の実施基準[1]）であることを確認する.

□UPC 比 1.0 以上の場合は BEV の休薬を提案する（オラパリブは継続可能）.

2) 抗がん薬治療や支持療法薬の提案に関わること

(1) 骨髄抑制に対する治療スケジュール変更

> **処方提案例**：好中球数 1,000/μL 未満，血小板数 5 万/μL 未満，Hb 8.0 g/dL 未満のいずれかに該当する場合，オラパリブを休薬する．回復後は減量せず再開するが，2 回目以降起こった場合は休薬後に減量して再開することを提案する.

□抗がん薬治療の場合，RDI（相対用量強度：relative dose intensity）の維持が重要となる.

□休薬が繰り返されると RDI は著しく低下し，FN（発熱性好中球減少症：febrile neutropenia），出血や貧血症状の重症化，治療中止のリスクが上昇する.

□それらを回避するためには，オラパリブの減量も必要である.

（2）貧血に対する鉄剤の必要性の判断

処方提案例：鉄剤の要否を検討するには鉄欠乏性貧血か否かの判断が必要となる．血清鉄や血清フェリチンなど採血項目の追加を提案し，鉄剤の要否を検討する.

□貧血の1種である鉄欠乏性貧血においては，Hb だけでなく，血清鉄の低下，血清フェリチンの低下，総鉄結合能（TIBC）の上昇をきたす．また，血清鉄と TIBC を用いて算出されるトランスフェリン飽和度（TSAT）も低下する．血清鉄は日内変動や食事による影響，慢性炎症などでも変動するため，鉄欠乏性貧血の診断には主に，貯蔵鉄量の指標として有用な血清フェリチン（12 ng/mL 未満）[6]，TIBC（360 µg/dL 以上）を用いる．TSAT（20％未満）も特異性が高く有用なマーカーである.

□通常の採血ではこれらの項目が測定されていない場合が多いため，初期評価として平均赤血球容積（MCV），平均赤血球 Hb 濃度（MCHC）を目安にする．MCV が 80 fL 未満，MCHC が 30％未満の場合は，鉄欠乏性貧血の可能性を考え，前述した採血項目の追加を依頼する.

□鉄欠乏性貧血と判断した場合は，鉄剤の追加処方を提案する.

（3）服薬アドヒアランスの評価

□本治療はオラパリブのアドヒアランス維持が重要なため，口頭ではなく治療日誌などを用いて正確に評価する.

□支持療法薬のアドヒアランス評価も重要である．未服用を把握せずに新たな支持療法薬を追加，あるいはオラパリブの減量を提案することは患者の不利益となる.

4　副作用の重症度評価と薬学的 ACTION

1）悪心・嘔吐

□発現頻度は，悪心 53.3％，嘔吐 21.9％である[1].

□オラパリブの催吐性リスクは，NCCN（全米総合がん情報ネットワーク）ガイドラインでは moderate to high emetic risk（催吐頻

度 ≧30％）に分類されている[7]．一方，ASCO（米国臨床腫瘍学会）では minimal or low（催吐頻度＜30％）[8]，わが国の制吐薬適正使用ガイドラインでは moderate（催吐頻度＞30％）に分類されている[9]．

□ 初回発現の好発時期はオラパリブ投与開始後1か月以内である[10]．

□ 卵巣がんは女性特有の疾患であり，好発年齢は40〜70歳代のため，催吐性リスク因子（女性，若年，悪阻歴あり，乗り物酔いあり，飲酒習慣なし，喫煙歴なし，不安感あり）[11-13]を複数有している可能性を想定して対応する．

□ 便秘による腹部膨満感や口腔粘膜障害，味覚障害，腹水貯留（卵巣がんは腹膜播種をきたしやすい）により食欲が低下している可能性もあるため，吐き気やムカムカ感の有無を確認したうえで制吐薬の必要性を判断する．

□ 断続的な嘔吐，発熱，下痢を伴う場合は，感染性胃腸炎を疑う．

薬学的 ACTION ①　制吐薬の選択

● 予防的制吐薬は不要であるが[9]，悪心・嘔吐の発現頻度と時期を考慮し，メトクロプラミドやドンペリドンの処方をあらかじめ提案しておく．

● 不安感が強く予測性の関与が考えられる患者にはベンゾジアゼピン系抗不安薬（ロラゼパムやアルプラゾラムなど），胸やけや消化不良症状を有する患者には H_2 ブロッカーあるいはプロトンポンプ阻害薬，体動性悪心を有する患者には抗ヒスタミン薬（ジフェンヒドラミン・ジプロフィリン配合錠）の併用を検討する．

2）下痢

□ 発現頻度は18.3％である[1]．

□ 初回発現までの期間（中央値）は2.25か月である[10]．

□ 治療開始前の排便ベースラインを把握し，重症度評価を行う．

□ 下痢発現時はロペラミドを中心に対応していく．

□ 下痢が持続する場合は，感染性胃腸炎や重度な腸管粘膜障害の可能性を考え，嘔吐や発熱，持続的な腹痛の有無を確認する．該当する場合は速やかに病院へ連絡してもらう．

| 38 オラパリブ＋ベバシズマブ療法 | **321**

薬学的 ACTION ②　ロペラミドの投与量と投与間隔

- わが国の添付文書では，1 日 1〜2 mg（適宜増減）と記載されている．ただし，これは抗がん薬の下痢を想定した用量設定ではない．
- ASCO ガイドラインでは，がん化学療法誘発性下痢に対するロペラミドの推奨量が明記されている．それによると，初回 4 mg，その後 4 時間ごと，または下痢が起こるごとに 2 mg 追加（上限 1 日 16 mg）となっている[14]．ただし，欧米人を対象とした用量設定であることに留意する．
- 以上より，1 回 1〜2 mg で開始することを提案する．またロペラミドの T_{max} が 4〜6 時間であることより 4 時間経過しても下痢が持続する場合は，1 回 1〜2 mg を追加していくことを提案する．

3）高血圧

□ 発現頻度は 45.8％，Grade 3 以上は 18.7％である[1]．

□ 緩徐に上昇し（初回発現までの期間は 2 週未満〜24 週以上と幅広い），拡張期血圧が上昇しやすい特徴がある．

□ 治療導入前に，血圧ベースラインと高血圧歴の有無を確認する．

□ 測定タイミング（体動後）や疼痛，白衣高血圧による一過性の血圧上昇を除外するために，家庭における 1 日 2 回（朝・夕食前）の血圧測定を指示する．

□ 血圧計は上腕式が理想である．手首式を用いる場合は，手首を心臓の高さに合わせて測定するよう指導する（上下すると測定値にばらつきが生じる）．

□ 収縮期血圧 140 mmHg あるいは拡張期血圧 90 mmHg に上昇した場合は，降圧薬を開始する．

□ 分子標的治療薬起因性高血圧に特化した指針はないが，高血圧治療ガイドライン，がん薬物療法時の腎障害診療ガイドラインを参考に，ARB や Ca 拮抗薬を第 1 選択とする[15, 16]．

薬学的 ACTION ③　「降圧効果」と「降圧スピード」を重視した降圧薬の選択

- BEV の中断を回避するために，降圧効果が高く，かつ降圧スピードが速い薬剤を選択する．
- ARB の中では，アジルサルタンの降圧効果が最も高く，降圧スピードも 1 週間程度と速い[17]．
- Ca 拮抗薬の中では，アムロジピンとニフェジピン CR の降圧効果が高く，1 日 1 回の服用で 24 時間安定した降圧を図ることがで

16

卵巣がん

きる[18, 19].

- ニフェジピン CR の血漿中濃度は二峰性であり（投与後約 3 時間と約 12 時間後にピーク），交感神経作用が亢進する早朝高血圧に有効である[19].したがって，朝の血圧コントロールに難渋する症例ではニフェジピン CR の就寝前投与を検討する.

- アジルサルタン 1 回 20 mg 1 日 1 回とアムロジピン 1 回 5 mg 1 日 1 回を比較した試験では，24 時間血圧・睡眠時血圧（収縮期）ともにアムロジピンの方が有意に優れていた[20].

- オルメサルタン 1 回 20 mg 1 日 1 回開始後に降圧不十分な患者に対して，オルメサルタン増量と Ca 拮抗薬併用を比較した試験では，Ca 拮抗薬併用の方が降圧に優れていた[21].

- 以上より，第 1 選択薬としてアジルサルタンあるいは Ca 拮抗薬（アムロジピンあるいはニフェジピン CR）を検討するが，より早期に降圧を図る場合は後者を用いる.また，単剤でコントロール不十分な場合は，両系統薬の併用を提案する.

4) 静脈血栓塞栓症

□ VTE（静脈血栓塞栓症：venous thromboembolism）は，oncology emergency（がん治療中に起こる，生命を脅かす急性症状）の 1 つであり，致死率が高い[22].

□ がん患者は VTE の発症リスクが高く，卵巣がんは部位別発症率で 5 番目に高いことが報告されている[23].

□ VTE のリスク因子として血小板数 $\geq$ 35 万/μL，Hb < 10 g/dL，BMI $\geq$ 35 kg/m^2，女性，D ダイマー $\geq$ 1.5 μg/mL などが報告されている[24, 25].

□ D ダイマーは，体内で血栓が溶かされた時に生成される物質である.したがって，すでに血栓が生じている状態を反映しており，VTE の指標となる.ただし，がん自体や他病態などでも上昇するため，前回との比較が重要となる.

□ VTE のうち，DVT（深部静脈血栓症：deep venous thrombosis）の発現頻度は 0.9 %，PE（肺塞栓症：pulmonary embolism）は 1.3 % と報告されている[1].DVT は PE 発症の引き金にもなる.

□ DVT の症状として下肢（特にふくらはぎ付近）の浮腫・しびれ・疼痛・色調変化（青紫）などがあり，片側性の場合は可能性が高い.PE の症状としては息切れ・胸痛・動悸などがあり，重症例ではふらつきや失神を生じることがある.

薬学的 ACTION ④ 静脈血栓塞栓症の評価と対応

- Dダイマーの顕著な上昇，下肢の片側性浮腫やしびれを確認した場合はDVTを疑い，下肢血管超音波検査の実施を提案する．
- Dダイマーの顕著な上昇，胸痛や動悸を確認した場合はPEを疑い，造影CT検査の実施を提案する．

5 服薬説明の POINT

□経口薬を含む治療のため，服薬アドヒアランスが重要となる．一方で，副作用が重症化しても服用し続けるリスクがある．患者には，悪心などで食事摂取が困難となった場合，疲労などで日常生活に支障をきたした場合などは速やかに連絡するよう説明する．

□本治療は貧血の発現頻度が高く，輸血を受けた症例は17.6％と報告されている[10]．また，疲労・無力症の発現頻度が52.9％（Grade 3以上：5.2％）[1]と報告されている根幹に，貧血が原因となっている可能性があることを念頭に置いておく．輸血を要する数値まで進行した場合，頭痛，耳鳴り，めまい，心雑音，倦怠感，息切れ，動悸などの自覚症状が顕著となるため，該当する場合は連絡するよう説明しておく．

□発現頻度は低いものの，BEVによる消化管穿孔，VTE，出血は処置が遅れると致死的となる．急激な強い腹痛，片側性の下肢浮腫やしびれ（DVTの症状），胸痛や動悸（PEの症状），大量出血が生じた場合は速やかに連絡するよう説明しておく．

引用文献

1) Ray-Coquard I, et al：N Engl J Med 381：2416-28, 2019（PMID：31851799）
2) リムパーザ®錠，添付文書. 2023年8月改訂（第5版）（アストラゼネカ）
3) Rolfo C, et al：Clin Pharmacokinet 58：1165-74, 2019（PMID：30877569）
4) Rolfo C, et al：Br J Clin Pharmacol 86：1807-18, 2020（PMID：32227355）
5) Ginsberg JM, et al：N Engl J Med 309：1543-6, 1983（PMID：6656849）
6) Lipschitz DA, et al：N Engl J Med 290：1213-6, 1974（PMID：4825851）
7) National Comprehensive Cancer Network：NCCN Guidelines：Antiemesis Version 2. 2024
8) Hesketh PJ, et al：J Clin Oncol 38：2782-97, 2020（PMID：32658626）
9) 日本癌治療学会（編）：制吐薬適正使用ガイドライン 2023年10月改訂, 第3版. pp 50-52, 金原出版, 2023
10) リムパーザ®錠, 適正使用ガイド. 2023年11月作成（アストラゼネカ）
11) Warr D：Eur J Pharmacol 722：192-6, 2014（PMID：24157977）
12) Sekine I, et al：Cancer Sci 104：711-7, 2013（PMID：23480814）
13) Grunberg SM, et al：N Engl J Med 329：1790-6, 1993（PMID：8232489）
14) Benson AB 3rd, et al：J Clin Oncol 22：2918-26, 2004（PMID：15254061）

15) 日本高血圧学会高血圧治療ガイドライン作成委員会（編）：高血圧治療ガイドライン 2019. 日本高血圧学会，2019
16) 日本腎臓学会，他（編）：がん薬物療法時の腎障害診療ガイドライン 2022. ライフサイエンス出版，2022
17) Satoh M, et al：J Hypertens 34：1218-23, 2016（PMID：27027425）
18) White WB, et al：Am J Hypertens 16：739-45, 2003（PMID：12944032）
19) Ryuzaki M, et al：J Hypertens 25：2352-8, 2007（PMID：17921832）
20) Kario K, et al：Hypertension 65：729-35, 2015（PMID：25646296）
21) Ogawa H, et al：Am J Med 125：981-90, 2012（PMID：22503610）
22) Khorana AA：Thromb Res 125：490-3, 2010（PMID：20097409）
23) Khorana AA, et al：Cancer 119：648-55, 2013（PMID：22893596）
24) Khorana AA, et al：Blood 111：4902-7, 2008（PMID：18216292）
25) Kenmotsu H, et al：Cancer Med 10：895-904, 2021（PMID：33421344）

〔横川貴志〕

第 17 章

甲状腺がん

39 甲状腺がんの病態生理

1 臓器とがんの OVERVIEW

- 甲状腺と周囲の臓器の関係を図 17-39-1 に示す.
- 重さ 10〜20 g の小さな臓器で,羽を広げた蝶のような形で中央の峡部と左右の腺葉からできている.腺葉は体の右側を右葉,左側を左葉という.
- 甲状腺はのどぼとけ(甲状軟骨)のすぐ下にあり,気管を前から取り囲むように位置している.甲状腺の裏側には声帯を動かす反回神経がある.

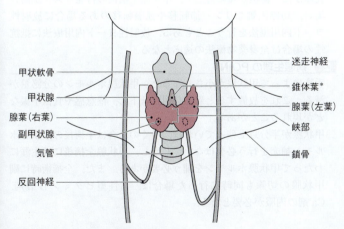

図 17-39-1　甲状腺と周囲の臓器の関係
*錐体葉がない場合もある

326 | 第17章　甲状腺がん

□甲状腺にできた腫瘍を甲状腺結節といい，その中で悪性の腫瘍を甲状腺がんという．悪性腫瘍全体において甲状腺がんが占める割合は1%程度と比較的稀である．罹患性差は女性が多数を占め，罹患頻度は男性の約3倍である．

□組織型に基づいて，乳頭がん，濾胞がん，低分化がん，髄様がん，未分化がんがあり，それぞれの腫瘍で特徴が異なる．乳頭がんと濾胞がんは分化がんとして取り扱われることが多い．乳頭がんが最も多く90%前後，次いで濾胞がん（約5%），未分化がん（2〜3%），低分化がん（1〜2%），髄様がん（1〜2%）と続く．

□乳頭がんの10年生存割合が90%以上，濾胞がんが80%以上とされ予後良好だが，未分化がんに関しては生存期間中央値で6か月以内とされる[1]．

□一般的に若年であるほど予後がよいとされており，乳頭がんと濾胞がんでは55歳という年齢でステージ（病期）の分け方が変わる．

□治療は手術が第1選択である．腫瘍の大きさや個数，周囲への浸潤，転移の有無によって甲状腺片葉切除術，もしくは甲状腺全摘術を選択する．転移のない一側性の乳頭がんは所見によっては手術を行わず，慎重に経過観察をすることも可能である．

□乳頭がん，濾胞がんに対して，甲状腺全摘後の再発リスクが高い場合，切除困難なリンパ節転移や遠隔転移のある場合に放射性ヨード内用療法を行うこともある．放射性ヨード内用療法に抵抗性の場合は全身薬物療法の適応となる．

2　病態生理のPOINT

□手術によって甲状腺が小さくなると，甲状腺ホルモンの分泌量が減る．これを放置すると新陳代謝が低下し，倦怠感や食欲不振などが現れることがある．

□甲状腺が半分以上残っていれば，多くの場合は手術後の甲状腺ホルモン補充を行う必要はない．しかし，甲状腺全摘後には生涯にわたって甲状腺ホルモンを補う必要がある．また，全摘術時に副甲状腺の切除も同時に行った場合は，活性型ビタミンD製剤，Ca剤の内服が必要となる．

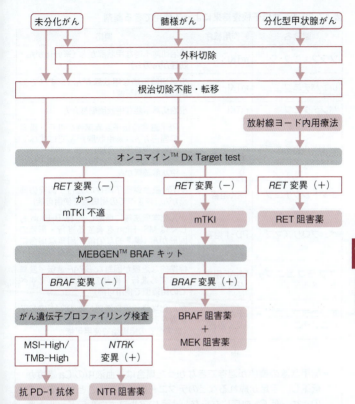

図17-39-2 甲状腺がんにおける治療の流れと遺伝子検査のタイミング

薬学的 ACTION ①　甲状腺手術後に服用する薬剤

- 甲状腺ホルモンとしてレボチロキシンを補充する．レボチロキシンは1回25～50μg 1日1回から開始し，TSH 10μIU/mL以下かつFT_4・FT_3が正常値になる値までレボチロキシンの量を調節する．レボチロキシンは半減期が約7日と長いため，服用量の調節は2～4週ごととゆっくり行う．また，高齢者や心臓疾患などがある患者では，急激な代謝の改善によって心臓に負荷がかかる懸念があるため，少量（1回12.5μg 1日1回程度）から慎重に投与開始する．

328 | 第 17 章 甲状腺がん

表 17-39-1 遺伝子検査結果によって使用できる薬剤

薬剤名	作用機序	適応
ソラフェニブ	mTKI	根治切除不能な甲状腺がん（※分化がん・髄様がんのみ）
レンバチニブ	mTKI	根治切除不能な甲状腺がん（※すべての組織型で使用可能）
バンデタニブ	mTKI	根治切除不能な甲状腺髄様がん
セルペルカチニブ	RET 阻害	・*RET* 融合遺伝子変異陽性の進行・再発の固形がん（※甲状腺がんではすべての組織型で使用可能） ・*RET* 遺伝子変異陽性の根治切除不能な甲状腺髄様がん
エヌトレクチニブ	TRK 阻害	*NTRK* 融合遺伝子陽性の進行・再発の固形がん（※すべての組織型で使用可能）
ペムブロリズマブ	PD-1 阻害	がん化学療法後に増悪した TMB-High もしくは MSI-High を有する進行・再発の固形がん（標準的な治療が困難な場合に限る）（※すべての組織型で使用可能）
ダブラフェニブ+トラメチニブ	BRAF 阻害+MEK 阻害	標準的な治療が困難な *BRAF* 遺伝子変異を有する進行・再発の固形腫瘍（※すべての組織型で使用可能）
エンコラフェニブ+ビニメチニブ	BRAF 阻害+MEK 阻害	がん化学療法後に増悪した *BRAF* 遺伝子変異を有する根治切除不能な甲状腺がん（※すべての組織型で使用可能）

- 副甲状腺の機能が温存できなかった場合は，血液中の Ca 濃度が低下し，手足が痺れるなどのテタニー症状がでることがある．そのため，低 Ca 血症にならないようにアルファカルシドールと乳酸カルシウムを服用する．服用量は自覚症状が生じない濃度（補正 Ca 値 8.0〜8.5 mg/dL 程度）を維持できるように調節する．

□ 切除不能甲状腺がんおよび放射性ヨウ素内用療法抵抗性の分化型甲状腺がんでは薬物療法の適応を検討する．

□ 甲状腺がんは治療に結びつく遺伝子異常の頻度が約 60%[2] と他がん腫と比較しても高頻度に認められ，がんゲノム医療の組み合わせにより治療展開されている．

□ 病期や組織型などの臨床的特徴を念頭に，治療標的となる遺伝子異常を想定して検査とそれに基づく治療を融合させる．

薬学的 ACTION ②　遺伝子検査結果, 組織型の違いを理解する

- 甲状腺がんにおける治療の流れと遺伝子検査のタイミングを**図17-39-2**に示す.
- *RET*遺伝子変異は遺伝性甲状腺髄様がんの98%と散発性甲状腺髄様がんの50%で発生し[3], *RET*融合遺伝子は甲状腺乳頭がんの5〜10%で認められる[4]. 一方で, 他組織型で*RET*遺伝子異常を認めることは稀である.
- 遺伝子検査結果によって使用できる薬剤を**表17-39-1**に示す. 薬剤により適応のある組織型が異なるため注意する.

引用文献

1) Schlumberger M, et al：N Engl J Med 372：621-30, 2015（PMID：25671254）
2) Zehir A, et al：Nat Med 23：703-13, 2017（PMID：28481359）
3) Elisei R, et al：Genes（Basel）10：698, 2019（PMID：31510104）
4) Cancer Genome Atlas Research Network：Cell 159：676-90, 2014（PMID：25417114）

〔田内淳子〕

330 | 第17章 甲状腺がん

40 レンバチニブ療法

EXPERT EYES

□ 国際共同第Ⅲ相試験である SELECT 試験[1]の結果より，放射性ヨウ素治療不応性の再発・転移性分化型甲状腺がんの重要な治療選択肢の1つである．日本では髄様がんと未分化がんを対象とした国内第Ⅱ相試験を行っており，良好な腫瘍縮小効果が認められている[2]．

□ ソラフェニブは分化がんと髄様がんのみ，バンデタニブは髄様がんのみの適応である．レンバチニブの適応は「根治切除不能な甲状腺がん」であり，未分化がんを含むすべての組織型に使用できる．

□ 副作用の発現頻度が高い．SELECT 試験ではレンバチニブ群のほぼすべての患者に有害事象が認められているが，Grade 3 以上の多くは高血圧である．降圧薬の使用により治療を継続できる症例も多い．他の副作用も適切なマネジメントによって治療を継続できることもある．副作用のマネジメント方法を学ぶことが重要な薬である．

1 治療効果

□ **対象患者**：ヨウ素 131 治療抵抗性の進行性分化型甲状腺がん患者 392 例[1]

□ **無増悪生存期間**[*1]：レンバチニブ群 18.3 か月 vs プラセボ群 3.6 か月

　ハザード比：0.21［95％信頼区間：0.14-0.31］（p＜0.001）

　[*1] 病勢増悪時に実薬へのクロスオーバーが許容されていたため，主要評価項目は無増悪生存期間であった．

2 副作用

1) 発現率の高い副作用[2,3]

副作用	出現率（%）			
	全体集団（n=261）		日本人集団（n=30）	
	全 Grade	Grade 3 以上	全 Grade	Grade 3 以上
高血圧	67.8	41.4	86.7	80.0
下痢	60.9	8.0	60.0	0.0
食欲不振	51.7	5.4	60.0	13.3
疲労感	39.8	9.2	63.3	13.3
蛋白尿	32.6	10.0	66.7	20.0
手足症候群	31.8	3.4	70.0	3.3

40 レンバチニブ療法 | 331

2) 発現率は低いが見逃したくない副作用[2,3]

副作用	出現率（%）			
	全体集団（n＝261）		日本人集団（n＝30）	
	全 Grade	Grade 3 以上	全 Grade	Grade 3 以上
静脈血栓塞栓症	3.8	3.4	―	―
動脈血栓塞栓症	3.4	1.1	―	―
消化管穿孔・瘻孔形成[*2]	1.9	0.8	0	0

[*2] 気管および食道への出血の危険性を伴う腫瘍浸潤を認める患者に対して腫瘍縮小に伴い消化管穿孔・瘻孔形成のおそれがある.

3 診察前の患者面談の POINT

1) 抗がん薬の減量・休薬に関わること

□ SELECT 試験の減量・休薬・有害事象による中止の割合を示す[2].

	全体集団（n＝261）	日本人集団（n＝30）
減量	78.9%	90.0%
休薬	57.5%	73.3%
有害事象による中止	17.6%	6.7%

□ 投与中断期間が長い（全治療期間の 10% 以上）患者群では，投与中断期間が短い（全治療期間の 10% 未満）患者群と比較して PFS が短く（12.8 か月 vs 未到達），奏効率も低い傾向（52.8% vs 76.1%）という報告[4]もあり，治療効果維持のための不必要な減量や休薬の回避，適切な対症療法薬の使用が重要である.

□ 初回投与量については，標準用量の 24 mg と 18 mg とを比較したランダム化第 II 相試験の結果が報告され，18 mg 開始群では奏効率が劣る（46.8% vs 64.0%）にもかかわらず有害事象の頻度は大きな差を認めない結果だった. これにより，可能な限り初回投与量は 24 mg で開始することが望ましいと考えられている[5].

(1) 高血圧

□ 投与開始前に必ずベースラインの血圧測定を行う. 発現頻度の高さから，投与中も必ず毎日血圧を測定するように指導する.

□ 投与開始後は収縮期血圧（SBP）≧140 mmHg または拡張期血圧（DBP）≧90 mmHg で降圧薬の投与を行う. 降圧治療にもかかわらず SBP≧160 mmHg または DBP≧100 mmHg の場合は休薬し，降圧薬による治療で SBP≦150 mmHg かつ DBP≦95 mmHg に回復してから 1 レベル減量して投与を再開する[2].

332 | 第17章 甲状腺がん

(2) 蛋白尿

□レンバチニブ投与前と投与中は定期的な尿検査を行う.

□尿試験紙で蛋白尿 2+ 以上が確認された場合は尿蛋白/Cr 比（UPC 比）スポットテストまたは 24 時間蓄尿を行い，蛋白尿を評価する．Grade 3（尿蛋白 3.5 g/日以上）の蛋白尿が発現した場合は休薬し，投与開始前の状態または Grade 1（蛋白尿 1+；尿蛋白 1.0 g/日未満）以下に回復したことを確認し，1 レベル減量してから再開する[6].

(3) 手足症候群

□レンバチニブのようなマルチキナーゼ阻害薬による手足症候群は限局性のことが多く，荷重部が好発部位である．発赤，過角化，疼痛に始まり，水疱の形成へ進展する.

□主な対処方法は保湿薬やステロイド外用薬の塗布，もしくはレンバチニブの休薬である．Grade 2 で痛みがある場合や Grade 3 以上ではレンバチニブを休薬し，Grade 1 以下に回復後に 1 レベル減量で再開する[2].

2) 抗がん薬治療や支持療法薬の提案に関わること

(1) 高血圧に対する降圧薬の提案

> **処方提案例**：高血圧の既往がある患者．カンデサルタン 1 回 4 mg 1 日 1 回の服用で治療開始前は 120/80 mmHg でコントロールできていることを確認．レンバチニブ開始後 7 日目に，自宅での SBP が 150 mmHg 前後に上昇していることを聴取．医師にアムロジピン錠 1 回 2.5 mg の追加を提案し，処方となった.

□発現時期の中央値は 16 日（日本人集団では 8 日）のため，特に投与初期の血圧コントロールが重要である.

□治療開始時に高血圧の既往がある場合は Grade 3 以上の高血圧関連の副作用発現頻度が高い（日本人集団における既往あり：なし＝71.4%：87.5%）ため，特に注意する.

□受診時の血圧測定のみでは白衣高血圧や仮面高血圧の可能性があるため，必ず自宅で毎日血圧を測定し，測定値を治療日誌に記載するように指導する.

□血圧上昇時は Grade に合わせて降圧薬の追加もしくはレンバチニブの休薬を行う．レンバチニブをはじめとするマルチキナーゼ

阻害薬によって，高血圧が生じやすい．この高血圧に対して，降圧薬の使い分けは確立していない．「高血圧治療ガイドライン2019」には薬剤性誘発高血圧症の1つであり通常の降圧薬を用いた治療を行うと記載されている．降圧薬1剤でコントロールが難しい場合は他剤を併用する．

□ 甲状腺がんでのレンバチニブは開始用量が高用量のため，特に投与初期に急激な血圧上昇が起こる可能性がある．自宅にて血圧がSBP 160 mmHg 以上もしくは DBP 100 mmHg 以上や血圧高値時に悪心やめまいなどの随伴症状が伴う場合にはすぐに病院に連絡するように指導する．

□ 自宅での急な高血圧に迅速に対処できるように，降圧剤を緊急時用として事前処方することも考慮する．

(2) 手足症候群に対しての提案

処方提案例：手足症候群の予防として治療開始時に予防用に尿素配合クリーム，発赤や疼痛出現時の治療用にジフルプレドナート軟膏の処方を医師に依頼した．患者には尿素配合クリームを塗布しつつ，日常生活で手足への物理的刺激を避けること，疼痛出現時は連絡するように指導した．

□ 発現時期の中央値は 42 日（日本人集団では 36 日）であり，開始後1〜2か月が好発時期のため特に注意する．

□ 日本人での発現率は 70％ と高頻度である（全体集団では約30％）．Grade 3 以上は約 3％ と多くはなく，予防と症状が軽度な段階での適切な対処ができれば重篤化を避けることができる．

□ Grade 3 まで症状が進むと回復に時間がかかるため，用量強度を保つためには適切な休薬・減量が重要である．疼痛を伴うGrade 2 以上ではレンバチニブを休薬・減量する．

□ レンバチニブのようなマルチキナーゼ阻害薬における手足症候群は荷重や物理的刺激がかかるところに限局することが多く，角化肥厚部位や皮膚硬結部位に好発する．患者には日常生活において**表 12-27-1**（→238 頁）に示すような刺激を避けるように指導する．

□ 手足症候群で認められる角質層および表皮の細胞肥厚は表皮の乾燥によって増悪するといわれている．そのため，治療開始時より予防として手のひらと足裏に保湿薬を塗布する．また，赤みや痛

334 ┃ 第 17 章　甲状腺がん

み出現時には治療として very strong クラスのステロイド外用薬
を塗布する.
□同じマルチキナーゼ阻害薬であるソラフェニブにおいて皮膚軟化
作用を伴う尿素配合クリームの予防的使用で手足症候群の発現率
が有意に低下したという報告[7]がある.
□Grade 1 では保湿薬塗布, Grade 2 では very strong クラスのス
テロイド含有軟膏を塗布する. 疼痛時は適宜 NSAIDs 経口薬の
内服も考慮する. NSAIDs 使用時は, 疼痛をマスクしてしまい適
切な休薬時期を見逃す可能性があることに注意しつつ使用する.

(3) 下痢に対する支持療法薬

処方提案例：治療開始前にベースの排便頻度は 1 回/日である
ことを確認した. 投与開始後に水様便 3~4 回/日で経過して
いることを聴取し, 医師にロペラミドカプセルの処方提案を
行った.

□発現時期の中央値は 98 日 (日本人集団では 103 日) である. 他副
作用と比べると明らかな好発時期が定まっているわけではなく,
治療中は常に発現に注意してモニタリングする.
□そのため, レンバチニブ開始時には下痢出現時に自宅ですぐに対
応ができるようにあらかじめロペラミドなどの止瀉薬を処方して
おくことを検討する.
□止瀉薬でも対応困難など, 忍容性がない Grade 2 以上では休薬
し, Grade 1 もしくはベースラインに回復してから 1 レベル減量
で再開する.
□がん治療誘発性下痢は日本のロペラミドの添付文書に記載された
「成人に 1 日 1~2 mg を 1~2 回に分割経口投与する. なお, 症
状により適宜増減する」では制御できないことがある. そのよう
な場合は, ASCO (米国臨床腫瘍学会) の支持療法ガイドライン[8]
に記載のある「初回 4 mg 服用し, その後 4 時間間隔もしくは水
様便後に 2 mg を投与する. そして, 12~24 時間後に評価を行
い, 下痢の改善が得られない場合は 2 時間間隔での投与を考慮す
る」を参考にする.
□下痢時は脱水に注意する. 水分摂取により下痢は悪化すると考え
て, 水分摂取を控えてしまう患者が少なくない. そのため, 下痢
の時ほど水分を多めに摂るように指導する. また, 高血圧治療で

40 レンバチニブ療法 | 335

利尿薬を使用している場合は下痢に伴う脱水により注意する.

4 副作用の重症度評価と薬学的 ACTION

1) 悪心

□悪心の発現率は約 40％である.

□制吐薬適正使用ガイドライン[9]では中等度催吐性リスクに分類されている.

□制吐薬適正使用ガイドラインでは，Grade 2 の悪心・嘔吐が発現した場合にはおおむね支持療法を行うかまたは休薬し，支持療法によってコントロールできない場合には，投与量を 1 レベル減量することが推奨されている.

薬学的 ACTION ① メトクロプラミド，プロクロルペラジン

- 甲状腺全摘後の患者では Ca 製剤を服用している患者も多いため，高 Ca 血症をはじめとした電解質異常が原因ではないか先に除外しておく.
- レンバチニブは中等度催吐性リスクと経口抗がん薬の中では比較的頻度が高い方に位置しているが，Grade 3 以上の発現率は2.3％であり，制吐薬の適切な使用により症状をコントロールできる症例も多い.
- 悪心・嘔吐が生じた際にはメトクロプラミドやプロクロルペラジンなどの D_2 受容体拮抗薬の使用を考慮する．プロクロルペラジンは他 D_2 受容体拮抗薬に比べて錐体外路障害のリスクが上がるため，特に高齢者に使用する際には注意してモニタリングする.

2) 蛋白尿

□日本人における蛋白尿の発現率は約 60％と高頻度である（全体集団では約 30％）.

□治療初期から高頻度に認められ，治療期間が長くなるほど発現頻度が高まる.

□自覚症状として浮腫や尿の泡立ちなどがあるが，無症状のことも多いため受診時には必ず尿検査を行う.

薬学的 ACTION ② 蛋白尿による休薬と再開

- 休薬の基準は蛋白定量 3.5 g/日以上である．休薬後は減量して再開する.
- また，国内第Ⅱ相試験[10]では，休薬後に蛋白尿の回復が 2＋でも Cr 上昇や下肢浮腫などはない場合には再開を許容していたことより，治療継続のメリットとデメリットを考慮した上で再開するか

17

甲状腺がん

336 | 第17章　甲状腺がん

検討する.
● 糖尿病や高血圧症などですでに腎障害を有する患者では重症化しやすい傾向があるため，特に注意してモニタリングする.

3) 投与継続の工夫

□ 有害事象の出現が内服開始後早期の場合は，その有害事象がレンバチニブの投与量に依存していることが多い．一方で，少し時間が経ってから生じた場合はレンバチニブの投与期間に依存していることがある.

□ 治療強度は有効性との関連性が報告されている[11]ため，可能な限り維持することが望まれる．長期の休薬は腫瘍増大につながる可能性があるため，有害事象の回復後は速やかな再開を検討する.

□ 繰り返し副作用が出現する時は，無理なく継続するための方法として「予定休薬」を検討する.

薬学的 ACTION ③　　有害事象に合わせた予定休薬

● 長期に継続する工夫として2週間内服1週間休薬の「計画休薬」の報告[12, 13]があり，予後の向上が期待できる可能性が示唆されている．また，投与量が異なる肝細胞がんでの報告となるが，5日内服2日休薬で忍容性と治療効果が良好だった報告[14]もあり，1週間以内に副作用が強くなる場合に検討できる投与方法である.

● 患者ごとに重度または忍容できない副作用が発現するまでの期間が異なるため，個々に合わせて服用・休薬期間を検討する．服用後，重度または忍容できない副作用がX日に現れる場合は，服用期間をX−1日とし，その後7日休薬する[15]のも1つの手である.

5 服薬説明の POINT

□ レンバチニブの治療効果を最大限に引き出しつつ，安全に使用するためには適切な副作用マネジメントが重要である．副作用の早期発見・早期治療が重症化を防ぐことにつながるため，患者本人のみならず，家族に対しても主な副作用や徴候を認めた場合にすぐに病院へ連絡するように伝える.

□ 副作用出現時に迅速に対応できるように，治療開始時にあらかじめ対症療法薬の処方を検討する．患者には症状出現時に対応できるように使用方法を説明する.

処方提案例

- 高血圧（緊急時対応用）：ニフェジピン持効性製剤
- 手足症候群：予防で尿素配合クリーム，治療用としてジフルプレドナート軟膏
- 下痢：ロペラミド
- 制吐薬：メトクロプラミド，プロクロルペラジン

□投与初期は副作用に合わせて継続可能量を調節する時期である．薬局薬剤師が行うテレフォンフォローは副作用の早期発見につながる可能性があるため，レンバチニブ開始患者には積極的にフォロー介入を提案する．

引用文献

1) Schlumberger M, et al：N Engl J Med 372：621-30, 2015（PMID：25671254）
2) レンビマ® カプセル，適正使用ガイド，甲状腺癌．2024 年 2 月作成（エーザイ）
3) Kiyota N, et al：Cancer Sci 106：1714-21, 2015（PMID：26426092）
4) Tahara M, et al：Eur J Cancer 106：61-8, 2019（PMID：30471649）
5) 福田直樹：日本内分泌・甲状腺外科学会雑誌 38：77-81, 2021
6) 根治切除不能な甲状腺癌に対するチーム医療，国立がん研究センター東病院編．p 10，エーザイ
7) Ren Z, et al：J Clin Oncol 33：894-900, 2015（PMID：25667293）
8) Benson AB 3rd, et al：J Clin Oncol 22：2918-26, 2004（PMID：15254061）
9) 日本癌治療学会（編）：制吐薬適正使用ガイドライン 2023 年 10 月改訂，第 3 版．金原出版，2023
10) Takahashi S, et al：Future Oncol 15：717-26, 2019（PMID：30638399）
11) Ye X, et al：J Cancer Res Ther 11 Suppl 2：C185-90, 2015（PMID：26506873）
12) Tahara M, et al. J Clin Oncol 39：6070, 2021
13) Matsuyama C, et al：Front Oncol 13：1139659, 2023（PMID：37886165）
14) Iwamoto H, et al：Cancers (Basel) 12：1010, 2020（PMID：32325921）
15) 予定休薬の実践より．根治切除不能な甲状腺癌に対するチーム医療，国立がん研究センター東病院編．エーザイ

〔田内淳子〕

第18章

腎細胞がん

41 腎細胞がんの病態生理

1 臓器とがんの OVERVIEW

- □ 腎臓の構造を図 18-41-1 に示す.
- □ 腎臓の主な機能は血液を濾過し,尿を生成することである.尿は腎臓の腎実質で産生され,腎盂に集められた後,尿管を経て膀胱へ送られる.さらに,腎臓はレニン-アンギオテンシン-アルドステロン系(RAAS)を介して血圧を調節し,エリスロポエチンの産生により赤血球の産生を促進する.また,腎臓はビタミンDを活性化する働きも担っており,Caの吸収に関与する.
- □ 腎臓がんは,腎臓の細胞ががん化したもので,一般的には腎がんと呼ばれる.この中でも,腎実質の細胞ががん化して悪性腫瘍と

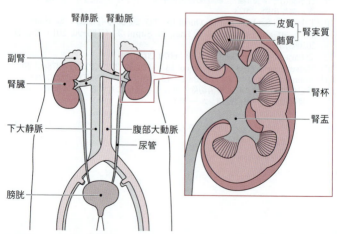

図 18-41-1 腎臓の構造

なったものは腎細胞がんと呼ばれる．一方，同じ腎臓に発生する
がんでも，腎盂にある細胞ががん化したものは腎盂がんと呼ば
れ，腎細胞がんと異なる．腎細胞がんと腎盂がんでは，腫瘍の性
質が異なるため治療法も異なる．

□ 腎細胞がんの初期段階では，ほとんど自覚症状を認めない．その
ため，初期段階で発見される腎細胞がんの多くは，健康診断か他
の疾患の疑いから施行される検査において偶発的に発見されるこ
とが多い．腎細胞がんが進行すると，血尿，背部や腰部の疼痛，
腹部のしこり，浮腫，食欲不振，嘔気，便秘，腹痛の症状を認め
る．さらに転移に伴う症状は，肺転移では胸部痛，咳嗽，血痰，
骨転移では疼痛症状や病的骨折，脳転移では頭痛，片側麻痺など
を認める．進行した症例の 30％で高 Ca 血症，原因不明の発熱，
赤血球増加症，血小板増加症などの腫瘍随伴症候群を認める[1]．

□ I 期〜Ⅲ期の場合，標準治療は手術となる．Ⅳ期の場合，予後予
測因子を用いたリスク分類を行い，薬物療法（免疫療法，分子標
的治療），外科的治療（原発巣摘除，転移巣摘除），放射線治療を
適切に組み合わせた集学的治療を行う．

□ 無作為化第Ⅲ相試験である KEYNOTE-564 では，中等度リスク
から高リスクの淡明細胞腎細胞がん術後補助療法としてのペムブ
ロリズマブ（Pembro）の投与が，全生存期間と無病生存期間を
改善した[2]．手術後 12 週間以内に治療を開始し，最長 1 年間継
続される．

□ 転移性淡明細胞腎細胞がんに対する全身療法は，PD-1 阻害薬
と，VGFR 標的薬または CTLA-4 阻害薬を併用した 1 次治療が，
全生存期間を有意に改善しうる標準治療である．ニボルマブ
（NIV）＋イピリムマブ（IPI）（CheckMate214 試験）[3]，Pembro
＋アキシチニブ（KEYNOTE-426 試験）[4]，NIV ＋カボザンチニ
ブ（CheckMate9ER 試験）[5]，Pembro ＋レンバチニブ（CLEAR
試験）[6] はいずれも，スニチニブと比較して全生存期間を改善し
た．

□ 高齢患者や，併存疾患により免疫チェックポイント阻害薬による
治療が困難な症例の場合には VGFR 標的薬単剤での治療も考慮
される．また，低リスク分類の患者の場合，PD-1 阻害薬＋VGFR
標的薬の無増悪生存期間や全生存期間は VGFR 標的薬単剤と同
等か若干劣ることが確認されている．そのため，病勢進行が緩や

かな症例の場合には，過剰な毒性を回避する目的で VGFR 標的薬単剤での治療も選択肢となる．

2 病態生理の POINT

□ sCr，Hb，白血球数，血小板数，リンパ球/好中球比，血清補正 Ca などの臨床検査は診断時に重要であり，その一部は予後予測分類のための因子となる．IMDC（国際転移性腎細胞がんデータベースコンソーシアム）の基準[7]の予後予測分類を以下に記載する．

薬学的 ACTION ① IMDC 予後予測分類に応じた治療選択の把握

予後予測因子	1. 初診時から治療開始まで 1 年未満 2. Karnofsky performance status が 80%未満 3. Hb＜LLN 4. Ca＞ULN 5. 好中球数＞ULN 6. 血小板数＞ULN

予後予測分類は，低リスク群 (favorable)：0 項目，中リスク群 (intermediate)：1〜2 項目，高リスク群 (poor)：3 項目以上に分類する．

Hb の LLN：（男）＝13.7〜16.8 g/dL，（女）＝11.6〜14.8 g/dL，各検査値の ULN：Ca＝8.8〜10.1 mg/dL，好中球数≧2,000/µL，血小板数 158,000〜348,000/µL（参考：日本臨床検査標準協議会「共用基準範囲一覧」）

□ **低リスク群〜高リスク群で用いるレジメン**：アキシチニブ＋Pembro，カボザンチニブ＋NIV，レンバチニブ＋Pembro のいずれも選択可能．

□ **中リスク群〜高リスク群で用いるレジメン**：上記に加えて IPI＋NIV が選択可能．

薬学的 ACTION ② 治療開始前の血圧コントロール

● 高血圧は腎細胞がんのリスクファクターでもあり，治療導入後も VGFR 標的薬の投与により血圧が上昇するため，治療開始前の血圧のベースラインを把握しておく．

● 診察室で測定する血圧と，家庭で測定する血圧に差がある場合，家庭血圧で治療の可否を判断することもあるため，治療継続中は家庭での定期的な血圧測定を促す．

□ 腎細胞がんでは術後の症例の場合には，腎機能が低下している症例が多い．根治的な腎摘除で片腎となった場合には腎機能の低下の割合はおよそ 35%程度である[8]．部分的腎摘除の場合，腎機能の低下の割合は 5〜10%程度であることが多い[9]．副作用により

薬剤を提案する場合には，腎機能に応じた薬剤の選択や用量設定が必要となる．

引用文献

1) Young M, et al：Lancet 404：476-91, 2024（PMID：39033764）
2) Choueiri TK, et al：N Engl J Med 390：1359-71, 2024（PMID：38631003）
3) Motzer RJ, et al：Lancet Oncol 20：1370-85, 2019（PMID：31427204）
4) Powles T, et al：Lancet Oncol 21：1563-73, 2020（PMID：33284113）
5) Motzer RJ, et al：Lancet Oncol 23：888-98, 2022（PMID：35688173）
6) Choueiri TK, et al：Lancet Oncol 24：228-38, 2023（PMID：36858721）
7) Heng DY, et al：J Clin Oncol 27：5794-9, 2009（PMID：19826129）
8) Yokoyama M, et al：J Urol 185：2066-71, 2011（PMID：21496840）
9) Kihara K, et al：Int J Urol 22：349-55, 2015（PMID：25586116）

〔今井千晶〕

342 | 第18章 腎細胞がん

42 ソラフェニブ療法

EXPERT EYES

□サイトカイン療法あるいは分子標的治療に抵抗性となった進行腎細胞がん（淡明細胞がん）の2次治療以降で使用される治療の1つ.

□副作用として手足症候群や高血圧が頻発するため，抗がん薬の減量と投与スケジュールを医師や患者と相談して調整する.

□手足症候群の予防対策や定期的な血圧測定の重要性について患者とともに確認する.

1 治療効果

□**対象患者**：全身治療（化学療法または免疫療法）1レジメンの治療歴がある，切除不能または転移性腎細胞がん患者903例[1]

□**全生存期間**：ソラフェニブ 17.8か月 vs プラセボ 14.3か月
ハザード比：0.78［95％信頼区間：0.62-0.97］（p＝0.0287）

2 副作用

1）発現率の高い副作用（日本人症例）[2]

副作用	発現率 (%)	
	全体	Grade 3 以上
手足症候群	58.0	9.2
リパーゼ上昇	57.3	32.1
下痢	42.7	5.3
脱毛	41.2	—
発疹	41.2	3.8
アミラーゼ上昇	39.7	6.1

2）発現率は低いが見逃したくない副作用（日本人症例）[2]

副作用	発現率 (%)	
	全体	Grade 3 以上
高血圧	32.8	16.8
食欲不振	20.6	3.1
疲労	16.8	2.3
嗄声	13.0	—
蛋白尿	7.6	1.5
出血	5.3	—

42 ソラフェニブ療法 | 343

3 診察前の患者面談の POINT

1) 抗がん薬の減量・休薬に関わること

(1) 手足症候群（手掌・足底発赤知覚不全症候群）

□Grade 2 の症状が 1 週間以上継続する場合あるいは 2 回目，3 回目の場合は休薬が必要となる．可能ならば手掌・足底の状態を実際に確認する．減量基準などについては以下の通り[3]．

皮膚の副作用の Grade	発現回数	投与量の調節
Grade 1：手足の皮膚の感覚障害，刺痛，痛みを伴わない腫脹や紅斑，日常生活に支障をきたさない程度の不快な症状	回数問わず	本剤の投与を継続し，症状緩和のための局所療法を考慮する．
Grade 2：手足の皮膚の痛みを伴う紅斑や腫脹，日常生活に支障をきたす不快な症状	1 回目	本剤の投与を継続し，症状緩和のための局所療法を考慮する．
	7 日以内に改善がみられない場合あるいは 2 回目または 3 回目	Grade 0〜1 に軽快するまで休薬する．本剤の投与を再開する場合は投与量を 1 レベル下げる（1 回 400 mg 1 日 1 回または 1 回 400 mg 隔日 1 回）．
	4 回目	本剤の投与を中止する．
Grade 3：手足の皮膚の湿性落屑，潰瘍形成，水疱形成，激しい痛み，仕事や日常生活が不可能になる重度の不快な症状	1 回目または 2 回目	Grade 0〜1 に軽快するまで休薬する．本剤の投与を再開する場合は投与量を 1 レベル下げる（1 回 400 mg 1 日 1 回または 1 回 400 mg 隔日 1 回）．
	3 回目	本剤の投与を中止する．

(2) 高血圧

□Grade 3 の場合は，Grade 0〜2 に軽快するまで休薬する．また再開時には 1 レベル減量（1 回 400 mg 1 日 1 回または 1 回 400 mg 隔日 1 回）する．自宅での血圧測定および記録は早期発見のために必要であり，日頃の血圧測定の重要性について患者の理解を促す．

2) 抗がん薬治療や支持療法薬の提案に関わること

(1) 手足症候群に対するソラフェニブの休薬・減量提案

処方提案例：手足症候群のさらなる重症化を想定したソラフェニブの休薬および再開時の減量を提案する．

18

腎細胞がん

344 | 第18章 腎細胞がん

□日本人を対象にした国内第Ⅱ相試験では，手足症候群が全 Grade
で 58.0％，Grade 3 が 9.2％と海外第Ⅲ相試験[4]（全 Grade：28.8％，
Grade 3：5.5％）と比較しても高頻度で発現することが報告され
ている[2]．投与開始から 6〜9 週までにほとんどが発現しており，
特に 3 週以内の早期に発現することが報告されている[3]．そのた
め手足症候群に対する早期発見・早期対応が必要である．

□基本的には上記の投与基準を参考にして，適切な抗がん薬の休薬
や減量を実施する．手足症候群の重症度は問診だけでは評価が困
難なため，診察前面談の際には実際の症状を視診することが有効
である．その際は保湿薬やステロイド外用薬などの使用状況につ
いてもあわせて確認する．

□手足症候群は急激に症状が悪化する場合があり，Grade 3 への重
症化を見据えて医師，患者と相談して早期に休薬することも考慮
される．

□手足症候群の発症リスクは明確ではないが，女性，PS（全身状
態：performance status）良好例，肺・肝転移例などが報告され
ている[5]．通常マルチキナーゼ阻害薬による手足症候群は，限局
性で発現することが多く[6]，物理的刺激や熱刺激などで悪化する
ことがある．そのため，治療前には日常生活での増悪因子（職業
や趣味など）を確認しておくとよい．

(2) 高血圧に対する降圧薬の選択

処方提案例：ソラフェニブ治療開始後より血圧上昇をきたすこ
とが多いため，血圧測定状況を確認し，適切な降圧薬を選択
して提案する．

□ソラフェニブは血管内皮細胞増殖因子（VEGF）受容体，血小板
由来成長因子（PDGF）受容体などを阻害するマルチキナーゼ阻
害薬である．VEGF 阻害により，血管内皮の機能的変化（血管拡
張作用を有する NO の産生低下など）および器質的変化（微小血
管床減少による血管抵抗性増加など）を介して血圧上昇が生じる
と考えられている[7]．

□日本人を対象にした国内第Ⅱ相試験では，全 Grade で 32.8％，
Grade 3 が 16.8％と高頻度で発現することが報告されている[2]．
投与開始から 6 週までにほとんどの発現が報告されている[3]．

□既存の高血圧，年齢≧60 歳，BMI≧25 kg/m^2 は VEGF 阻害薬に

よる高血圧のリスク因子として報告[7]されており，治療前に確認しておく．またベースラインの血圧も確認しておく．

□降圧薬を開始する目安は，140/90 mmHg 以上（Grade 2）である．VEGF 阻害薬による高血圧の目安は明確に確立していないが，「高血圧治療ガイドライン 2019」[8]に準じて 140/90 mmHg 未満を降圧の目標とするのがよい．

□診察時の血圧測定は，白衣高血圧による影響が考慮されるため，患者には自宅での毎日の血圧測定と記録を継続することを説明し，診察前の面談時に患者とともに確認する．

□降圧薬の第 1 選択は，積極的適応，禁忌，慎重投与となる病態を考慮し，「高血圧治療ガイドライン 2019」[8]に準じて Ca 拮抗薬，ARB，ACE 阻害薬が選択されることが多い．

4 副作用の重症度評価と薬学的 ACTION

1) 手足症候群

□手足症候群の発現率は，全 Grade で 58.0%，Grade 3 は 9.2% と比較的頻度が高い．

□生命を脅かす症状ではないが，重症化すると疼痛や水疱形成など QOL を低下させて，ソラフェニブの減量や中止に至る可能性もある．

□治療開始前より以下のような適切な予防措置を講じておく[9]．

● 保湿：普段から保湿薬を用いて皮膚を保護し，乾燥や角化・角質肥厚を防ぐ．

● 刺激除去：普段から手足への過剰な刺激を避ける．

● 角質処置：必要に応じて厚くなった角質を取り除く．

□保湿薬の使用は手足症候群の症状がなくても毎日 2 回以上塗布するよう指導する．使用量 1 回の目安は，成人の両手掌分で 1 FTU（finger tip unit）が基本となる．就寝中に乾燥しないよう就寝前に保湿薬を塗布し，木綿の手袋や靴下を着用するとよい．

□保湿薬の使用量が多い方が手足症候群を軽減し RDI（相対用量強度：relative dose intensity）が高かったという報告[10]もある．

□手足症候群は，休薬により速やかに改善することが知られている[6]．無理して内服を継続することで，症状が重症化するだけでなく，休薬後に改善するまでの期間も延長する可能性もある．そのため休薬が推奨されるタイミング（Grade 2 以上）や病院に連絡するタイミングを患者とともに確認する．

346 | 第18章　腎細胞がん

薬学的 ACTION ① 　予防的保湿薬とステロイド外用薬の選択

- 予防的に使用する保湿薬は，白色ワセリン，ヘパリン類似物質，尿素含有軟膏が頻用されるが，保湿薬の優劣にはコンセンサスは得られていない．マルチキナーゼ阻害薬による手足症候群は，角化傾向が顕著であり角化軟化作用を有する尿素含有軟膏により重症化を防ぐことが可能との報告[11]がある．
- 症状が認められたら保湿薬に加えて，very strong～strongest クラスのステロイド外用薬の使用を考慮するが，有用性を示すエビデンスの高い報告は少ない．
- 漫然としたステロイド外用薬の使用は，皮膚萎縮などの悪影響を引き起こす可能性があり，長期間の使用が予測される場合には，担当医師に皮膚科医の介入を提案するとよい．

2) 高血圧，蛋白尿

□ 高血圧の発現頻度は，全 Grade で 32.8%，Grade 3 が 16.8% と比較的発現の頻度が高い．蛋白尿の発現頻度は，全 Grade で 7.6%，Grade 3 が 1.5% である．

□ 降圧薬を開始する目安は，140/90 mmHg 以上（Grade 2）である．VEGF 阻害薬による高血圧の目安は明確に確立していないが，「高血圧治療ガイドライン 2019」[8]に準じて 140/90 mmHg 未満を降圧の目標とするのがよい．

□ 降圧治療にもかかわらず 160/100 mmHg 以上（Grade 3）となる場合は，さらなる降圧薬の追加や薬剤変更を考慮するとともに，ソラフェニブの休薬が推奨される．

□ 降圧薬の中でも ARB や ACE 阻害薬は，血圧降下作用の他に腎保護作用を有することが報告されている．蛋白尿を併存する場合には積極的な適応となる．

□ ソラフェニブを休薬または中止した場合には，高血圧も改善することが多く，降圧薬をそのまま服用していると過度の血圧低下を引き起こす可能性もあるため，降圧薬の調節や中止を検討する．

□ 血圧は毎日測定して記録をつける．測定方法は，朝（起床 1 時間以内・排尿後・朝の服薬前・座位 1～2 分安静後）と就寝前（座位 1～2 分安静後）が標準的である[8]．血圧計は上腕タイプが推奨されている．正しく血圧測定ができているかを定期的に確認する．

表 18-42-1　血液学的毒性の投与基準と減量基準/対応方法

Grade	投与継続の可否	用量調整
Grade 0〜2	投与継続	変更なし
Grade 3	投与継続	1 レベル減量
Grade 4	Grade 0〜2 に軽快するまで休薬	1 レベル減量

〔ネクサバール® 錠，適正使用ガイド，腎細胞癌編．2024 年 5 月改訂（第 11 版）（バイエル薬品）より〕

薬学的 ACTION ②　尿蛋白定量検査の選択

- 尿定性にて Grade 2 以上の蛋白尿（2＋以上）の場合は，24 時間蓄尿時の蛋白定量検査も考慮する．
- 投与可否の判断は尿定性検査のみではなく，24 時間蓄尿時の蛋白定量，尿蛋白/クレアチニン比（UPC 比），血清 Alb，Cr や臨床所見を踏まえて評価した上で判断することが望ましい．UPC 比と 24 時間尿蛋白排泄量の相関性が報告されており実臨床でも汎用されている．
- 筋肉量が少ない高齢者はクレアチニン分泌も低下するため，UPC 比が過大評価される可能性があり注意する．

3）骨髄抑制

□ 骨髄抑制は低頻度で認められている．国内第 Ⅱ 相試験での発現率は，好中球数減少 1.5％，貧血 3.1％，血小板数減少 2.3％である[9]．

□ 骨髄抑制が生じる場合は，**表 18-42-1** に則って対応する[9]．

4）下痢

□ 下痢の発現率は 42.7％だが，Grade 3 以上の重症例は 5％程度と低い．

□ 特定の時期に集中して発生しないので，治療期間中は注意する．

□ 基本的に他の抗がん薬と同様に対応する．治療開始前のベースライン評価を忘れずに実施し，開始後は重症度に応じて止瀉薬を使用する．軽度であれば収斂薬（タンニン酸アルブミンなど）や吸着薬（天然ケイ酸アルミニウム），高度であればロペラミドなどの腸管運動抑制薬を使用する．

5）悪心

□ 悪心の発現率は 5％未満である．

□ 制吐薬適正使用ガイドラインでは，最小度催吐性リスク（mini-

348 | 第18章　腎細胞がん

mal emetic risk) に分類[12]されており，予防的制吐薬の使用は推奨されておらず，症状出現時にメトクロプラミドなどの使用を考慮する．

5　服薬説明の POINT

□食事による影響として高脂肪食の食後に服用した場合，血漿中濃度が低下するとの報告*があるため，高脂肪食摂取時には食事の1時間前から食後2時間までの間を避けて服用するように指導する．

　　*臨床試験時では高脂肪食（約900〜1,000 kcal，脂肪含量50〜60％）摂取直後の服用で空腹時と比較してAUCが29％低下の報告がある[1]．

□手足症候群は患者QOLを低下させるため，予防対策や休薬のタイミングを患者とともに確認する．ベースラインとして日常生活での手足への刺激の有無や保湿薬使用の習慣も確認する．診察前の面談時には，プライバシーの確保された個室などで実際に手足を確認することが望ましい．また自宅での推移は写真撮影しておき，診察時に医療スタッフに確認してもらうことも有効である．

引用文献

1) ネクサバール®錠，医薬品インタビューフォーム．2024年4月改訂（第20版）（バイエル薬品）
2) Naito S, et al：BJU Int 108：1813-9, 2011 (PMID：21481133)
3) ネクサバール®錠，添付文書．2024年2月改訂（第3版）（バイエル薬品）
4) Escudier B, et al：N Engl J Med 356：125-34, 2007 (PMID：17215530)
5) Dranitsaris G, et al：Ann Oncol 23：2103-8, 2012 (PMID：22228446)
6) 重篤副作用疾患別対応マニュアル，手足症候群．厚生労働省，2019
　https://www.mhlw.go.jp/topics/2006/11/dl/tp1122-1q01_r01.pdf accessed 2024.10.21
7) Hamnvik OP, et al：Cancer 121：311-9, 2015 (PMID：25236375)
8) 日本高血圧学会高血圧治療ガイドライン作成委員会（編）：高血圧治療ガイドライン 2019．日本高血圧学会，2019
9) ネクサバール®錠，適正使用ガイド，腎細胞癌編．2024年5月改訂（第11版）（バイエル薬品）
10) 小林美沙樹，他：医療薬学 41：18-23, 2015
11) Lee YS, et al：Eur J Cancer 140：19-27, 2020 (PMID：33039810)
12) 日本癌治療学会（編）：制吐薬適正使用ガイドライン 2023年10月改訂，第3版．金原出版，2023

〔川澄賢司〕

43 パゾパニブ療法

EXPERT EYES

- □ 腎細胞がんの1次治療の1つ[1]であり,肉腫にも使用される.
- □ トラフ値 20.6 μg/mL 以上では無増悪生存期間が 49.4 週間であったが,トラフ値が 20.6 μg/mL 未満では 20.3 週間と,トラフ値が 20.6 μg/mL 以上で有意に長い報告がある[2].
- □ PPI 併用時は,パゾパニブのトラフ濃度低下が予想され,効果低下の可能性がある[3].
- □ 副作用として高血圧,肝障害,下痢,疲労などのマネジメントが重要になる.

1 治療効果

- □ **対象患者**:全身治療による治療歴がない,進行性または転移性腎細胞がん 1,110 名[1].
- □ **無増悪生存期間(中央値)**:パゾパニブ群 8.4 か月 vs スニチニブ群 9.5 か月

  ハザード比:1,0466 [95%信頼区間:0.8982-1.2195]
- □ パゾパニブのスニチニブに対する非劣性が認められた.
- □ **奏効率**:パゾパニブ群 31% vs スニチニブ群 25%
- □ パゾパニブで統計学的に有意差が認められている(p = 0.032).

2 副作用

1)発現率の高い副作用[4]

副作用	発現率(%)	
	全体	Grade 3 以上
下痢	57.9	7.6
疲労	49.3	9.0
高血圧	43.3	14.3
悪心	40.3	2.0
AST 上昇	29.0	11.6
ALT 上昇	24.9	7.0

350 | 第18章 腎細胞がん

2) 発現率は低いが見逃したくない副作用[4]

副作用	発現率 (%)	
	全体	Grade 3 以上
手掌・足底発赤知覚不全症候群	28.7	5.8
甲状腺機能低下症	10.5	0
高ビリルビン血症	3.6	0

3 診察前の患者面談の POINT

1) 抗がん薬の減量・休薬に関わること

(1) 骨髄機能

□day 1 では好中球数 1,500/μL 以上，血小板数 10 万/μL 以上，Hb 9.0 g/dL であることを確認する.

(2) 肝機能値上昇，心機能の評価

□ALT 上昇が Grade 2 の場合，休薬を考慮する.

□パゾパニブ開始時に中等度以上の肝機能障害（TB>1.5×ULN[*]）がある患者への投与量は 200 mg/日のデータのみのため，パゾパニブ治療を開始する場合は開始用量を医師と協議する. 通常量での投与となった場合は，副作用の重症化も予想されるため来院日を増やし，症状が発現した時はすぐに服用を中止することを患者へ指導する.

　　[*]ULN：TB=1.5 mg/dL（参考：日本臨床検査標準協議会「共用基準範囲一覧」）

□パゾパニブ投与により心機能障害が発現する可能性があるため，開始前に安静時駆出率（EF）を確認する. EF は通常 50% 以上で投与可能と判断する.

(3) 全身状態の評価

□当日の全身状態の評価として，体温，血圧，脈拍を確認する. 血圧が 140/90 mmHg 以上と高い場合は，パゾパニブによる高血圧と評価する. 著者は，140/90 mmHg 以上が継続している場合，降圧薬を提案し，次回外来時に評価している.

2) 抗がん薬治療や支持療法薬の提案に関わること

(1) 制酸薬併用時の処方変更

　処方提案例：PPI 併用時には，パゾパニブのトラフ値が低下し，有効性が得られない可能性があるため，胃酸分泌抑制の

作用時間が短い H_2 ブロッカーへの変更を提案する.

□エソメプラゾールとの併用により，本剤の AUC および C_{max} がそれぞれ約 40%および 42%低下した[3].

□制酸薬未使用群，ランソプラゾール群，ボノプラザンフマル酸塩併用群の血中濃度は，それぞれ 44.1 μg/mL，31.3 μg/mL，26.25 μg/mL と，ランソプラゾールやボノプラザンフマル酸塩では低下した[5].

□パゾパニブの悪心に対して，PPI が処方されるケースもある．PPI を使用した場合，悪心の改善が PPI の影響なのか，パゾパニブ血中濃度低下によるものなのかを判断する.

□PPI 併用時には，血中濃度が低下し有効性が得られない可能性があるため，作用時間が短い H_2 ブロッカーなどへの変更を提案する.

□PPI は 1 日胃内の pH を上げ，H_2 ブロッカーは夜間の pH を上げることが報告されており，パゾパニブ使用時に制酸薬使用が避けられない場合は，PPI より H_2 ブロッカーの方が使用しやすい可能性がある[6].

□上記報告より，H_2 ブロッカー使用時は日中にパゾパニブを内服することで血中濃度を低下させない可能性がある．著者の論文[5]でも，H_2 ブロッカーでは有意な血中濃度低下は認められなかったことを報告している．ただし低下する症例もあるので注意する．論文では H_2 ブロッカーの服用方法までは確認できていない.

□一方，腎細胞がんにおいて，PPI や H_2 ブロッカーを使用しても効果に差がなかったとの報告もある．しかし，この論文では血中濃度が測定されていなかったことに注意が必要である[7].

□制酸薬使用時に血中濃度が低下することが報告されているため，著者は制酸薬使用を避けられる場合，避けるべきと考えている.

(2) 高血圧に対する降圧薬

処方提案例：パゾパニブ開始後，血圧が 140/90 mmHg と上昇してきた．医師へアジルサルタン 1 回 20 mg 1 日 1 回 朝内服を提案した.

□パゾパニブの内服によって高血圧が発現する．高血圧が理由でパゾパニブが中止にならないように，Ca 拮抗薬や ARB などの降圧薬を使用して高血圧を管理し，血中濃度を維持する.

352 ┃ 第18章　腎細胞がん

□パゾパニブなどのマルチキナーゼ阻害薬では，副作用として高血圧が発現する．発現時期は治療開始後24週間以内の早期と報告されている[4]．

□パゾパニブはトラフ値上昇と高血圧の発現が関連するとの報告がある[8]．

□トラフ値15μg/mL以上のパゾパニブ服用患者の50％に高血圧が発現しているとの報告がある．

□腎細胞がんでは，パゾパニブのトラフ値20.6μg/mL以上が有効血中濃度と考えられており，血圧の上昇が有効性の指標になることが示唆されている．

□血圧140/90mmHg以上が継続している場合，降圧薬を提案し，次回外来時に評価する．

□臨床試験では，降圧薬としてジヒドロピリジン系Ca拮抗薬，2次治療薬としてACE阻害薬を使用していた．他のCa拮抗薬であるジルチアゼムやベラパミルの使用は推奨されていなかった．

□パゾパニブの代謝には，チトクロームP450（CYP）3A4が関与するため，降圧薬使用時に，ジルチアゼムなどのCYP3A4阻害薬はパゾパニブの血中濃度を上昇させる可能性がある．

(3) 肝機能値上昇に対する休薬，減量への介入

> **処方提案例**：パゾパニブ開始後，AST 200 U/L，ALT 300 U/Lへ上昇と認めた．医師へ1週間の休薬とグリチルリチン・グリシン・DL-メチオニン配合錠 1回2錠 1日3回を提案した．

□パゾパニブを継続すると，肝機能値異常が臨床上，問題となる場合がある．パゾパニブの肝機能障害発現は治療開始後45日以内とされている．

□ALT Grade 2以上では，パゾパニブ休薬を考慮する（**図18-43-1**）．

□明確なエビデンスはないが，肝庇護薬が使用されることが多い[9]．

□パゾパニブ再開時は，減量で始めるのが基本だが，血中濃度と肝障害は相関していないとの報告もある．減量していても注意する[10]．

□パゾパニブを減量後，再開した際に肝障害を認めた報告がある[11]．

□ニボルマブ後にパゾパニブを投与した事例で肝障害が重症化した事例もある[12]．

□パゾパニブの肝障害は免疫が関わっているとの報告もあるので[13]，ICI（免疫チェックポイント阻害薬：immune checkpoint

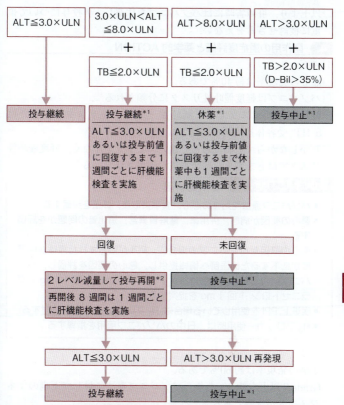

図 18-43-1　パゾパニブ肝障害時の減量, 休薬, 中止のフロー

[*1] ALT>3.0×ULN および TB>2.0×ULN が認められた場合, または ALT>5.0×ULN が認められた場合は, 必要に応じて専門医に相談.
[*2] 投与再開については治療効果も考慮の上, 総合的に判断. また1日投与量 800 mg であった場合は 400 mg で投与再開, 1日投与量 600 mg であった場合は 200 mg で投与再開 (2 レベル減量).
各検査値の ULN: ALT=(男) 42 U/L, (女) 23 U/L, TB=1.5 mg/dL (参考: 日本臨床検査標準協議会「共用基準範囲一覧」)
〔ヴォトリエント® 錠, 適正使用ガイド, 腎細胞癌. 2021年1月改訂 (ノバルティス ファーマ)〕

inhibitor) 使用後のパゾパニブ投与には注意する.
□パゾパニブの肝障害は, トラフ値が指標になるという報告もあれば, 指標にならないという報告もあり, 見解は定まっていない.

354 | 第18章 腎細胞がん

□以上より，肝障害時にはパゾパニブを休薬し，再投与について慎重に検討せざるをえない．

4 副作用の重症度評価と薬学的 ACTION

1）悪心

□悪心の発現率は約40％である．

□パゾパニブは軽度催吐性リスクに分類される[14]．

□軽度催吐性リスクでは，制吐薬としてデキサメタゾンまたは5-HT$_3$受容体拮抗薬が推奨されている．

□しかしながら，上記に対して強いエビデンスがなく，軽度催吐性リスクではさまざまな制吐療法が使用されている[15]．

薬学的 ACTION ① PPIの併用

- パゾパニブ療法開始後の悪心，食事摂取量，体重を評価する．
- 悪心の要因が病態，併用薬，電解質異常，消化管の問題かを評価する．
- 悪心の原因がパゾパニブの場合に，PPIが処方された際は血中濃度が低下するため医師へ情報提供し，悪心の要因を評価し，パゾパニブによる悪心の場合は，メトクロプラミド 1回10 mgやグラニセトロン 1回1 mgを提案する．
- 疾患上，PPIを使用している場合は，H$_2$ブロッカーに変更を検討する．
- H$_2$ブロッカー使用時は，日中のパゾパニブ服用を指導する．

2）下痢

□下痢の発現率は約60％である．

□Grade 3以上も約8％あり，パゾパニブ療法に対して下痢のマネジメントが重要である．

□エビデンスは強くないが，まず酪酸菌配合剤 1回2錠 1日3回で提案する．

□治療歴，腹痛，悪心・嘔吐，PS（全身状態：performance status）低下，発熱，好中球減少，出血傾向，脱水がないかを確認しロペラミドを提案する．

薬学的 ACTION ② ロペラミド

- 下痢発現時は感染性との鑑別が必要である．腹痛，悪心・嘔吐，PS低下，発熱，好中球減少，出血傾向，脱水などがないかを確認し，医師へロペラミド 1回1 mg 1日1～2回を提案する．
- 改善を認めない場合は，連絡するよう指導し，医師へパゾパニブ減量を提案する．

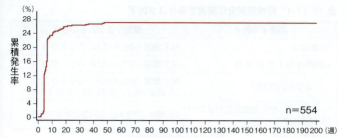

図18-43-2 パゾパニブ療法における ULN の 3 倍以上の ALT の増加の累積発生

〔ヴォトリエント®錠，適正使用ガイド，腎細胞癌．2021年1月改訂（ノバルティス ファーマ）より〕

3）肝障害

□ AST，ALT 上昇発現率は20%以上である．

□ ALT 上昇は45日以内の発現が多く，外来治療が想定されるパゾパニブは来院のたびに肝機能値を確認する．TB 上昇も伴うこともあり，**図18-43-1**のフローのようにパゾパニブ中止を検討する．

□ 肝機能値上昇時には，軽度であればウルソデオキシコール酸 1回200 mg 1日3回やグリチルリチン・グリシン・DL-メチオニン配合錠 1回2錠 1日3回を提案するが，エビデンスはない．

□ 患者には，倦怠感や黄疸などの症状が現れた場合は連絡するよう指導する．

□ 肝機能上昇時には，パゾパニブの休薬が最も改善を認める方法である．

薬学的 ACTION ③　肝障害時のパゾパニブの休薬，減量

- 肝機能値異常は45日以内に発現する（**図18-43-2**）．患者には，倦怠感や黄疸が現れた場合は，すぐに連絡するよう指導する．リスク因子として，60歳以上，4週時の ALT の ULN 超過が挙がっている（**表18-43-1**）．高齢者は開始時に注意する．
- パゾパニブは減量して再開しても肝障害を認めることが報告されているため，減量再開後も来院を1週間ごとにして採血を実施する．

356 | 第 18 章　腎細胞がん

表 18-43-1　肝機能異常に関連するリスク因子

関連する因子	増加リスクとその程度
60 歳以上	ALT 増加（≧5×ULN）のリスク 3 倍
4 週時の ALT が ULN 超	ALT 増加（≧5×ULN）のリスク 6 倍
ベースラインの TB*	ALT 増加（≧5×ULN）のリスク 3 倍 TB 増加（≧2×ULN）のリスク 18 倍
ベースラインから初回測定時までの TB の変化量*	TB 増加（≧2×ULN）のリスク 16 倍

*ULN を 1 単位として，1 単位増加した時のリスク
各 検 査 値 の ULN：ALT（男）＝42 U/L，ALT（女）＝23 U/L，TB＝1.5 mg/dL
（参考：日本臨床検査標準協議会「共用基準範囲一覧」）

〔ヴォトリエント® 錠，適正使用ガイド，腎細胞癌．2021 年 1 月改訂（ノバルティス ファーマ）より〕

4）疲労

□疲労の発現率は約 50％である．パゾパニブ療法では，よく経験する副作用の 1 つだが，甲状腺機能低下が潜んでいる可能性があるため注意する．疲労の訴えが強い場合，甲状腺機能関連検査値，TSH や FT_4 測定を依頼する．

□TSH 10 µU/mL 以上の場合，レボチロキシン錠 1 回 25 µg 1 日 1 回を提案し，評価しながら増量を提案する．

□甲状腺機能低下の発現率は 10％と報告されている．

薬学的 ACTION ④　疲労

- がん薬剤師外来では，疲労の重症度を評価する．
- 日常生活に支障がない疲労が発現した段階で肝機能値を確認する．
- 肝機能値が問題ない場合，医師へ FT_4 や TSH の測定を依頼する．心機能低下の可能性もあるため，浮腫や体重増加など症状を確認し，胸部 X 線，BNP 測定，心エコーなど必要に応じて検査を医師へ依頼する．
- 甲状腺機能低下を認めた場合，TSH 10 µU/mL 以上であれば，レボチロキシン錠を 25 µg から提案し，疲労を評価していく．
- 休息で改善しない日常生活に支障がない疲労は，Grade 2 に相当する．患者の QOL を重視し，減量可否を判断する．減量を想定し患者や医師へ確認する．
- 日常生活に支障が出る疲労は，Grade 3 に相当し，パゾパニブの休薬，減量を医師へ提案する．

5 服薬説明の POINT

□ パゾパニブ療法でポイントとなる副作用の１つに肝障害がある．経口薬のため，外来での治療が多い．疲労感や黄疸発現時は，連絡するよう指導する．

□ 疲労を訴える患者では，肝機能値異常，心機能低下，甲状腺機能低下との鑑別も重要である．疲労感が強い患者へは，肝機能異常を確認，TSH，FT_4 などの甲状腺関連検査測定を依頼する．心機能低下の可能性もあるため，浮腫や体重増加など症状を確認し，胸部 X 線，BNP 測定，心エコーなど必要に応じて検査を医師へ依頼する．

□ 制酸薬を併用した場合，パゾパニブの薬効を担保できない可能性があるため，他の医療機関にかかる際も，パゾパニブを内服していることを伝えるよう指導する．

□ 毎日の血圧測定の意義を指導する．血圧が急激に上昇する場合は，高血圧クリーゼの可能性もあるため連絡するように指導する．頭痛や出血などの症状がある場合は注意するよう指導する．

□ パゾパニブは，白髪や皮膚の脱色があり，容姿の変化が生じるため驚く患者が多い．事前に伝えておくことが大切である．

引用文献

1) Motzer RJ, et al：N Engl J Med 369：722-31, 2013 (PMID：23964934)
2) Suttle AB, et al：Br J Cancer 111：1909-16, 2014 (PMID：25349968)
3) Tan AR, et al：Cancer Chemother Pharmacol 71：1635-43, 2013 (PMID：23636448)
4) ヴォトリエント®錠，適正使用ガイド，腎細胞癌．2021 年 1 月改訂（ノバルティス ファーマ）
5) Aoyama T, et al：Sci Rep 13：2099, 2023 (PMID：36746987)
6) 島谷智彦，他：日消誌 110：979-88, 2013
7) McAlister RK, et al：Oncologist 23：686-92, 2018 (PMID：29487220)
8) ヴォトリエント錠 200 mg，審議結果報告書．2012（平成 24 年 9 月 11 日医薬食品局審査管理課）
   https://www.pmda.go.jp/drugs/2012/P201200143/34027800_22400AMX01405_A100_2.pdf accessed 2024.10.21
9) 重篤副作用疾患別対応マニュアル，薬物性肝障害．厚生労働省，2019
   https://www.pmda.go.jp/files/000240117.pdf accessed 2024.10.21
10) Verheijen RB, et al：Clin Cancer Res 22：5738-46, 2016 (PMID：27470967)
11) Powles T, et al：Eur J Cancer 51：1293-302, 2015 (PMID：25899987)
12) Todo M, et al：IJU Case Rep 2：272-5, 2019 (PMID：32743435)
13) Xu CF, et al：Clin Cancer Res 22：1371-7, 2016 (PMID：26546620)
14) 日本癌治療学会（編）：制吐薬適正使用ガイドライン 2023 年 10 月改訂，第 3 版．金原出版，2023

358 ┃ 第 18 章　腎細胞がん

15) Hayashi T, et al：Support Care Cancer 25：2707-14, 2017（PMID：
28341971）

〔青山　剛〕

44 カボザンチニブ療法（Cabo 療法）

EXPERT EYES

□最もよく使用される転移・再発腎細胞がん治療薬の１つである.

□転移がある腎細胞がんの予後予測分類である MSKCC 分類, IMDC 分類におけるすべてのリスク（Favorable, Intermediate, Poor）に使用が推奨される.

□前治療歴のない腎細胞がんに対して使用される場合, 基本的にはニボルマブ（NIV）と併用される.

□腎細胞がんの治療体系上, ICI（免疫チェックポイント阻害薬：immune checkpoint inhibitor）による治療中, ICI 投与歴のある症例が非常に多い. 現在治療中の薬剤の副作用だけでなく免疫チェックポイント阻害薬による irAE（免疫関連有害事象：immune-related adverse events）の可能性も常に念頭に置いて症状の聞き取り, 鑑別, 薬剤選択を行う.

1 治療効果

□**対象患者**：化学療法歴のない根治切除不能または転移性淡明細胞成分型腎細胞がん患者 651 例[1]

□**無増悪生存期間**：Cabo＋NIV 療法 16.6 か月 vs スニチニブ 8.3 か月

ハザード比：0.51 [95％信頼区間：0.40-0.89]（p＝0.001）

2 副作用

1) 発現率の高い副作用[2]

副作用	発現率（％）	
	全体	Grade 3 以上
下痢	62.8	10.3
倦怠感	57.7	6.4
AST/ALT 上昇	57.7	1.3
食欲不振	42.3	5.1
高血圧	38.5	28.2
手足症候群	34.6	7.7

2) 発現率は低いが見逃したくない副作用[1]

副作用	発現率 (%)	
	全体	Grade 3 以上
リパーゼ上昇	16.6	6.2
アミラーゼ上昇	14.7	3.1
蛋白尿	10.3	2.8
出血	7.8	0.6
深部静脈血栓	7.2	3.8

3　診察前の患者面談の POINT

1) 抗がん薬の減量・休薬に関わること

(1) 肝機能障害

□ NIV との併用投与下の肝機能障害

程度	対応
ULN×3＜AST/ALT≦ULN× 5 に増加 または ULN×1.5＜TB≦ULN×3	・管理困難で忍容不能な場合は，Grade 1 以下に回復するまで 1 レベルずつ減量または休薬する. ・休薬後に投与を再開する際には 1 レベル減量した用量から開始する（休薬前の用量までの再増量不可）.
ULN×5＜AST/ALT≦ULN× 8 に増加 かつ TB≦ULN×2	・Grade 1 以下に回復するまで休薬する. ・投与を再開する際には，1 レベル減量した用量から開始する（休薬前の用量までの再増量不可）.
ULN×8＜AST/ALT に増加 または ULN×3＜AST/ALT かつ ULN×2＜TB	投与を中止する.

各検査値の ULN：AST＝30 U/L，ALT（男）＝42 U/L，ALT（女）＝23 U/L，TB ＝1.5 mg/dL（参考：日本臨床検査標準協議会「共用基準範囲一覧」）

□ 肝機能障害時には上記基準に従って対応する．Cabo 単剤治療，NIV 併用療法で再開後の再増量の可否が異なるため注意する[3].

(2) 手足症候群 (HFS)

□ 疼痛を伴う皮膚の変化や身の回り以外の日常生活の制限が生じる場合には Grade 2 以上となり，Cabo の減量や休薬が必要となる．TKI（チロシンキナーゼ阻害薬：tyrosin kinase inhibitor）による HFS（手足症候群：hand-foot syndrome）はフッ化ピリミジン系と異なり TKI による HFS は物理的刺激がかかる部位に限局して

発現することが多く，紅斑，水疱を形成するなど高度になりやすい傾向がある．

□症状発現後の対症療法として慣例的にステロイド外用薬が頻用されているが，確立された治療法はない．最も確実な治療は原因となる薬剤の減量・休薬である．そのため予防が重要である．

(3) 下痢

□Cabo による下痢の頻度も高いが ICI を併用する場合には，irAE による腸炎の可能性についても検討する．ロペラミドなどの一般的な対応を数日行っても症状改善がみられない場合には，irAE 腸炎の可能性を消化器内科医へ相談する．irAE では早期に治療を開始することが重要だが，ロペラミドのような止瀉薬は治療開始を遅らせ重症化することがあるため注意する．

2) 抗がん薬治療や支持療法薬の提案に関わること

□実臨床において腎細胞がん TKI 単剤治療を比較した報告では Cabo が最も多くの症例で減量・休薬を必要とした．Cabo で減量・休薬に至った原因は HFS が最も多く，倦怠感，下痢が続いて多かった[4]．この傾向は ICI と併用された場合にもみられ，Grade 3，4 の有害事象を経験した割合は 83％で，腎細胞がんに使用される TKI＋ICI 療法の中でも多いことが報告されている．一方で治療関連の有害事象による中断を必要とした割合は 2％に留まっており，Cabo＋NIV 療法による有害事象は必ずしも治療の中止を必要とせず，適切な介入により管理可能となることが示唆される．また Cabo＋NIV 療法の Grade 3，4 の有害事象を経験する割合は最初の 1 か月が最も割合として高く，そのほとんどが Cabo に由来する有害事象であった[5]．

(1) 手足症候群の予防薬の処方

> **処方提案例**：HFS の発症予防目的に尿素外用薬，ヘパリン類似物質外用薬の処方を提案する．

□日本人を対象とした試験において HFS の発現頻度は全 Grade で 62.9％，Grade 3 以上は 8.6％であった[6]．HFS の Grade 1～3 を**表 18-44-1** に示す．

□Cabo 60 mg/日の用量では手足症候群によって 11％の症例で減量が必要となった[7]．

□HFS が発現した症例の半数以上が投与開始から 4 週間以内だっ

表 18-44-1 手足症候群の Grade 1〜3

Grade 1	土踏まず以外の荷重部分に紅斑を認める．疼痛は伴わない（図 18-44-1a）．
Grade 2	手指関節部や踵など外的摩擦が多い部分を中心に紅斑および水疱形成を認める．軽度の疼痛を伴う場合もあるが歩行可能は可能であり生活動作に支障を伴わない（図 18-44-1b）．
Grade 3	手掌，足底，指趾に有痛性の紅斑，水疱形成．疼痛が著明であり歩行困難．その他日常生活動作にも支障が出る（図 18-44-1c）．

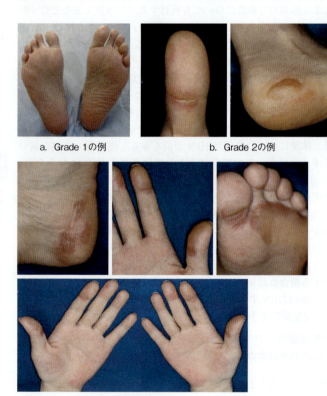

a. Grade 1 の例　　b. Grade 2 の例

c. Grade 3 の例

図 18-44-1　手足症候群の例

〔厚生労働省：重症副作用疾患別対応マニュアル　手足症候群　平成 22 年 3 月発刊（令和元年 9 月改定）．p 23，24，46 より〕

た[3]．この期間における発症予防の重要性を患者に指導する．

□物理的刺激の回避，皮膚の清潔に加え，ヘパリン類似物質含有外用薬などによるこまめな保湿を指導する．TKIによるHFSは圧力がかかる部位が角化する傾向が強いため，尿素含有外用薬を保湿・角化除去として使用する．尿素含有外用薬はメタアナリシスにて全GradeおよびGrade 2，3の手足症候群の発症を有意に減少させることが示されている[8]．

□カペシタビンによるHFSに使用される薬剤としてセレコキシブ，ピリドキシンがあるが，TKIによる手足症候群に対しての有効性は確立されていない[8]．

(2) 下痢の予防，治療

> **処方提案例**：下痢症状が発現した際に対応できるようあらかじめロペラミドの処方を提案する．

□Cabo単剤の有効性が検討されたMETER試験は全Gradeで75％，Grade 3以上で13％の症例で下痢が発現した[1]．Cabo 1日60 mgの用量では16％の症例で減量が必要となり，その原因として下痢によるものが最も多かった[9]．

□症状発現時に自身で対応できるよう支持療法薬としてCaboの治療の開始とともにロペラミドの処方を提案し，使用方法を患者に指導する．

●例：水様便が1日4回以上ある場合にはロペラミドを服用する．

□ロペラミドの使用により改善がみられない場合にはオクトレオチドの投与が検討される．適正使用ガイドでは1日量100〜150 μgを1日3回皮下投与．用量を1日量500 μgまで増量しても症状改善しない場合には静注（25 μg〜50 μg/時）へ変更．必要に応じて輸液，抗菌薬も併用することが推奨されている[3]．

(3) 副作用マネジメントにおける減量，休薬

> **処方提案例**：HFSをはじめ，Caboによる多くの副作用の対応は減量・休薬することが推奨されている．減量・休薬が必要となるCTCAE Grade 2以上の症状の際には積極的に医師に提案する．

□肝機能障害，HFSをはじめ，その他副作用発現時の減量・休薬基準が添付文書，適正使用ガイドに記載されている．CTCAEに

基づいて重症度評価を行い，休薬・減量が必要な重症度の場合には適切な対応を医師に提案する．

☐ Cabo において，有害事象に対処するための適切な減量を必要とした群と減量を必要としなかった群では客観的奏効率に有意な差はなく，無増悪生存期間，全生存期間は減量を必要とした群で統計学的に有意な改善が認められたと報告されている[10]．副作用マネジメントのために休薬，減量を適切に行うことは治療効果を損なわないことが示唆される．

☐ Cabo を含む TKI は薬物クリアランスの患者間変動が大きいことが知られている．一方で Cabo は固定用量であり単剤の場合には 1 日 60 mg，NIV との併用の場合には 1 日 40 mg で開始となる．

☐ Cabo への曝露量が増加することにより発現が多くなる有害事象として HFS，下痢，血圧上昇，倦怠感が報告されている[11]．

(4) 蛋白尿

☐ Cabo による蛋白尿の初回発現は治療開始から 4 週間以内が多く，Cabo 単剤の試験では全 Grade で 6.4〜13 %，Grade 3 以上は 2.6〜2.7 %と報告されている[2,7]．

☐ 初期の蛋白尿は自覚症状に乏しく，症状も浮腫など非特異的であるため見過ごされやすい．一方で，頻度は高くはないが重症化するとネフローゼ症候群をきたす可能性もあるため注意する．

☐ 蛋白尿は 24 時間蓄尿により評価されるが煩雑かつ外来での実施が現実的でないため随時尿の UPC 比（尿蛋白定量結果/尿中クレアチニン比）を代替指標として利用する．Cabo の投与開始前のベースラインおよび投与期間中は受診ごとのように定期的に検査を行う．

☐ ICI を併用している，過去に使用歴がある症例では irAE 腎炎の鑑別も行う．腎炎の場合には血尿，乏尿を呈することがあるため聞き取り，検査値の確認を行う．

☐ UPC 比ごとの対応は下記の **図 18-44-2** を参考とする．

4 副作用の重症度評価と薬学的 ACTION

1) 下痢

☐ Grade 1，2 の症状に対しては乳製品のようなラクトースを含む食事，アルコール，人工甘味料を多く含むような高浸透圧の食事を中止し，下痢による脱水を予防するため経口での飲水 1 日 1,500 mL 程度を目安に励行する．

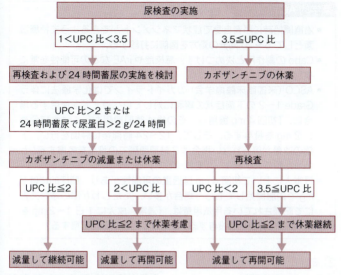

図 18-44-2　尿蛋白出現時の対応

〔カボメティクス®錠, 適正使用の手引き. 2024年6月作成（武田薬品工業）より一部改変〕

- 食事・水分摂取が困難である，発熱，嘔吐を伴う，持続的で強い腹痛がある，血便を呈するなど感染症や irAE が疑われる通常の支持療法のみでは対応できない症状の鑑別は重点的に行う．
- CheckMate9ER 試験[1]において Cabo の副作用マネジメントのための休薬期間の 86％は 14 日以内だった．Cabo を休薬しているにもかかわらず 14 日を超えて症状が継続し，ロペラミドなどで症状が改善しない場合には irAE などの他の症状を疑うとの報告がある[11]．ただし症状が重篤な場合や irAE の場合には早期の対応が必要となるため，医師に治療の必要性について確認を行う．
- 症状からの鑑別として，Cabo による下痢の多くは投与開始後 6 週間以内に発現する．Grade 1～2 から始まり腹部膨満感，鼓腸，食事に伴う頻回の少量便を呈する．irAE に関連する場合，痙攣，多量の水様便を伴って突然症状が出現することが多く，休薬や減量を行い，止瀉薬を使用しているにもかかわらず症状が持続する例が多い．

366 | 第18章 腎細胞がん

薬学的 ACTION ①　ロペラミド

- 治療開始時に患者自身で症状マネジメントができるよう支持療法薬として5〜10回分の処方を医師に打診する.
- Caboの副作用と決めつけず,感染症やirAEなどの可能性を常に検討する.
- ASCO（米国臨床腫瘍学会）のガイドラインでは化学療法に伴うGrade 1〜2の下痢症状の緩和に対してロペラミドを使用する場合に,「初回4mg服用し,その後4時間間隔もしくは水様便後に2mgを投与する.そして,12〜24時間後に評価を行い,下痢の改善が得られない場合は2時間間隔での投与を考慮する」といった投与スケジュールを推奨している.
- 日本人において初回4mgは過量の可能性があり,臨床的には2mgで内服開始してもらう場合が多い.ただしわが国の添付文書にて記載されている用法用量は,「通常,成人に1日1〜2mgを1〜2回に分割経口投与する」となっていることに留意する.

---

2) 高血圧

□ CABOSUN試験[2]においてCaboを投与された群の81％で高血圧が報告され,Grade 3〜4の高血圧の発生率は28％だったと報告されている.

□ 臨床試験において高血圧の有害事象を経験した症例の半数は治療開始14日以内に発現しており,ほぼ全例で28日以内での発現が確認されている.このことより,Caboによる高血圧は比較的治療開始早期に発現すると予想される.

□ Cabo治療中の血圧管理として特別な推奨はなく,一般的な血圧管理のガイドラインに従って降圧していくことが推奨されている.一般的にCa拮抗薬,ARB,ACE阻害薬のいずれかから開始することが推奨されている.

薬学的 ACTION ②　Ca拮抗薬,ARB,ACE阻害薬

- 高血圧は適切に管理されればCaboの休薬や減量を必要とせず治療継続が可能な副作用の1つである.
- ARBやACE阻害薬はCYPとの相互作用を示さない薬剤が多い.
- 腎臓がん患者は前治療の外科的切除のため片側の腎臓を摘出している症例もいるため薬剤の適応には注意する.

3）免疫関連有害事象

□腎細胞がんの治療体系上，現在の治療もしくは前治療において ICI を用いた治療がされていることが多い．

□ICI の投与により irAE が発現する可能性がある．一般に多くの症状で ICI の投与開始から 6 か月以内が好発時期とされているが，ICI の最終投与から数か月〜数年経過してから症状が出現することもある．このことから ICI 治療歴がある症例には irAE の可能性を考慮する．

薬学的 ACTION ③ ／ プレドニゾロン（PSL）内服の重要性

- irAE の治療として PSL が頻用される．
- 入院せず外来での管理も行われる．
- irAE の症状コントロールのために PSL は必ず内服し，患者指導においては患者自身にも重要性を認識してもらう．
- 服薬期間が長期になる場合も多いため，ステロイドによる有害事象（高血糖，免疫低下など）についても聞き取りをし，必要な支持療法を行う．

　例）ステロイド投与に伴うニューモシスチス肺炎 1 次予防 20 mg/日を 4 週間以上投与，年齢 50 歳以上でかつ PSL 換算 1.2 mg/kg/日以上に該当する場合には ST 合剤の 1 回 1 錠 1 日 1 回連日内服あるいは 1 回 1〜2 錠 1 日 1 回 週 3 回内服を提案する．

5　服薬説明の POINT

□Cabo は空腹時に比べて食後に経口投与した場合，Cabo の吸収が高まることが報告されている．食事の影響を避けるため食前 1 時間〜食後 2 時間の間は服薬を避ける．

□Cabo は VEGFR-TKI を阻害する薬剤であり，創傷治癒を遅延させる可能性がある．外科的処置が予定されている場合には，外科的処置の 28 日以上前に本剤の投与を中断することを検討する．外科切除後の投与再開時期に明確な推奨はなく，個々の患者状態に応じて再開する．また患者にも外科的処置の前に休薬が必要となる可能性のある薬剤を使用していることを説明する．

引用文献

1) Choueiri TK, et al：N Engl J Med 384：829-41, 2021（PMID：33657295）
2) Choueiri TK, et al：J Clin Oncol 35：591-7, 2017（PMID：28199818）

3) カボメティクス®錠，適正使用の手引き．2024年6月作成（武田薬品工業）

4) Johnston H, et al：Clin Genitourin Cancer 21：357-65, 2023（PMID：37012148）

5) Bosma NA, et al：Eur Urol Open Sci 37：14-26, 2022（PMID：35128482）

6) Tomita Y, et al：Int J Urol 27：952-9, 2020（PMID：32789967）

7) Choueiri TK, et al：N Engl J Med 373：1814-23, 2015（PMID：26406150）

8) Pandy JGP, et al：Support Care Cancer 30：8655-66, 2022（PMID：35655045）

9) Castellano D, et al：Cancer Treat Rev 89：102062, 2020（PMID：32659623）

10) Graham J, et al：Clin Genitourin Cancer 22：102060, 2024（PMID：38521648）

11) McGregor B, et al：Cancer Treat Rev 103：102333, 2022（PMID：35033866）

〔加藤　州〕

45 ペムブロリズマブ+アキシチニブ療法

EXPERT EYES

□最も頻回に使用される切除不能腎細胞がんの1次治療の1つ.

□IMDC（国際転移性腎細胞がんデータベースコンソーシアム）の基準[1]で求めた，予後予測分類のいずれのリスク群においても，1次治療として用いることができる.

□ペムブロリズマブ（Pembro）とアキシチニブの双方で同様の副作用が起こりうるため，いずれの薬剤によるものか，因果関係の評価が重要となる．アキシチニブは半減期が短いため（4.8時間），アキシチニブ休薬後に，速やかに症状の改善を認めるようであれば，アキシチニブの関与が考えられる．休薬後に速やかな改善を認めず，Pembroの休薬後にステロイドの投与で速やかに改善を認めれば，Pembroによる関与が考えられる[2].

□アキシチニブの規定用量は，開始量から増量や減量が可能である．効果や有害事象の発現状況により，医師や患者と相談しながら用量調節する.

1 治療効果

□**対象患者**：前治療のない根治切除不能または転移性の腎細胞がん患者854例[3]

□**全生存期間**：Pembro+アキシチニブ群 45.7か月 vs スニチニブ群 40か月

ハザード比：0.73［95％信頼区間：0.60-0.88］（p＜0.001）

2 副作用

1）発現率の高い副作用[3]

副作用	発現率（%）	
	全体	Grade 3 以上
下痢	53	10
高血圧	44	22
甲状腺機能低下症	38	<1
倦怠感	33	3
手足症候群	29	5

370 | 第18章 腎細胞がん

2) 発現率は低いが見逃したくない副作用[3]

副作用	発現率（%）	
	全体	Grade 3 以上
ALT 上昇	27	13
AST 上昇	23	6
蛋白尿	19	3
関節痛	14	1
非感染性肺炎	3	<1
心筋炎	<1	<1

3 診察前の患者面談の POINT

1) 抗がん薬の減量・休薬に関わること

(1) 下痢症状

□下痢症状を発症した場合，感染が原因の可能性も考えられるため，便培養検査の有無を確認する．検査をしていなければ検査の追加を依頼する．

□Grade 2 以上で休薬を検討する．両薬剤を休薬し，早期（1～2日間）に症状が改善する場合には，アキシチニブによる下痢が疑われるため，症状改善後に両剤を再開する．Grade 2 の場合にはアキシチニブは同量で再開し，ロペラミドなどの止痢薬の処方を提案する．Grade 3 以上であればアキシチニブの減量と止痢薬の投与を検討する．

□アキシチニブ休薬後も症状の改善が認められない場合には，Pembro による irAE（免疫関連有害事象：immune-related adverse events）が疑われるため，消化器病専門医へのコンサルトと，ステロイドの投与〔プレドニゾロン（PSL）1～2 mg/kg〕を提案する．ステロイドによる治療開始後 12 週以内に，Grade 1 以下に症状が回復し，PSL 換算 10 mg/日以下まで減量できた場合には，Pembro 投与再開を検討する．再開する場合には，ロペラミドなどの止痢薬の使用は腸炎再燃時の下痢症状をマスクし，腸炎の進行を助長してしまう可能性が考えられるため，予防的な使用や定期内服は行わない．

(2) 肝機能障害

□AST/ALT 増加が ULN の 10 倍以上の場合，Pembro およびアキシチニブの投与再開は許容されない．

45 ペムブロリズマブ＋アキシチニブ療法 | 371

□両薬剤を休薬し因果関係評価を行う．ステロイドの投与をすることなく，早期で改善を認める場合には，アキシチニブによる肝機能障害が疑われるため，アキシチニブの減量を検討し，アキシチニブから再開．再開後2〜3週間で肝機能障害の再燃を認めないようであれば，Pembroの投与を再開する．詳しくは**図18-45-1**参照[1]．

2) 多彩な副作用症状に対する対応を行うこと

(1) 高血圧症に対する降圧薬の処方提案

> **処方提案例**：収縮期血圧140 mmHg以下かつ拡張期血圧90 mmHg以下であることがアキシチニブ投与前の開始基準である．基準を満たさない場合には降圧薬の追加を提案する．

□初回面談時には治療開始前のベースの血圧を確認する．治療継続中には，家庭においても定期的に血圧を測定することが治療上必要であることを説明する．

□治療継続中の高血圧を早期発見するためには，血圧の定期的なモニタリングが必要となる．点滴当日の治療の可否を判断する際，診察室での血圧と家庭血圧で差が生じる場合には家庭血圧を重視する．

(2) 疲労・倦怠感の原因の考察

> **処方提案例**：治療継続中にGrade 2の疲労，倦怠感が生じるようであれば，アキシチニブの一時的な休薬を提案し，症状が軽減できるか確認する．軽減できるようであれば，再開時の減量を提案する．

□Pembro＋アキシチニブ療法の疲労・倦怠感の発症頻度は全体で33％と高率である[3]．

□疲労・倦怠感の原因は薬剤による副作用症状とがんによる症状の双方の可能性が考えられ，鑑別が必要となる．

□薬剤による副作用症状の場合，甲状腺機能や副腎機能の低下が，疲労・倦怠感に影響している可能性にも留意する．アキシチニブの休薬によっても症状が改善しない場合には，内分泌系の検査値（TSH，FT_3，FT_4，ACTH，コルチゾールなど）の追加オーダーを依頼する．

□疲労・倦怠感の原因が甲状腺機能低下によるものの場合，Pembroによるir AEと，アキシチニブによる副作用の双方が原因と

18

腎細胞がん

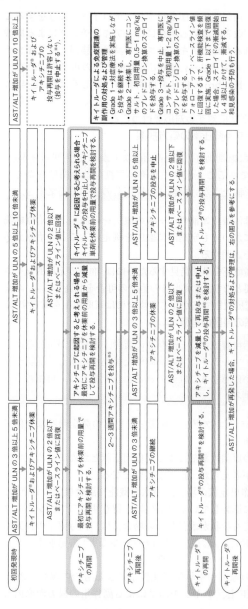

図 18-45-1 肝機能障害時の減量・休薬・中止基準（臨床的に重要な肝機能障害[※3] でない場合）

※3：AST/ALT 増加が ULN の 3 倍を超え、同時に TB が ULN の 2 倍以上（胆道閉塞を除く）または PT-INR が ULN の 1.5 倍以上。
※4：キイトルーダ®による免疫関連の副作用の対処および管理は、右上の囲みを参考にする。
※5：週に 1 回の肝機能検査を検討する。
※6：電子添文では、TB が ULN の 1.5 倍以下に回復するまで、キイトルーダ®を休薬すると規定されている。

[キイトルーダ®点滴静注，適正使用ガイド．2024 年 5 月改訂（MSD）より一部改変]

なりうる．いずれの有害事象であっても，甲状腺ホルモン補充療法（レボチロキシン）で対処可能である．代謝内科の医師へのコンサルトを提案する．

□疲労・倦怠感の原因が副腎機能低下によるものの場合には，Pembroによるir AEが原因と考えられる．この場合も，ホルモン補充療法（ヒドロコルチゾン）で対処可能である．代謝内科の医師にコンサルトを提案する．

□甲状腺機能低下，副腎機能低下が疲労・倦怠感の原因であった場合，ホルモン補充療法で症状が改善すれば，Pembro＋アキシチニブ療法の継続は可能である．患者には，ホルモン補充療法に用いている薬剤の服薬アドヒアランスの遵守や，副腎機能低下の場合には，シックデイの場合の対応（通常の処方用量のヒドロコルチゾンの2～3倍に増量し服用）などを十分に指導する．

4 副作用の重症度評価と薬学的ACTION

1) 高血圧

□Pembro＋アキシチニブ療法の全体の高血圧の発現率は約45%，Grade 3以上は約20%である[3]．

□アキシチニブ単剤の臨床試験における，日本人（n＝107）の高血圧の発現頻度は全体で75.7%，Grade 3以上が57.9%である[4]．

□高血圧が認められた場合，降圧薬（ACE阻害薬，ARB，Ca拮抗薬，利尿薬，β遮断薬など）を投与して血圧をコントロールする．

□収縮期血圧＞150 mmHgまたは拡張期血圧＞100 mmHgより降圧薬の追加，増量を検討する．

□マルチキナーゼ阻害薬による高血圧管理のガイドラインはないため，国内の高血圧ガイドラインやアキシチニブの適正使用ガイド（図18-45-2）などに準じて対応する[5]．

□降圧薬1剤でコントロールできない場合は，2剤以上の併用を検討する．

□最大限の降圧療法を行っても高血圧が持続する場合はアキシチニブの減量・休薬を検討する．アキシチニブを休薬する場合，降圧薬の投与を受けている患者には，低血圧となる可能性を説明し，低血圧となった場合には降圧薬を休薬するように指導する．

□高度な血圧の上昇（180/120 mmHg以上）を認める場合には，高血圧クリーゼ（高血圧緊急症）を引き起こす可能性があるため，早急に専門医へのコンサルトを促す．

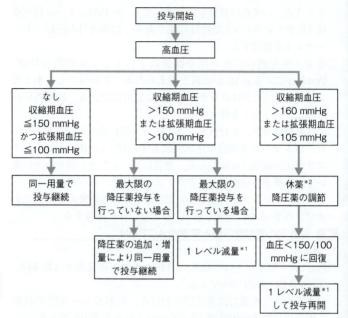

図 18-45-2　高血圧発現時のアキシチニブの用量調節

[*1] 減量後も収縮期血圧＞150 mmHg または拡張期血圧＞100 mmHg の場合，1 レベル減量することを繰り返す．
[*2] 本剤の投与を中断した場合，降圧薬の投与を受けている患者については，血圧低下について注意深くモニタリングする．

〔インライタ®錠，適正使用ガイド．2024 年 2 月改訂（ファイザー）を参考に作成〕

薬学的 ACTION ①　Ca 拮抗薬を用いる場合の選択

- Ca 拮抗薬を用いる場合には CYP3A4/5 阻害作用がない，または阻害作用の程度が低い薬剤（アムロジピン，フェロジピンなど）を用いることが推奨されている[4]．
- 腎がんの場合病変部の切除が行われており，腎機能が低値の症例が多い．ACE 阻害薬，ARB は腎機能が低値の患者では，第 1 選択とはせず，投与とする場合には少量から開始する．Ca 拮抗薬を使用する場合には心機能が正常かつ頻脈がない患者に用いる．心機能低下または頻脈がある場合，または心機能低下，頻脈の双方を認める場合には β 遮断薬や α β 遮断薬を用いるなど，循環器内

科医や腎臓内科医とコンセンサスを得た上でのフローチャートなどを作成しておくと，薬剤師からの処方提案がしやすい[6].

2) 下痢

□Pembro＋アキシチニブ療法の下痢の発現率は50％を超える[3].

□両剤の休薬により早期に症状が改善を認める場合，アキシチニブによる下痢症状として再開時にはアキシチニブを減量して再開する．症状が遅延する場合にはPembroによるirAEによる下痢症状の可能性が高く，ステロイドの投与を考慮する．

薬学的 ACTION ② 　下痢の被疑薬の検討

● アキシチニブの消失半減期はおよそ4.8時間である[2]．一般的に体内から薬剤が消失するまでには半減期の4〜5倍の時間がかかるため，アキシチニブを内服中止後，約20〜25時間で体内から消失すると予測される．これらを踏まえ，両剤休薬後の下痢の症状の回復までの時間でPembroとアキシチニブのどちらが被疑薬か検討する．

3) 蛋白尿

□Pembro＋アキシチニブ療法の蛋白尿の全体の発現頻度はおよそ20％である[3].

□アキシチニブ単剤の臨床試験における，日本人（n＝107）の蛋白尿の発現頻度は全体で40.2％，Grade 3以上が7.5％である[4].

□蛋白尿のスクリーニングには試験紙法による定性検査が行われる．2＋以上の蛋白尿を認める場合には24時間蓄尿での尿蛋白値の測定で評価される．ただし，外来での治療中には24時間蓄尿は実施困難なため，随時尿での1日尿蛋白推定法である尿蛋白/クレアチニン比（UPC比）が用いられる（例：尿生化学所見：尿蛋白濃度1,200 mg/dL，尿クレアチニン濃度150 mg/dLの場合，1日の尿蛋白量＝1200÷150＝8 g/日）．

□尿蛋白定性試験で2＋以上の場合には，定期的なUPC比の測定を提案する．尿蛋白量が2 g/日未満であればアキシチニブの投与を継続する．尿蛋白量が2 g/日以上となった場合には，アキシチニブの投与を休薬する．休薬後，尿蛋白量が2 g/日未満に回復を認めた場合，アキシチニブの用量は同一用量，または1レベル減量して再開する．

4）手足症候群

□Pembro＋アキシチニブ療法の全体の手足症候群の発症頻度は約30％である[3]．

□圧力のかかりやすい部分に限局的に発現することが多い．そのため，発現する部位は必ずしも手足とは限らない．クッション性の高い靴の使用や，手指に圧力が長時間かかる作業を避けるように指導を行う．

□腫脹が強い場合は，四肢の挙上や手足の冷却を行うよう指導する．びらん・潰瘍化した場合は創部を十分に洗浄し，白色ワセリンやアズレン含有軟膏などで保護する必要がある．このような場合には，皮膚科へのコンサルトを検討するように医師に伝える．

□CTCAEを用いて重症度を継続的に評価する．CTCAE v5.0[7]の手掌・足底発赤知覚不全症候群の項目を以下に示す．

Grade 1	疼痛を伴わない軽微な皮膚の変化または皮膚炎（例：紅斑，浮腫，角質増殖症）
Grade 2	疼痛を伴う皮膚の変化（例：角層剥離，水疱，出血，亀裂，浮腫，角質増殖症）；身の回り以外の日常生活動作の制限
Grade 3	疼痛を伴う高度の皮膚の変化（例：角層剥離，水疱，出血，亀裂，浮腫，角質増殖症）；身の回りの日常生活動作の制限

□疼痛症状の推移を把握するためには，NRS（数値評価スケール：numerical rating scale）での数量評価が有用である．経時的に疼痛症状を観察し，内服継続中に自宅でGrade 2以上に悪化を認める場合には，躊躇せずに医療機関に連絡するように説明する．

薬学的 ACTION ③　皮膚症状への対策

● 対症療法として保湿を目的に尿素・ヘパリン類似物質・ビタミンA含有軟膏，白色ワセリンなどの外用薬の使用を検討する．

● 頻回な保湿薬の塗布が保湿効果を上げるという報告があるため，患者には頻回な保湿薬の塗布を促す[8]．

● 知覚過敏，発疹，角化，水疱，浮腫，剥脱，亀裂などの症状が認められる．日常生活に支障となるレベル（Grade 3）になる前にアキシチニブの減量，休薬を検討する．

5　服薬説明の POINT

□Pembro＋アキシチニブ療法の薬剤師外来における副作用マネジメントのポイントは，患者とのコミュニケーションの中で，多彩

な副作用をいかにコントロールしていくかという点である.

□疲労,倦怠感の原因には副腎機能不全や甲状腺機能低下症などのirAE の可能性も考えられる.普段より活気がないといったなにげない症状の変化に気付くことにより判明することもある.

□手足症候群は衣服に隠れた部位に発症していることもある.患者が症状を訴えやすい環境を整えることも重要である（性別が異なる患者の場合には,患者と同性の看護師に同席してもらう）.

□副作用症状が Pembro によるものか,アキシチニブによるものかを判別するためには,アキシチニブの半減期を考慮し,副作用の発症起点からの時間の経過による回復の有無で予測できる.そのためには,患者に副作用症状が生じた日を治療日誌に経時的に記載することを促す.

□家庭血圧の測定により,治療の継続の可否が判断される場合があることを患者に説明し,経時的な血圧の測定を促す.

引用文献

1) Heng DY, et al：J Clin Oncol 27：5794-9, 2009 (PMID：19826129)
2) キイトルーダ® 点滴静注,適正使用ガイド. 2024 年 5 月改訂 (MSD)
3) Powles T, et al：Lancet Oncol 21：1563-73, 2020 (PMID：33284113)
4) インライタ® 錠,適正使用ガイド. 2024 年 2 月改訂 (ファイザー)
5) 日本高血圧学会高血圧治療ガイドライン作成委員会 (編)：高血圧治療ガイドライン 2019. 日本高血圧学会, 2019
6) 藤堂真紀：泌尿器 Care&Cure Uro-Lo 27：342-50, 2022
7) 日本臨床腫瘍研究グループ (JCOG)：Common Terminology Criteria for Adverse Events (CTCAE) version 5.0. https://jcog.jp/doctor/tool/ctcaev5/ accessed 2024.10.21
8) 大谷真理子, 他：日本皮膚科学会雑誌 122：39-43, 2012

〔今井千晶〕

第19章

前立腺がん

46 前立腺がんの病態生理

1 臓器とがんの OVERVIEW

□前立腺の構造を図 19-46-1 に示す．

□前立腺は男性のみに存在する生殖器で，膀胱の真下にあり射精管や尿道を取り囲んだ位置にある．正常の重さは約 20g 程度であり，クルミほどの大きさである．前立腺は主に内腺（中心領域，移行領域）と外腺（辺縁領域）に区分される．前立腺の主な役割は前立腺液の分泌である．この液体は精嚢から分泌された精嚢液と精子を混合して精液を作り，射精時の収縮や尿の排泄に関与している．これらの生理機能はアンドロゲン（男性ホルモン）によって維持される．

□前立腺がんは，一般的に外腺（辺縁領域）から発生する．早期の段

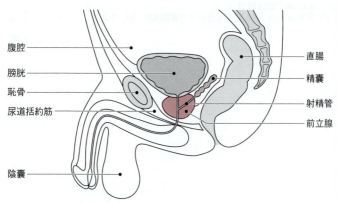

図 19-46-1　前立腺の構造

階では自覚症状はほとんどないが，進行すると排尿困難，排尿時の痛み，血尿や血精液症などの症状が現れる．また症状が出て発見された場合はすでに転移を伴う進行がんであることが多い．転移しやすい部位に骨，肺，リンパ節があり，特に骨転移による腰痛や背部痛などから前立腺がんが発見されることもある．

□スクリーニング検査としては血清 PSA 値の測定と直腸診が行われている．一般的に PSA の基準値は 4.0 ng/mL 未満だが，年齢や生活習慣によっても変動する．また，基準値を超えたからといって必ずしも前立腺がんとは限らない．直腸診は肛門より指を入れて直腸越しに前立腺を触知する方法だが，前立腺肥大症の場合は軟らかく，がんの場合はコリコリと硬く感じる．近年では，直腸診では異状なく PSA 上昇から発見される場合もある．前立腺がんが疑われる場合には確定診断として前立腺生検を行う．

□治療方針は限局期前立腺がんと進行期前立腺がんによって分かれる．限局期前立腺がんには，監視療法，前立腺全摘除術，放射線療法（外照射，組織内照射，重粒子治療）が行われ，進行期前立腺がんは内分泌療法や薬物療法が行われる．

□去勢抵抗性前立腺がんの薬物療法は，以前から内分泌療法においてホルモン抵抗性を認めた場合に行われていた．しかし近年では，ホルモン感受性の遠隔転移を有する場合においてエンザルタミドなどの投与や内分泌療法未治療のハイリスクの予後因子を有する場合ではアビラテロンなどの治療が行われている．また，去勢抵抗性前立腺がんとなった場合はこれらの薬物療法以外にカバジタキセルなどによる治療が行われる．

2　病態生理の POINT

□前立腺がんの薬物療法を実施する上で各レジメンにおける投与基準について把握しておく必要がある．

薬学的 ACTION ①　各レジメンの投与基準

レジメン名	肝機能	腎機能	骨髄機能
エンザルタミド	規定なし	規定なし	規定なし
アビラテロン	規定はないが，Child-Pugh 分類 B まで	規定なし	規定なし

レジメン名	肝機能	腎機能	骨髄機能
カバジタキセル	TB/AST/ALT ULN ×1.5 以下	sCr 1.5 mg/dL 以下	好中球数 2,000/μL 以上 血小板数 10 万/μL 以上 Hb 9.0 g/dL 以上

各検査値の ULN TB＝1.5 mg/dL, AST＝30 U/L, ALT（男）＝42 U/L, ALT（女）＝23 U/L（参考：日本臨床検査標準協議会「共用基準範囲一覧」）

□*BRCA1/2* 遺伝子変異保持と前立腺がん発症の関連が証明されており, 転移を有する去勢抵抗性前立腺がんにおいては遺伝子変異有無の検査を行う必要がある.

□前立腺がんは骨転移が起こりやすいがんである. 骨転移は肋骨, 背骨, 骨盤, 大腿骨に多くみられる. また, 骨転移により疼痛や麻痺, 骨折, 高 Ca 血症といった SRE（骨関連事象：skeletal-related event）が発生するため, SRE を評価して対症療法を行うことで, ADL（日常生活動作：activity of daily living）や生活の質（QOL）を維持・向上させていく.

薬学的 ACTION ② 骨転移治療薬

- ビスホスホネート製剤のゾレドロン酸および抗 RANKL 抗体薬のデノスマブといった骨修飾薬を投与する.
- 投与間隔についてはゾレドロン酸が 3〜4 週間隔で, デノスマブが 4 週間隔である.
- デノスマブはゾレドロン酸と違い腎機能低下時においても使用できる利点がある反面, 低 Ca 血症や顎骨壊死など副作用の頻度が高い. 低 Ca 血症予防のため活性型ビタミン D 製剤および Ca 製剤の併用は必須である.

薬学的 ACTION ③ 骨転移疼痛緩和薬

- 前立腺がんは骨転移を起こしやすいため, 骨転移に対する疼痛コントロールは重要である.
- アセトアミノフェンや NSAIDs による疼痛コントロールを第 1 選択に考えるが, 長期間になる場合は胃腸障害や腎障害に留意する.
- 疼痛が強い場合や第 1 選択薬で疼痛コントロールが不良の場合は麻薬性鎮痛薬の投与を考慮する. 麻薬性鎮痛薬処方時は, 悪心・嘔吐や便秘の副作用対策を行うことが重要なので, 対症療法の処方提案も同時に行う.
- チトクローム P450 で代謝を受ける治療薬を投与している場合,

麻薬性鎮痛薬の処方については，グルクロン酸抱合のモルヒネおよびヒドロモルフォンの処方提案を検討する．また，腎機能が高く腎機能障害などを考慮する場合は，ヒドロモルフォンの処方提案を行う．

□ 前立腺がん患者の多くは高齢者なので，病状の進行によってサルコペニアやフレイルとなる可能性があり十分に留意する．

薬学的 ACTION ④ フレイルへの対処法

- 高齢者で，かつ BMI が低いほど治療により食欲減退作用が強く現れる傾向があり，それに伴いフレイルとなる場合もあるので留意する．
- 治療により疲労や食欲低下が起こっている場合には，減量や休薬を考慮する．
- 食欲減退が継続している場合は，少量で高エネルギーの栄養補助食品などの摂取を推奨する．
- 食事のみで栄養摂取が困難な場合は経腸栄養剤の処方提案を考慮する．

〔坂田幸雄〕

47 エンザルタミド療法（EZ療法）

EXPERT EYES

□転移性ホルモン感受性前立腺がんにおいては腫瘍量の多寡に関係なく有効な薬剤であり，去勢抵抗性前立腺がんでは転移の有無に関係なく有効な薬剤の１つである．

□副作用として疲労や倦怠感の訴えが多くみられるので，早期に発見し対症療法を検討していく．

1 治療効果

（1）ENZAMET試験[1]

□**対象患者**：転移性ホルモン感受性前立腺がん患者 1,121 例

□**全生存期間**：EZ vs 標準治療[*1] ともに未到達

ハザード比：0.67 ［95％信頼区間：0.52-0.86］（p＝0.002）

（2）PREVAIL試験[2]

□**対象者**：化学療法前の転移性去勢抵抗性前立腺がん患者 1,715 例

□**全生存期間**：EZ＋ADT[*2] 32.4 か月 vs プラセボ＋ADT[*2] 30.2 か月

ハザード比：0.71 ［95％信頼区間：0.60-0.84］（p＜0.001）

（3）AFFIRM試験[3]

□**対象者**：化学療法後の去勢抵抗性前立腺がん患者 1,199 例

□**全生存期間**：EZ 18.4 か月 vs プラセボ 13.6 か月

ハザード比：0.63 ［95％信頼区間：0.53-0.75］（p＜0.001）

[*1] ビカルタミド，フルタミド，nilutamide（本邦未承認）

[*2] ADT（アンドロゲン除去療法：androgen-deprivation therapy）

2 副作用

1）発現率の高い副作用[4]

副作用	発現率（%）					
	ENZAMET試験		PREVAIL試験		AFFIRM試験	
	全体	Grade 3以上	全体	Grade 3以上	全体	Grade 3以上
疲労	82.6	5.5	35.6	1.8	33.6	6.3
ほてり	71.8	0.7	18.0	0.1	20.3	0.0
悪心	24.3	0.4	23.1	1.0	33.1	1.5
下痢	20.1	0.5	16.3	0.2	21.4	1.1
食欲減退	16.9	0.2	18.1	0.2	28.1	2.1

2) 発現率は低いが見逃したくない副作用[4)]

副作用	発現率（%）					
	ENZAMET 試験		PREVAIL 試験		AFFIRM 試験	
	全体	Grade 3 以上	全体	Grade 3 以上	全体	Grade 3 以上
血小板減少	1.6	0.2	1.1	0.5	2.4	1.1
痙攣発作	1.2	0.4	0.0	0.0	0.8	0.8
間質性肺疾患	0.0	0.0	0.0	0.0	0.1	0.0

3 診察前の患者面談の POINT

1) 抗がん薬の減量・休薬に関わること

(1) 疲労・無力症・倦怠感

□ 最もよく認められる副作用である．前立腺がんの患者は高齢者が多く，筋肉量の低下に伴うフレイルの状態になっている場合もある．よって EZ による副作用であるのか評価するためにも治療開始前の状態を把握しておくことが重要である．Grade 3 以上となる場合には休薬または減量を考慮する．

(2) 悪心・食欲不振

□ 高齢者や BMI が低いほど食欲減退の副作用発現割合が高いことに留意する．食事量の急激な低下，体重の減少を評価する．Grade 3 以上となる場合には EZ の休薬または減量を考慮する．

(3) その他の副作用を含めた評価

□ 主観的な副作用の症状は，医師主導の評価において過小評価される傾向にあり，患者の自己評価と乖離することが報告されている[5, 6)]．そのため患者から症状を慎重に聞き取り，Grade 3 以上もしくは忍容できない副作用発現時には休薬または減量を考慮する．

2) 抗がん薬治療や支持療法薬の提案に関わること

(1) 疲労・無力症・倦怠感に対する用法変更

処方提案例：疲労・無力症・倦怠感に対する EZ 服用のタイミングが朝食後の場合は，夕食後服用への用法変更を提案する．

□ 全身倦怠感はエンザルタミドの投与継続に関わる重要な問題なので，見逃さないように留意し早期に対処する．

□ 発現頻度については，長期特定使用成績調査の結果より，1,006 例のうち 145 例（14.4%）において疲労・倦怠感の副作用が発現していたとの報告がある[7)]．

□疲労・倦怠感の改善を目的に，EZ の服用タイミングを朝食後から夕食後へ変更する調査については，Cancer Fatigue Scale[8] を用いた評価が実施されており，治療効果に影響することなく，身体的倦怠感および各下位尺度の合計において有意な改善がみられたとの報告がある[9].

(2) 食欲不振に対する支持療法

> **処方提案例**：食欲減退に対して具体的に提示されている対症療法はないが，必要に応じて消化管運動機能改善薬や漢方製剤，副腎皮質ホルモン薬などを処方提案する.

□食欲不振に対する予防療法は確立されていない.

□胸やけや消化不良，胃酸過多などの症状の訴えがある場合は，H_2 ブロッカーのファモチジンなどを投与して食欲不振の改善傾向がみられるか確認する. なお，PPI については CYP2C19 が誘導されるため留意する. 特にオメプラゾールについては，AUC が 0.30 倍へと大幅に低下し効果が減弱するので処方提案は控える.

□消化管運動機能改善薬としては，セロトニン（5-HT$_4$）受容体作動薬のモサプリドクエン酸塩やアセチルコリンエステラーゼ阻害薬のアコチアミド塩酸塩の処方提案を検討する.

□漢方製剤としては，六君子湯が抗がん薬投与時の食欲不振に対して有効との報告がある[10, 11]. また，気力がなく疲れがある場合は補中益気湯，手足の冷えや貧血がある場合は人参養栄湯の処方提案を考慮する.

□副腎皮質ホルモン薬としては，デキサメタゾンを 0.5〜4 mg/日の処方提案を検討するが，投与量や投与期間についてのエビデンスはないので，長期に服用する場合はステロイドによる副作用に十分留意する.

□どの支持療法においてもエビデンスは乏しいため，患者から聞き取った内容を基に検討した上で SDM（共同意思決定：shared decision making）にて支持療法を決定する.

(3) ほてりに対する支持療法

> **処方提案例**：ほてりの症状を確認した上で，薬物療法が必要と判断した場合，その程度に応じてホルモン療法または非ホル

モン療法について処方提案する.

□他の抗アンドロゲン薬同様, 高頻度で投与初期から現れる副作用の1つである.
□薬物療法には, ホルモン療法と非ホルモン療法があり, 比較するとホルモン療法の方が有効性は高いとの報告がある[12].
□ホルモン療法では前立腺がん治療薬のエストラムスチンや前立腺肥大症治療薬のクロルマジノンなどを用いる[13]. また, 保険適用外だがメドロキシプロゲステロンの有効性が報告されている[14]. いずれにしろ前立腺がんの病状とも関連するので, 処方を提案する場合には慎重に検討する.
□非ホルモン療法においては, 桂枝茯苓丸や当帰芍薬散, 加味逍遙散といった漢方製剤の有効性が報告されている[13].

(4) 痙攣発作時の対応

処方提案例:痙攣発作の閾値を低下させる薬剤を服用している場合は慎重に治療経過の観察を行い, 前駆症状発現時は医師に説明した上で服用中止を提案する.

□てんかんなどの痙攣性疾患や脳卒中などの合併またはこれらの既往歴がある患者, また痙攣発作の閾値を低下させる薬剤を服用している患者については慎重投与である.
□痙攣発作の閾値を低下させる主な薬剤には, 抗精神病薬(プロクロルペラジン)や抗うつ薬(アミトリプチリン), 抗不安薬(エスタゾラム), 抗菌薬(レボフロキサシン), 麻薬性鎮痛薬(フェンタニル), NSAIDs(フルルビプロフェン)などがあり, これらの薬剤を服用している場合は留意する.
□めまいやふるえ, 頭痛, 四肢のしびれ, ふらつき, 顔面や四肢の筋攣縮, 感覚異常などの痙攣発作の前駆症状が出た場合は, 速やかにEZの服用を中止する.

4 副作用の重症度評価と薬学的ACTION

1) 悪心

□悪心の発現率は約20〜30%である.
□制吐薬適正使用ガイドラインの経口抗がん薬催吐性リスク分類の中には記載されていない.
□市販後調査での発現時期の中央値は15日で, 約70%が4週以内

だった[15].

□原因検索を行い，補正可能であれば原因に対する治療を行うが，EZ によるものであれば対症療法を行い，それでも改善しない場合は休薬または減量を検討する.

薬学的 ACTION ① ドパミン受容体拮抗薬

- 治療によるものかを鑑別するためにも，治療前の状態を確認しておく.
- 具体的に提示されている制吐薬はないため，悪心に対し一般的に用いられる，イトプリド塩酸塩やドンペリドン，メトクロプラミドの処方提案を検討する.
- 頓用での服用を基本とするが，長期服用となる場合には，錐体外路症状の副作用に十分に留意する.

2) 下痢

□下痢の発現率は約 20% 程度である.

□EZ に起因する下痢であるか鑑別するためにも，下痢を起こしやすい薬剤(PPI, NSAIDs, 抗菌薬)の併用薬の服用について確認する.

□リスク因子は，高齢者，腎機能や肝機能障害となっており，これらに該当する場合は留意する.

□重篤化する症例は稀だが，脱水症状や電解質異常が発現していないか確認する.特に下痢で多く喪失する電解質はナトリウムであるため，低 Na 血症でみられる，だるさや吐き気，頭痛，意識障害，けいれんなどの症状の有無について確認する.

薬学的 ACTION ② 腸機能改善薬

- 下痢のみならず便秘の発現もあるので，腸内細菌叢の異常に関わる諸症状の改善を目的に，まずはビオフェルミン® などの活性生菌製剤の処方提案を検討する.
- 基本的にはどの活性生菌製剤を用いてもよいが，抗菌薬を併用している場合は，耐性乳酸菌のビオフェルミン R® などの処方提案を行う.
- 活性生菌製剤で改善しない場合は，細菌感染でないことを確認した上で，腸運動抑制薬のロペラミドの処方提案を検討する.

3) 疲労

□疲労の発現率は副作用の中で最も高く約 30〜80% である.

47 エンザルタミド療法 (EZ療法) | 387

□高齢者が多いため, 前治療による影響も考慮した上で, 治療前の状態を把握しておき, エンザルタミドによる影響なのか慎重に判断する.

□加えて食欲減退も伴う場合は, 疲労を感じる傾向が高くなるので, 食欲減退に対する対症療法も同時に検討する.

薬学的 ACTION ③　疲労の対症療法

- 補中益気湯を投与することで全身倦怠感が改善し EZ の投与継続が可能であったとの報告がある[16].
- また, 貧血を伴う場合は, 十全大補湯や人参養栄湯の処方提案を考慮するが, これらには地黄が含まれており胃腸障害に留意する[17].
- 早期に現れた疲労は, 減量によって自覚症状が改善し継続可能であったとの報告があるので[18], 早期に発見し対応していく.

5　服薬説明の POINT

□SARS-CoV-2 に感染した場合, 治療薬の1つである, エンシトレルビル フマル酸とは併用禁忌であることを説明しておく.

□1日1回毎日服用する薬剤であり, 基本的にいつまで服用するという期間はなく可能な限り継続して服用する薬剤であることを説明しておく.

□80 mg 錠は剤形が大きいため, 服用に際して問題がないかを確認しておく. 特に高齢者は嚥下機能が低下している場合があるので, その場合には 40 mg 錠での服用も検討する.

□服薬状況や副作用の状況を把握するためにも, メーカーより提供されている治療日誌を有効に活用する. 記載方法について説明し, 受診時は必ず持参してもらうように説明する.

□てんかんなどの痙攣性疾患またはこれらの既往歴, 脳損傷や脳卒中などの合併またはこれらの既往歴, さらに痙攣発作の閾値を低下させる薬剤を服用している患者には, 痙攣発作時の前駆症状について説明し, 症状が現れたら病院へ連絡するように伝えておく.

□本治療で最も多く発現する副作用の疲労や倦怠感については, 患者が不安にならないためにも事前に説明し, 症状発現時は早めに申し出るように伝えておく.

□その他の副作用で Grade 3 以上もしくは忍容できない副作用発現

19
前立腺がん

時は，EZ の休薬または減量を考慮する必要があるので，病院へ連絡が必要な具体的な副作用の症状について説明し，症状が出たらすぐに病院に連絡するように伝えておく．

□半減期が 4.7〜8.4 日と非常に長い薬剤であるため，休薬や投与中止となってもしばらくは薬剤の効果が残っており，併用薬との相互作用や副作用には気をつけることを説明しておく．

□骨転移などに伴う痛み止めとして，オキシコドン，フェンタニルやメサドンといった CYP3A4 で代謝されるオピオイド鎮痛薬が併用薬として投与されている場合は，これらの薬剤の効果が減弱する可能性がある．疼痛コントロールの状況について確認して，コントロール不良などであれば代謝経路がグルクロン酸抱合であるモルヒネやヒドロモルフォンへのオピオイドスイッチングについて医師と検討して，その旨患者に説明する．

引用文献

1) Davis ID, et al：N Engl J Med 381：121-31, 2019 (PMID：31157964)
2) Beer TM, et al：N Engl J Med 371：424-33, 2014 (PMID：24881730)
3) Scher HI, et al：N Engl J Med 367：1187-97, 2012 (PMID：22894553)
4) イクスタンジを安全にご使用いただくために．2023 年 11 月 (アステラス製薬)
5) Basch E：N Engl J Med 362：865-9, 2010 (PMID：20220181)
6) Gravis G, et al：Eur Urol 73：847-55, 2018 (PMID：29475737)
7) 飯野裕子，他：泌尿器外科 33：417-33, 2020
8) Okuyama T, et al：J Pain Symptom Manage 19：5-14, 2000 (PMID：10687321)
9) 関永彩夏，他：日病薬誌 55：1211-15, 2019
10) Ohno T, et al：Clin Exp Gastroenterol 4：291-6, 2011 (PMID：22235173)
11) Seike J, et al：Int J Surg Oncol 2011：715623, 2011 (PMID：22312520)
12) Frisk J：Maturitas 65：15-22, 2010 (PMID：19962840)
13) 青木裕章，他：薬局 67：3099-104, 2016
14) Irani J, et al：Lancet Oncol 11：147-54, 2010 (PMID：19963436)
15) イクスタンジ® カプセル，市販直後調査結果のご報告．2015 (アステラス製薬) https://amn.astellas.jp/content/dam/jp/amn/jp/ja/di/doc/Pdfs/DocNo201500247_y.pdf?redirect=false accessed 2024.10.21
16) 皆川倫範，他：日泌尿会誌 110：86-91, 2019
17) 玉嶋貞宏：県西部浜松医療センター学術誌 4：10-3, 2010
18) 井口太郎，他：臨泌 71：482-7, 2017

〔坂田幸雄〕

48 アビラテロン＋プレドニゾロン療法（Ab＋PSL療法）

EXPERT EYES

□Abは去勢感受性前立腺がんから去勢抵抗性前立腺がんまで幅広い病態で使用される.

□超高齢者にも適用可能な薬剤であり, 大規模臨床試験でも90歳以上の患者が含まれている.

□副作用として, 鉱質コルチコイド過剰に伴う症状を発現することがあるため, それぞれの症状と病態生理を紐付けて理解し, 支持療法を提案する.

1 治療効果

(1) COU-AA-302試験[1]

□対象患者：化学療法未治療の転移性去勢抵抗性前立腺がん患者1,088名

□全生存期間：Ab＋PSL療法34.7か月 vs プラセボ＋PSL 30.3か月
ハザード比：0.81［95％信頼区間：0.70-0.93］（p＝0.0033）

(2) COU-AA-301試験[2]

□対象患者：ドセタキセルを含む化学療法既治療の転移性去勢抵抗性前立腺がん患者1,195名

□全生存期間：Ab＋PSL療法15.8か月 vs プラセボ＋PSL 11.2か月
ハザード比：0.74［95％信頼区間：0.64-0.86］（p＜0.0001）

(3) LATITUDE試験[3]

□対象患者：内分泌療法未治療のハイリスクの予後因子を有する前立腺がん患者1,199名

□全生存期間：Ab＋PSL療法＋ADT（アンドロゲン除去療法）53.3か月 vs プラセボ＋PSL＋ADT 36.5か月
ハザード比：0.66［95％信頼区間：0.56-0.78］（p＜0.0001）

2 副作用

1) 発現率は低いが見逃したくない副作用[1]

副作用	発現率（％）	
	全体の発現率	Grade 3以上
体液貯留/浮腫	31	1
高血圧	23	5

副作用	発現率（%）	
	全体の発現率	Grade 3 以上
心臓障害	23	7
低 K 血症	18	2
ALT 上昇	13	5
AST 上昇	11	3

3 診察前の患者面談の POINT

1）抗がん薬の減量・休薬に関わること[4]

（1）肝機能障害

□治療開始時より Child-Pugh 分類 C の禁忌に該当していないことを確認する（→**表 13-28-1**，247 頁）．治療継続中は来院時ごとに肝機能検査を実施し ALT/AST≦ULN×5 かつ TB≦ULN×3 であることを確認する．

　＊各検査値の ULN：TB＝1.5 mg/dL，AST＝30 U/L，ALT（男）＝42 U/L，
　　ALT（女）＝23 U/L（参考：日本臨床検査標準協議会「共用基準範囲一覧」）

（2）低 K 血症

□Grade 3 以上（血清 K＜3.0 mEq/L）で Ab の休薬が必要となる．筋力低下，痙攣，全身倦怠感，多飲・多尿などの低カリウム血症に関連する症状の観察を十分に行う．

（3）高血圧

□Grade 3 以上（血圧 160/100 mmHg **未満**に保つことができない；2 種類以上の薬物療法または以前よりも強い治療を要する）の場合，Ab の休薬が必要である．2 レベルの減量後（500 mg/日）の再投与において，再発した場合は Ab の投与を中止することが推奨されている．

□高血圧を評価するためには，治療開始前の血圧の状態を確認しておく．また，治療中は定期的な血圧測定を推奨する．

2）抗がん薬治療や支持療法薬の提案に関わること

（1）空腹時投与とアドヒアランス

処方提案例：患者の生活リズムや食習慣を確認し，個々の患者のニーズにあった用法（時間指定，起床時，就寝前など）を提案する．

□Ab 1,000 mg を食後（低脂肪食[*1]または高脂肪食[*2]）に単回経口

投与した場合，絶食時と比較し，Ab の C_{max} および AUC_∞ がそれぞれ，7 倍および 5 倍（低脂肪食），17 倍および 10 倍（高脂肪食）増加するため，副作用が強く発現する可能性がある[4]．このため，Ab は空腹時（食前 1 時間から食後 2 時間までの服用を避ける）投与である．

*1 低脂肪食：総脂肪量 = 2.5 g；総カロリー = 298.7 kcal
*2 高脂肪食：総脂肪量 = 52.5 g；総カロリー = 826.3 kcal

□ 食間投与は他の用法と比較して，患者が指示通り服用できているという意識が低いとの報告がある[5]．また，アンケート調査において「薬を飲む時間が複雑だ」という設問に対し高い点数をつけた患者は服薬アドヒアランスが悪い傾向が認められている[5]．

□ 服薬アドヒアランスを向上させるための介入には決定的なエビデンスがない．このため服薬アドヒアランス向上のための支援には，患者の経験している具体的な問題点について，患者とともに対策を検討することが重要であり，このプロセスを経て，患者個々にあった投与方法を検討するとよい[6]．

(2) 鉱質コルチコイド過剰

処方提案例：鉱質コルチコイド過剰の徴候である高血圧，浮腫，低 K 血症などをモニタリングし，必要に応じ糖質コルチコイドの増量，エプレレノンの投与などを提案する．

□ Ab は CYP17 を阻害し，生理的な糖質コルチコイドの産生低下をきたす．その結果，上流へのポジティブフィードバックが起こり，ACTH の増加を介し鉱質コルチコイド過剰を引き起こす．

□ 臨床試験では産生低下をきたした糖質コルチコイド補充のために，PSL 1 回 5 mg 1 日 2 回[1-2] または PSL 1 回 5 mg 1 日 1 回[3] が併用されている．

□ LATITUDE 試験では，鉱質コルチコイド過剰による有害事象が発現した場合は PSL を 5 mg/日ずつ増量可能とされている．

□ 低 K 血症を認める場合は，カリウムの補充を検討する．カリウム補充でも改善しない場合は，鉱質コルチコイド受容体アンタゴニスト（エプレレノン）の投与を検討するが，カリウム製剤とエプレレノンの併用自体は禁忌である．また高血圧，慢性心不全以外に対するエプレレノンの投与は適応外使用による保険適用外となるため医師と十分なディスカッションを行う．

392 ┃ 第19章 前立腺がん

□高血圧を認める場合は，エプレレノン，Ca拮抗薬などを検討する．ACE阻害薬やARBは服用すると血中アルドステロン濃度は低下するが，長期間服用を続けると低下していたアルドステロンが再上昇するアルドステロンブレイクスルー現象が30〜50％の症例でみられるとの報告がある[7]．サイアザイド系利尿薬，ループ利尿薬は低K血症を引き起こすリスクがあり併用に注意する．

□カリウム保持性利尿薬であるスピロノラクトンは *in vitro* にてアンドロゲン受容体を刺激する作用が認められており，国内の臨床試験において併用禁忌薬に設定されている．また，スピロノラクトン併用時にPSA上昇が認められた症例が報告されている[8]．

(3) 糖質コルチコイドの副作用対策

処方提案例：治療時より血糖値のモニタリングを提案し，高血糖・耐糖能異常を認めた場合は，糖尿病専門医との連携を推奨する．

□Abと併用するPSLの長期的な使用により，糖質コルチコイドに起因する高血糖・耐糖能異常が発現する可能性がある．

□治療開始前は随時血糖，HbA1cの測定を行い，ベースラインの値を把握することが望ましい．また，投与中も月に1回，随時血糖，HbA1cの測定を推奨する．

□ステロイド糖尿病は早朝空腹時血糖が低いという特徴があるため，血糖値の評価を行う際に注意する．

□随時血糖≧200 mg/dL，空腹時血糖≧126 mg/dLまたはHbA1c≧6.5％のいずれかの場合は，糖尿病の可能性を考慮し，専門医へのコンサルテーションを提案する．

□ステロイド糖尿病の治療は，既存の2型糖尿病が増悪した場合を除き，インスリン療法が適応となる．インスリン療法を行う場合は，低K血症の発現に注意する．

処方提案例：PSL投与開始時は糖質コルチコイド誘発性骨粗鬆症のリスク評価を行い，必要に応じてビスホスホネート製剤の投与を提案する．

□長期のADTにより骨密度の低下を生じる可能性があり，AbとPSLを併用することにより，この作用が増強する可能性がある．

□Ab 投与時の PSL の併用は，糖質コルチコイドを補充し，鉱質コルチコイド過剰症状を緩和することが目的であるため，糖質コルチコイドによる骨代謝への影響は，一般的なステロイドの使用時と異なることを念頭に置く．

□「グルココルチコイド誘発性骨粗鬆症の管理と治療のガイドライン 2023」では，3 か月以上ステロイドが投与される場合に，既存骨折，年齢，ステロイドの投与量，骨密度をスコア化し評価することを推奨している．第 1 選択薬はビスホスホネート製剤である[9]．

□前立腺がんの患者では，骨転移の治療のためにデノスマブが投与されていることが多い．デノスマブ投与時のビスホスホネート製剤の併用は推奨されないため注意する．

4 副作用の重症度評価と薬学的 ACTION

1) 肝障害

□肝障害の発現率は約 10 ％である[1,2]．

□Ab 開始前の ALT，AST，TB が高値の患者では肝障害の発現率が高い傾向がある[4]．

□ULN×5＜AST/ALT≦ULN×20 または ULN×3＜TB≦ULN×10 の場合は Ab を休薬，それ以上の場合は中止する．休薬中に投与前値もしくは AST/ALT≦ULN×2.5 かつ TB≦ULN×1.5 に回復したことを確認して減量再開をする（1 レベル減量 750 mg/日）．750 mg/日投与中に肝障害が起こった場合は同様の対応を行い，再開時は 2 レベル減量（500 mg/日）とする．500 mg/日投与中に AST/ALT＞ULN×5 または TB＞ULN×3 を満たす肝障害が発現した場合は Ab を中止する[4]．

□PSL を併用するため，治療開始前は HBs 抗原，HBs 抗体，HBc 抗体のチェックを行い，非活動性キャリアの場合は核酸アナログ製剤を投与し，既往感染の場合は，HBV-DNA のモニタリングを行う[10]．肝障害発現時も B 型肝炎の再活性化を念頭に置いて副作用の評価を行う．

薬学的 ACTION ① 他剤の薬物性肝障害の可能性も考慮する

● 薬物性肝障害を引き起こす薬剤は無数に存在する．
● 薬物性肝障害を評価するわが国の代表的な評価法として DDW-J 2004 ワークショップ薬物性肝障害診断基準がある[11]．この基準では，薬物性肝障害を ALT および ALP の値から肝細胞障害型，

表 19-48-2　低 K 血症のリスクがある薬剤

分類	薬剤名
ループ利尿薬	フロセミド，トラセミド，アゾセミド
浸透圧性利尿薬	D-マンニトール，濃グリセリン・果糖
抗菌薬，抗真菌薬	アムホテリシン B，ポリミキシン B，ペニシリンなど
サイアザイド系利尿薬	トリクロルメチアジドなど
グリチルリチン含有薬	甘草含有漢方，グリチルリチン・グリシン・DL-メチオニン配合剤
その他	インスリン，抗パーキンソン病薬，下剤（長期服用時）

〔ザイティガ® 錠，適正使用ガイド．2023 年 11 月改訂（ヤンセンファーマ）より一部改変〕

胆汁うっ滞型，混合型に分類し，発症までの期間，経過，危険因子，薬物以外の原因の有無，過去の肝障害の報告，好酸球増多，DLST（薬剤によるリンパ球刺激試験），偶然の投与が行われた時の反応について評価を行う．

2）低 K 血症

□低 K 血症の発現率は 16〜18％である[1,2]．

□重篤な低 K 血症の頻度は高くないものの，Ab による低 K 血症から Torsades de Pointes を発現した症例や，心室頻拍から心停止へ移行した症例などが報告されている[12,13]．

□心血管疾患のある患者は特に慎重にモニタリングを行う．

薬学的 ACTION ②　低 K 血症を生じやすい状況に注意する

- 治療中に胃腸炎などに罹患し，嘔吐や下痢を生じる場合は K 損失が起こる．
- 低 Mg 血症の状態は，腎での K 排泄が促進される．
- 低 K 血症を起こすリスクのある薬剤（表 19-48-2）との併用は注意する[4]．

5　服薬説明の POINT

□Ab の服薬忘れ，用法間違えを回避するため，空腹時投与の意義として食後に内服すると副作用のリスクが増強することについて説明し，個々の患者にあった服薬方法を説明する．

□患者はステロイドに対して怖い薬という印象があることが多い．PSL の未服用は Ab による高血圧，低 K 血症などの副作用の発

現頻度が増加する傾向[14]があることを説明し，PSLの服薬アドヒアランス向上に努める．

□ 長期のPSL内服に伴い，副腎機能低下が起こる．このためPSLの服薬忘れによって倦怠感，吐き気，頭痛などのステロイドの離脱症状が発現するリスクがあることを説明する．また手術などのストレス状況下ではステロイドの追加投与が必要になること，休薬・中止時にはPSLを2〜3週ごとに半量ずつ（10 mg→5 mg→2.5 mg→0 mg）減量するなどの漸減法を用いることを説明しておく．

□ 重篤な低K血症が発現した際には，致死的な経過をたどることがある．寝た状態から起き上がれない，あるいは座った状態から立ち上がることができないなどの筋力低下症状，その他，痙攣，全身倦怠感などが認められた場合はただちに医療機関に連絡するように説明する．

引用文献

1) Ryan CJ, et al：Lancet Oncol 16：152-60, 2015（PMID：25601341）
2) Fizazi K, et al：Lancet Oncol 13：983-92, 2012（PMID：22995653）
3) Fizazi K, et al：Lancet Oncol 20：686-700, 2019（PMID：30987939）
4) ザイティガ®錠，適正使用ガイド．2023年11月改訂（ヤンセンファーマ）
5) 坪井謙之介，他：医療薬学 38：522-33, 2012
6) National Institute for Health and Care Excellence：NICE Guidance：Medicines adherence：involving patients in decisions about prescribed medicines and supporting adherence：Clinical guideline [CG76]. 2009
7) Bomback AS, et al：Nat Clin Pract Nephrol 3：486-92, 2007（PMID：17717561）
8) Pia A, et al：Cancer Treat Rev 39：966-73, 2013（PMID：23582279）
9) 日本骨代謝学会（編）：グルココルチコイド誘発性骨粗鬆症の管理と治療のガイドライン 2023. 南山堂, 2023
10) 日本肝臓学会肝炎診療ガイドライン作成委員会（編）：B型肝炎治療ガイドライン, 第4版. 日本肝臓学会, 2022
https://www.jsh.or.jp/medical/guidelines/jsh_guidlines/hepatitis_b.html accessed 2024.10.21
11) 滝川 一，他：肝臓 46：85-90, 2005
12) Riad M, et al：Eur Heart J Case Rep 5：ytab462, 2021（PMID：35187388）
13) Mao J, et al：J Med Case Rep 18：186, 2024（PMID：38622681）
14) McKay RR, et al：Cancer 125：524-32, 2019（PMID：30427533）

〔小澤有輝〕

396 | 第19章　前立腺がん

49 カバジタキセル＋プレドニゾロン療法（CBZ＋PSL療法）

EXPERT EYES

□ ドセタキセル（DTX）投与後の mCRPC（転移性去勢抵抗性前立腺がん：metastatic castration-resistant prostate cancer）に使用されるレジメン.

□ DTX や他の抗アンドロゲン療法と同様に，ADT（アンドロゲン除去療法：androgen deprivation therapy）の継続または精巣摘除により患者が去勢状態になっていることを確認する.

□ 骨髄抑制は必発であり，FN（発熱性好中球減少症：febrile neutropenia）を考慮し患者個々のリスクに応じた G-CSF 製剤による1次予防を行う. また初回より投与量を $20\,mg/m^2$ に減量することも考慮する.

□ 本レジメンは mCRPC において承認されている中でも最終治療となりうる治療（2024年9月現在）であり，患者の多くは次治療の選択肢に乏しい. 中には遺伝子パネル検査を並行し，副次的にオラパリブの適応も併せて検討することがある. 検査の過程で遺伝性腫瘍が2次的に疑われる可能性，次治療につながる可能性などを踏まえて治療方針を確認する. 施設によりがんゲノム医療コーディネーターなどと連携することも望まれる.

1 治療効果[1]

□ **対象患者**：DTX 治療歴のある mCRPC 患者

□ **全生存期間**（OS）：CBZ＋PSL 療法 15.1 か月 vs ミトキサントロン＋PSL 単剤 12.7 か月

　ハザード比：0.70［95％信頼区間 0.59-0.83］（p＜0.0001）

2 副作用

□ 国際共同第Ⅲ相試験では，65歳以上の患者で疲労，好中球減少症，無力症，発熱，浮動性めまい，尿路感染，脱水などが，Grade 3以上では好中球減少症および FN などの副作用が多く認められている[2].

□ 以下に当該臨床試験における頻度を示すが，65歳以上の高齢者においては特に注意する.

49 カバジタキセル＋プレドニゾロン療法（CBZ＋PSL療法） | 397

1）発現率の高い副作用[1]

副作用	発現率（%）	
	全体	Grade 3 以上
貧血	97	11
好中球減少	94	82
下痢	47	6
倦怠感	37	5
悪心	34	2
嘔吐	23	2

2）発現率は低いが見逃したくない副作用[1]

副作用	発現率（%）	
	全体の発現率	Grade 3 以上
発熱性好中球減少症*	8	8

*試験では G-CSF 製剤の使用が許可されていた

3 診察前の患者面談の POINT

1）抗がん薬の減量・休薬に関わること[3]

（1）骨髄抑制

□ day 1 では好中球数≧1,500/μL で投与可能である.

● 適切な治療にもかかわらず好中球減少 Grade 3 以上が 1 週間以上持続する場合，好中球数＞1,500/μL に改善するまで休薬し，CBZ を 20 mg/m^2 に減量して再開する.

● FN または好中球減少性感染の場合は症状が回復または改善かつ好中球数＞1,500/μL まで休薬し，CBZ を 20 mg/m^2 に減量して再開する.

□ 投与法は標準用法（25 mg/m^2 3 週ごと）が原則だが，DTX 後の mCRPC 患者に対し，CBZ を減量開始する群（20 mg/m^2）と承認用量で投与する群（25 mg/m^2）で比較した第Ⅲ相試験において，CBZ の減量開始による OS の非劣性が認められた[4]ことから，初回減量もオプションとなっている.

（2）末梢神経障害

□ Grade 2 で 20 mg/m^2 への減量が必要．Grade 3 で投与中止となる.

(3) 下痢

□Grade 3 以上の下痢，または水分・電解質補給などの適切な治療にもかかわらず持続する下痢の場合には，症状が回復または改善するまで休薬する．その後，用量を 20 mg/m^2 に減量し再開する．

(4) その他

□減量後もこれらの副作用が現れる場合は投与中止を考慮する．

□CBZ による過敏反応を軽減させるために，投与の 30 分前までに，抗ヒスタミン薬，副腎皮質ホルモン薬，H$_2$ ブロッカーなど（例：クロルフェニラミンマレイン酸注 5 mg＋デキサメタゾンリン酸エステルナトリウム注 6.6 mg＋ファモチジン注 20 mg）の前投与が必須である．重篤な過敏反応を起こした患者は投与を中止し，再投与は行わない．

□溶解液にアルコールを含有するため，通院時の自家用車運転の有無，アルコール不耐の有無などを確認する．

□添付文書上，最終濃度に規定があるため注意する．補液に溶解した後の CBZ 最終濃度が 0.10～0.26 mg/mL となっていることを確認する．

2) 抗がん薬治療や支持療法薬の提案に関わること

(1) 好中球減少に対する減量・支持療法提案

> **処方提案例**：FN リスク因子を有する患者においては 1 次予防としての G-CSF 製剤（ペグフィルグラスチム皮下注 3.6 mg CBZ 投与 24 時間後以降）を提案する．好中球減少 Grade 3 以上が 1 週間以上継続した場合，または FN が発現した場合 20 mg/m^2 へ減量する．

□国内第 I 相試験において，CBZ 投与により全例で Grade 3 以上の好中球減少が認められ，FN 発現割合は 54.5％であった[2]．市販後調査（2014 年 9 月 4 日販売開始から同年 12 月 17 日時点）では FN の発現頻度は 16.8％（35/208 例）であり，その中に，5 例の死亡例が含まれていた[2]．FN で死亡に至った 5 例は，いずれも FN のリスク因子を有する症例であったことを踏まえ，G-CSF 製剤の使用をガイドラインなどを参考に考慮する必要がある．

□特に 65 歳以上，がん薬物療法治療歴，放射線治療歴，最近の手術歴，肝機能障害，腎機能障害，持続する好中球減少症，腫瘍の

骨髄浸潤などの FN リスク因子を有する患者では G-CSF 製剤による 1 次予防が推奨される.

□前立腺がんは高齢患者が多いことから，治療前から患者の FN リスク因子を考慮し，発現時の内服による抗菌薬治療での対応の実現可能性，家族によるサポート体制を確認する．自身で内服不能の場合には静注による抗菌薬治療を検討し，緊急時の来院可否を確認する．必要時にはバックアップ可能な他院との連携体制構築や治療適応の可否を含め医師と相談する.

(2) 骨転移に対する支持療法提案

> **処方提案例**：骨転移症例に対するデノスマブの投与（例：デノスマブ皮下注 120 mg 4 週間に 1 回），および MRONJ（薬剤関連顎骨壊死：medication-related osteonecrosis of the jaw）リスクを検討し歯科へのコンサルト，口腔内衛生に対する指導を提案する．疼痛に応じた NSAIDs やオピオイドの追加・増量も提案する（例：ロキソプロフェンナトリウム 1 回 60 mg 1 日 3 回 毎食後＋レバミピド 1 回 100 mg 1 日 3 回 毎食後／オキシコドン塩酸塩 1 回 2.5 mg 疼痛時）.

□mCRPC は約 90％の患者が疾患の過程で骨転移を有する．これらの患者は SRE（骨関連事象：skeletal-related events）を発症する[5]ため，ゾレドロン酸をはじめとしたビスホスホネート（BPA）製剤，デノスマブなどの骨修飾薬の投与が考慮される.

□特にデノスマブは BPA 製剤と比較して SRE 発症までの期間を有意に延長させることが知られ（デノスマブ vs ゾレドロン酸，20.7 か月 vs 17.1 か月）[6]，優先的に使用されることが多い.

□骨転移に対する疼痛管理も留意する．骨転移に対しては上記骨修飾薬に加え，NSAIDs，アセトアミノフェン，オピオイドなどの鎮痛薬，放射線照射（8 Gy/1 Fr）を用い，効果不十分な場合は抗うつ薬をはじめとした鎮痛補助薬（例：デュロキセチン 1 回 20 mg 1 日 1 回から開始し 1 回 40～60 mg 1 日 1 回まで適宜漸増，またはクロナゼパム 1 回 0.5 mg から開始し 1 回 1～3 mg 1 日 1 回まで適宜漸増）を用いる[7].

□MRONJ，低 Ca 血症は骨修飾薬による代表的な有害事象である．したがってこれらの製剤は使用開始時からの歯科コンサルトを考慮する.

400 ┃ 第19章　前立腺がん

□MRONJ は骨修飾薬の使用期間が長いほど発生率は高くなる．歯科の外科処置（抜歯・骨に及ぶ処置），歯周病・歯肉膿瘍などの口腔衛生状態や，加齢，ステロイド併用，糖尿病，喫煙・飲酒，化学療法の既往がリスク因子となる[8]．

□デノスマブによる低 Ca 血症のリスク因子は男性，入院，PS（全身状態：performance status）≧1，BPA 使用歴，臨床検査値の投与前 Ca 低値，投与前 ALP 高値が知られる[9]．

□デノスマブを使用する場合には沈降炭酸カルシウム・コレカルシフェロール・炭酸マグネシウム配合錠 1回2錠 1日1回の処方を提案する．重度の腎機能障害患者や，透析を受けている患者においては Ca 製剤に加え，活性型ビタミン D 製剤の処方（例：アルファカルシドール 1回1μg 1日1回，乳酸カルシウム 1回2 g 1日2回）を考慮する．

(3) 消化器症状に対するモニタリング

> **処方提案例**：食思不振・下痢を合併することが多く，下痢発現時のロペラミドや制吐薬追加を提案する．味覚障害発現も散見されるため，必要時，栄養指導を依頼する．

□悪心発現頻度は国際共同第Ⅲ相試験において約 30％であり比較的マネジメントは可能だが，下痢，味覚障害，口内炎などが複合的に出現し，食思不振となるケースも散見される．前立腺がん患者の大多数は高齢者のため，脱水や PS 低下に注意する．

□下痢の頻度は約 50％と高く，支持療法薬としてロペラミドの処方が望ましいが，予防内服としてのエビデンスは現在まで乏しい．

□CBZ の味覚障害発現頻度は 11.1％だが，DTX の複数試験では約 20％と報告され，味覚障害などは比較的少ない可能性が示唆された[10]．また CBZ が投与される mCRPC 患者の前治療は主に DTX であり，その影響が残存することがある．DTX における味覚障害は自発的評価において 9 割以上で味覚変化を生じた[11]という報告もある．CBZ による差異は明らかではないが，臨床試験で収集しきれていない可能性を考慮して患者に接する．

□一方，味覚障害に対する支持療法は確立しておらず，栄養指導による対症療法が検討される．味覚障害の機序も明らかではないが，摂食低下による低亜鉛血症を生じている場合もある．採血において亜鉛が低値の患者には酢酸亜鉛錠（例：酢酸亜鉛 1回 25～50

mg 1日2回から開始し血清亜鉛濃度を確認しながら漸増，最大1回 50 mg 1日3回まで）による補充も検討される．

□上記以外にも爪甲剥離，浮腫などの前治療の影響は遷延しやすく，継続してモニタリングが必要である．特に浮腫は DTX の総投与量と関連し蓄積性に発現するため，DTX 治療歴の長い患者では注意する．

4 副作用の重症度評価と薬学的 ACTION

1）好中球減少，貧血

□好中球減少および貧血の発現頻度は約 90％であり，本レジメンでほぼ現れる副作用である．

□CBZ の副作用以外にも，投与される患者は現病に伴う血尿が貧血の原因の一部となることもある．必要時は「血液製剤の使用指針」を参考に輸血を考慮する（一般に Hb 7～8 g/dL をトリガーとすることが推奨される）[12]．

□好中球減少については上述の通り，リスク因子に応じた予防的 G-CSF の投与を検討する．

薬学的 ACTION ①　peg-G-CSF

- 最新の G-CSF 適正使用ガイドライン，発熱性好中球減少症診療ガイドラインを確認し，患者背景としてリスク因子がある場合には 1 次予防を考慮する．
- 骨転移を生じている患者が多く，副作用の骨痛は病勢増悪と無関係に生じる可能性がある旨をあらかじめ説明する．必要時は NSAIDs やアセトアミノフェンなどの鎮痛薬の処方提案も検討する．
- 発熱時の対応に関する教育を行う際には，G-CSF の副作用としての発熱の説明も含めることを考慮する．
- 遠方の患者に対しては自動投与デバイスのボディーポッドの使用も考慮する．

薬学的 ACTION ②　レボフロキサシン，シプロフロキサシン

- MASSC スコア，CISNE スコアなどを確認し，外来対応可能な低リスクの患者かどうか検討した上で処方する．
- 酸化マグネシウムの薬物相互作用に十分注意し，併用が確認された場合には 2～3 時間の間隔をあけて内服するように指導する．腎後性腎不全をきたしている患者も多く，腎機能に合わせた適切な用量にて処方されるようにする．
- 尿路感染の既往がある患者においては，レボフロキサシン耐性菌

19

前立腺がん

への感染歴がないか十分確認する．既往がある場合には FN 疑い時に静注抗菌薬の適応となる可能性があるため，これらの内服薬を予防的に処方する必要性，および発熱時の対応（速やかな来院）について主治医に相談する．

2) 下痢

□CBZ＋PSL 療法で下痢の発現率は約 50％である．
□下痢発現時に内服できるようにあらかじめロペラミドを処方することが望ましい．

薬学的 ACTION ③ ロペラミド

- 下痢発現時に 1〜2 mg/回を内服する．2 錠の内服にて便秘になる場合には，用量調節しても問題ないと説明するが，追加で内服しても下痢が止まらない場合には連絡するように指導する．

3) 悪心，食欲不振

□悪心，食欲不振の発現率はともに約 30％前後である．
□食欲不振には味覚障害も伴うことが多い．

薬学的 ACTION ④ オランザピン

- がん患者においては悪心のみならず食欲不振に対する効果が示唆されており[13]，突出性悪心に対する制吐薬としては選択肢の 1 つとなりうる[14]．また糖尿病患者では使用を控える．前立腺がん患者は長期間 PSL を内服しており耐糖能が悪化している可能性があるため，可能な限り直近の HbA1c や空腹時血糖を確認する．
- 高齢者の場合ふらつき，めまい，眠気などに伴う転倒にも注意する（骨転移患者では転倒に伴う骨折のリスクも伴う）．

4) 末梢神経障害

□末梢神経障害の発現率は 13.3％であり，タキサン系薬剤の中では比較的頻度が低い[2]．一方，前治療の DTX による症状の残存にも注意する．
□CBZ による有害事象が示唆される場合，Grade 2 で 20 mg/m^2 への減量，Grade 3 で投与中止が求められる．

薬学的 ACTION ⑤ しびれの対症療法薬

- 「がん薬物療法に伴う末梢神経障害診療ガイドライン」[15]では，プ

レガバリン・ミロガバリンは推奨なしであり，デュロキセチンは弱い推奨とされている．これらの薬剤は実臨床で使用が考慮されることがある．

- いずれも副作用として浮腫・傾眠・ふらつきが挙げられる．浮腫はCBZや前治療のDTXの副作用とオーバーラップすることに留意する．
- オランザピンと同様に高齢者の場合少量から慎重に開始し，転倒などに十分注意して使用する．

5 服薬説明の POINT

□CBZ＋PSL療法で最も注意を要する副作用は好中球減少である．感染対策として手洗いやうがいなどの感染対策方法について説明するのみならず，頻用されるG-CSF製剤の副作用についての指導も忘れないようにする．発熱にはFNのみならず尿路感染症，G-CSFの副作用などさまざまな原因が想定されるため，患者の理解度，居住地，キーパーソンなどの背景に合わせた適切な対応方法を確認しておく．

□mCRPCの患者では高頻度に骨転移を合併しており疼痛コントロールにも留意する．デノスマブなどを使用している患者に対しては口腔内ケアの指導を行い，定期的な歯科受診を行っているか確認する．抜歯を行う前に主治医に相談するように指導する．

□mCRPCは去勢状態を維持するため，精巣摘除をしていない患者にはリュープロレリンやゴセレリンなどのADTを継続する．上述のデノスマブ，PSLの処方と併せて継続されているかの確認がレジメンチェック上のポイントとなる．

引用文献

1) de Bono JS, et al：Lancet 376：1147-54, 2010（PMID：20888992）
2) ジェブタナ®点滴静注，医薬品インタビューフォーム．2023年10月改訂（第8版）（サノフィ）
3) ジェブタナ®点滴静注．添付文書．2023年10月改訂（第2版）（サノフィ）
4) Eisenberger M, et al：J Clin Oncol 35：3198-206, 2017（PMID：28809610）
5) Boopathi E, et al：Cancers (Basel) 14：4305, 2022（PMID：36077840）
6) Fizazi K, et al：Lancet 377：813-22, 2011（PMID：21353695）
7) 日本緩和医療学会ガイドライン統括委員会（編）：がん疼痛の薬物療法に関するガイドライン 2020年版，第3版．金原出版，2020
8) Yarom N, et al：J Clin Oncol 37：2270-90, 2019（PMID：31329513）
9) ランマーク®皮下注120 mg，長期使用に関する特定使用成績調査 最終集計．2020（第一三共）
10) Omlin A, et al：Clin Genitourin Cancer 13：e205-8, 2015（PMID：25733056）

11) Amézaga J, et al：Support Care Cancer 26：4077-86, 2018（PMID：29855774)

12) 血液製剤の使用指針．厚生労働省医薬・生活衛生局，2019
http://yuketsu.jstmct.or.jp/wp-content/uploads/2019/03/4753ef28a62e4485cb6b44f92ebad741.pdf accessed 2024.10.21

13) Sandhya L, et al：J Clin Oncol 41：2617-27, 2023（PMID：36977285)

14) Herrstedt J, et al：ESMO Open 9：102195, 2024（PMID：38458657)

15) 日本がんサポーティブケア学会（編)：がん薬物療法に伴う末梢神経障害ガイドライン 2023 年版，第 2 版．金原出版，2023

〔馬場 楓〕

第20章

血液がん

50 悪性リンパ腫の病態生理

1 臓器とがんの OVERVIEW

1) NHL（悪性リンパ腫：non-Hodgkin lymphoma）の発生起源[1]

□基本的に NHL はリンパ球の遺伝子異常により発症することが一因とされている（図 20-50-1）．NHL の一部にはウイルス感染したリンパ球から発症するものも存在する（成人 T 細胞白血病リンパ腫）．発症部位は主にリンパ系組織（胸腺，脾臓，扁桃など）だが，リンパ外組織（中枢神経，精巣，乳腺，鼻腔，消化管など）にも病変が及ぶ場合もある．

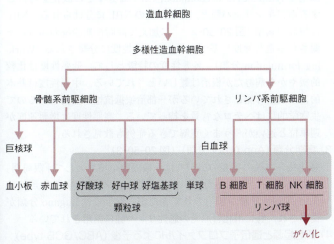

図 20-50-1　造血幹細胞の樹形図と悪性リンパ腫の発生起源
〔がん情報サービス：悪性リンパ腫より一部改変〕

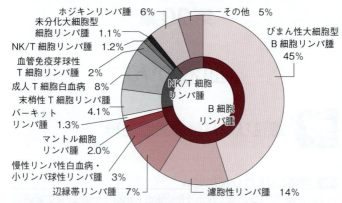

図 20-50-2　悪性リンパ腫の国内における各病型の内訳

〔Chihara D, et al：Br J Haematol 164：536-45, 2014 (PMID：24245986, 令和5年度がん専門薬剤師集中教育講座 Web（オンデマンド配信）：悪性リンパ腫の薬物療法より作成〕

2) 病型と発症率

□NHL は病理組織学特徴である Hodgkin/Reed-Sternberg (HRS) 細胞や lymphocyte predominant (LP) 細胞などの散在を特徴とするホジキンリンパ腫と，それ以外の NHL に分けられる．NHL は複数の病型（**図 20-50-2**）[2,3] に加えて診断後無治療の場合に予測される進行速度に基づいて3つの悪性度に分類される（Working formulation 分類）．各悪性度の特徴として，低悪性度は比較的緩やかな病勢だが根治は難しいとされている．中悪性度は基本的には根治可能とされているが一部治療抵抗性の症例もあるので生物学的にはヘテロな背景を持っている．高悪性度は増悪速度が週単位と速いが，うまく寛解できる症例も散見される．

3) 病期分類 (Ann Arbor 分類) (**図 20-50-3**)[4]

□悪性リンパ腫の病変の広がりは，横隔膜を境界として「限局期」および「進行期」に区分される．悪性リンパ腫の病期分類には Ann Arbor 分類が使用されてきたが，近年では Lugano 分類が提唱され，特に消化管原発の悪性リンパ腫に繁用されている．

4) 細胞起源と遺伝子プロファイルによる予後 (ABC/GCB type)

□悪性リンパ腫における予後指標は複数提唱されているが，DLBCL（びまん性大細胞型 B 細胞リンパ腫：diffuse large B-cell

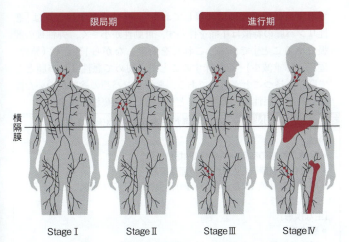

図 20-50-3 悪性リンパ腫の病期分類

Stage Ⅰ：単独リンパ節領域の病変，または単独リンパ節外臓器または部位の限局性病変
Stage Ⅱ：横隔膜の同側にある 2 つ以上のリンパ節領域，
 または単独リンパ節外臓器または部位の限局性病変とその所属リンパ節病変
Stage Ⅲ：横隔膜の両側にあるリンパ節領域の病変
Stage Ⅳ：1 つ以上のリンパ節外臓器のびまん性または播種性病変．
 または孤立したリンパ節外臓器病変であるが離れた部位の病変を併せ持つ場合

〔The Leukemia & Lymphoma Society：Hodgkin Lymphoma Staging を参考に作成〕

lymphoma）においては細胞起源によって ABC-type（activated B-cell type）と GCB-type（germinal center B-cell type）の 2 つのタイプに分類され ABC-type は予後不良といわれている．さらに特徴的な遺伝子変異のプロファイルに基づいて 4 つに細分類（MCD，BN2，N1，EZB）することが提唱され，サブタイプによって予後が異なることが報告されている[5]．

2 病態生理の POINT

1）リンパ節腫脹

□「リンパ節が腫れている」といった訴えを薬剤師外来でしばしば経験する．その際，必ずしも「リンパ節腫脹＝悪性リンパ腫」ではないことに留意し，薬剤師として以下の「薬学的 ACTION ①」

で示す最低限の鑑別は理解しておく[6]. 特に注意すべき点は「悪性リンパ腫の特徴は圧痛を伴わず, 可動性が小さく, 弾性硬の腫脹であること」である. これらを勘案しながら「B症状(発熱, 盗汗, 体重減少)」を加味することで, 初めて悪性リンパ腫として疑いを持つことが重要である. 悪性リンパ腫の診断がついた際は, 病型・悪性度・進展度などを考慮し薬物療法を決定する.

薬学的 ACTION ① 鑑別疾患から適切な薬物治療の決定

【触診】
- 圧痛, 熱感の有無→炎症性では強い圧痛
- 可動性の有無→がんのリンパ節は癒着
- 硬さ→弾性軟(炎症のリンパ節), 弾性硬(リンパ腫), 石様硬(リンパ節転移)

【主な疾患】
- 感染症
- 感染症以外による反応性(自己免疫疾患, サルコイドーシスなど)
- 腫瘍性
- 脂質代謝異常
- 内分泌疾患

2) 節外病変に対する中枢神経系再発予防

□DLBCLでは5〜25%に中枢神経系(CNS)再発が起こると報告されている[7]. 全例に対して一律にCNS再発予防は推奨されていないが, 再発リスクが高い症例には行うことが望ましい.

薬学的 ACTION ② 予防的メトトレキサート(MTX)の髄注

- 精巣原発においてはMTX髄注と対側精巣への放射線照射が推奨される[8]. 一方で, その他の対象症例においてはMTX髄注または大量MTX療法の中枢神経系再発予防に対する確信的な有用性は明らかになっていない.

【主な対象症例】
- CNS再発予測モデルであるCNS-IPIスコア4以上[9]
- 精巣, 骨髄, 副鼻腔, 乳房などの節外臓器浸潤
- CD5陽性[10]

3) 節外病変(肝・腎)に対する抗がん薬の用量設定

□悪性リンパ腫ではしばしば肝・胆・膵領域や後腹膜といった部位に発症し重度な肝機能障害や腎機能障害を疑うような臨床検査値

50 悪性リンパ腫の病態生理 | 409

を経験する．しかし，これらから読み取る異常値は恒常的な機能障害によるものではなく，腫瘍による物理的な障害によるうっ血が原因であるケースが多い．

薬学的 ACTION ③　　うっ血肝・腎に対する用量調節の是非

- 一般的に臓器障害においてはポジションペーパーに基づいた各薬剤の用量設定が必要である（→412頁）．米国添付文書には "special population" として用量調節の提示と根拠が明記されているが，当該基準は直接的かつ慢性的な機能障害を配慮するものであることに留意する．また過度な遵守は過小治療になることも懸念されるため，機能障害の本質的な原因を考えなければならない．節外病変によるうっ血・腎は「見かけ上の異常値」の可能性が高いため，病変の縮小を優先するケースがある．そのため医師と十分協議した上で用量設定（減量不要）をすることが望ましい．

引用文献

1) がん情報サービス：悪性リンパ腫. https://ganjoho.jp/public/cancer/ML/index.html accessed 2024.10.17
2) Chihara D, et al：Br J Haematol 164：536-45, 2014（PMID：24245986）
3) 令和5年度がん専門薬剤師集中教育講座 Web（オンデマンド配信）：悪性リンパ腫の薬物療法
4) The Leukemia & Lymphoma Society：Hodgkin Lymphoma Staging. https://www.lls.org/lymphoma/hodgkin-lymphoma/diagnosis/hodgkin-lymphoma-staging accessed 2024.10.17
5) Schmitz R, et al：N Engl J Med 378：1396-407, 2018（PMID：29641966）
6) 日本臨床腫瘍学会会員向けスライド
7) Villa D, et al：Ann Oncol 21：1046-52, 2010（PMID：19861575）
8) Vitolo U, et al：J Clin Oncol 29：2766-72, 2011（PMID：21646602）
9) Schmitz N, et al：J Clin Oncol 34：3150-6, 2016（PMID：27382100）
10) Miyazaki K, et al：Ann Oncol 22：1601-7, 2011（PMID：21199885）

〔葉山達也〕

20

血液がん

410 | 第20章 血液がん

51 ポラッズマブ ベドチン＋リツキシマブ＋シクロホスファミド＋ドキソルビシン＋プレドニゾロン療法（Pola＋R-CHP療法）

EXPERT EYES

☐ 20年ぶりに刷新されたDLBCL（びまん性大細胞型B細胞リンパ腫：diffuse large B-cell lymphoma）への標準治療の1つ.

☐ 65歳以上の高齢者でも忍容性が担保できれば標準用量での投与が推奨されるが, 治療へのアドヒアランスを層別化した判断が必要である.

☐ 副作用として頻度が高い骨髄抑制, 消化器症状およびアレルギーに対しては「予防的」な支持療法を設定しておく.

1 治療効果

☐ **対象患者**：前治療歴のないびまん性大細胞型B細胞リンパ腫患者879例[1]

☐ **全生存期間**：両群〔ポラッズマブ ベドチン（Pola）＋R-CHP療法 vs. リツキシマブ（RTX）＋シクロホスファミド（CPA）＋ドキソルビシン（DXR）＋ビンクリスチン（VCR）＋プレドニゾロン（PSL）療法（R-CHOP療法）〕とも未到達

ハザード比：0.94［95％信頼区間：0.65-1.37］（p＝0.75）

☐ **推定2年生存率**：Pola＋R-CHP療法 88.7％［95％信頼区間：85.7-91.6］vs. R-CHOP療法 88.6％［95％信頼区間：85.6-91.6］

2 副作用

1）発現率が高い副作用[1]

副作用	発現率（%）	
	全体	Grade 3以上
末梢性ニューロパチー	52.9	1.6
悪心	41.6	1.1
好中球減少症	30.8	28.3
下痢	30.8	3.9
便秘	28.7	1.1
貧血	28.7	12.0
疲労	25.7	0.9
脱毛症	24.4	0

2）発現率は低いが見逃したくない副作用[2,3]

副作用	発現率（%）	
	全体	Grade 3 以上
infusion reaction	13.3	1.1
肝機能障害	10.6	1.8
腫瘍崩壊症候群	0.5	0.5
進行性多巣性白質脳症*	0	0

*GO29365 試験において 1 例に認められた

3 診察前の患者面談の POINT

1）抗がん薬の減量・休薬に関わること[1]

（1）好中球減少

□Grade 3 以上の場合，14 日間延期する．

● 好中球>1,000/μL まで回復（7 日以内）：減量なし．

● 好中球>1,000/μL まで回復（8 日以上）：CPA，DXR の減量を考慮

□いずれの場合も Pola は減量しない．

（2）血小板減少

□Grade 3 以上の場合，14 日間延期する．

● 血小板>75,000/μL まで回復（7 日以内）：減量なし．

● 血小板>75,000/μL まで回復（8 日以上）：CPA，DXR の減量を考慮．

□いずれの場合も Pola は減量しない．

□原因が悪性リンパ腫の骨髄浸潤と判断された場合は，CPA，DXR の減量は考慮しない．なお，骨髄浸潤の判断基準としては，骨髄穿刺を行い骨髄中に腫瘍細胞を確認する断定的な手法と PET-CT などの画像診断による相対的な評価がある．

（3）出血性膀胱炎

□肉眼的血尿を認める場合は CPA を休薬する．

□次コースは CPA の 50%減量を考慮する．

（4）肝機能障害

□TB 1.5～3.0 mg/dL

● 高ビリルビン血症が肝障害に関連していない場合（例：腫瘍によるうっ血肝，溶血およびジルベール病など），減量は避けるべきである．

412 | 第20章　血液がん

表 20-51-1　各薬剤の臓器障害に対する減量指標

薬剤	対象臓器	指標	用量
CPA	肝機能	TB 3.1〜5.0 mg/dL	25%減量
	腎機能	GFR<10 mL/分	25%減量
DXR	肝機能	TB 2.0〜3.0 mg/dL	50%減量
		TB 3.1〜5.0 mg/dL	75%減量
		TB>5.0 mg/dL	投与中止
		AST 60〜180 U/L	50%減量
		AST>180 U/L	75%減量
	腎機能	減量の必要性なし	
Pola	肝機能	軽度　臨床的な有意差なし	
	腎機能	中等度から重度　データなし	

〔Perry MC：Semin Oncol 19：551-65, 1992 (PMID：1411653), Aronoff GR, et al：Drug prescribing in renal failure, 5th edition. American College of Clinical Pharmacy, 2007, Superfin D, et al：Oncologist 12：1070-83, 2007 (PMID：17914077), アドリアシン®注用, 医薬品インタビューフォーム. pp50, 51, 2022年12月改訂 (第20版) (サンド), HIGHLIGHTS OF PRESCRIBING INFORMATION, POLIVY™ (polatuzumab vedotin-piiq) for injection, for intravenous use, Initial U.S. Approval：2019 より作成〕

- DXR, Pola を減量する.
- TB<1.0 mg/dL に改善した場合, 通常用量に戻す.

□TB>3.0 mg/dL
- DXR, Pola を Grade 1 になるまで休薬する.
- RTX, CPA, PSL の投与は継続してもよい.

(5) 末梢神経障害
□Grade 2 で Pola を減量する.
□Grade 1 まで改善した場合は, 直前の用量で継続する (再増量は行わない).
□Grade 3 の場合は Pola を休薬する (Grade 2 以下まで改善した場合は減量して再開する).

(6) 薬剤ごとの減量基準[4-8)]
□POLARIX 試験の減量・休薬プロトコールとは別に, ポジションペーパーに基づいた各薬剤の減量指標を示す (表 20-51-1).
□臓器障害の原因を評価した上で当該指標を用いる.

2) 抗がん薬治療や支持療法の提案に関わること

(1) infusion reaction への個別化対応

> **処方提案例**：宿主側のリスクが高い場合は，規定の前処置（解熱鎮痛薬，抗ヒスタミン薬）に加えステロイドなどの上乗せ（ヒドロコルチゾンコハク酸エステルナトリウム注　300 mg ＋生理食塩液 100 mL）を処方提案する．

□ アレルギー発症のメカニズムとして以下が示唆されている[9]．

● 代謝・排泄の遅延により生体局所でのセットポイント以上に薬物濃度が上昇．その結果，抗原として認識され，アレルギー反応が誘発される．

● 宿主側のリスク因子は生体の抗原認識の閾値を低下させる．

□ つまり，投与法と宿主側のリスクの両者を考慮した投与方法を模索することが望ましい．

□ RTX における infusion reaction は約 90％と報告され，軽微から中等度のものが大半を占めるが，しばしば重篤なものも散見される．

□ infusion reaction の危険因子として「腫瘍量の多い患者（血液中 25,000/μL 以上の腫瘍細胞）」「脾腫を伴う患者」「心機能，肺機能障害を有する患者」が挙げられる．さらに日本大学医学部附属板橋病院で 140 例を対象にした後ろ向き調査および 83 例の前向き観察研究の結果では「低悪性リンパ腫」「bulky 病変（＞10 cm）」がリスク因子として報告されている[10]．

□ 上記リスク因子に加え，アナフィラキシーを惹起する素因[11]（喘息，心血管疾患，β 遮断薬）やアレルギー歴を勘案し，リスクが高いと判断した場合は積極的な追加前処置を検討する．個別化した prediction model は infusion reaction を軽減することが期待できる[12]．

(2) TLS リスクに準じた予防対策

> **処方提案例**：TLS（腫瘍崩壊症候群：tumor lysis syndrome）リスクに準じて大量輸液，フェブキソスタット 1 回 60 mg 1 日 1 回　5 日間）の処方提案および血清モニタリング項目の設定（尿酸，リン酸，カリウム，クレアチニン，カルシウム，LDH）を行う．

414 ┃ 第20章 血液がん

□DLBCL は一般的に TLS リスク「中間リスク」として定義されているが，LDH および bulky 病変（腫瘍径＞10 cm）の有無によって低リスク，中間リスクおよび高リスクに振り分けられる．特に LDH≧ULN かつ bulky 病変ありは高リスクとなるため注意する．なお，小児に関しては臨床病期と LDH で判断される[13]．

□腫瘍量軽減を目的に初回治療のみ抗体製剤と殺細胞製剤の投与順を入れ替えるなどの工夫がされる場合もある．

□フェブキソスタットの効果が不十分な場合，ラスブリカーゼが選択肢となる．単回投与と連日投与のメタ解析では，臨床的効果は非劣性だが単回投与ではコストパフォーマンスが優れていると報告されている[14]．そのため一部の高リスク以外には慎重に投与日数を検討する．

(3) 高齢者を対象とした投与設計

> **処方提案例**：PS（全身状態：performance status）良好，臓器機能が保たれている高齢者（80歳未満）では意思決定モデルを考慮して標準用量を提案する．また，80歳以上では減量またはコース数の短縮を提案する．

□一般的に高齢者は 65 歳以上と定義され，このカテゴリーの患者は経験則的に減量治療が実施されていた．しかしながら，80 歳以上の初発高齢者を含む症例を対象とした試験では十分な忍容性と治療効果が報告された[15]．

□80 歳未満の超高齢者であっても忍容性があれば標準用量が推奨され，IPI（国際予後指標：International Prognostic Index）スコアが 2 以上では Pola 併用レジメンが推奨される．

□65 歳以上における有害リスクとして年齢＞75 歳，血清 Alb＜3.7 g/dL，Charlson Comorbidity Index スコア 3 以上が独立したリスク因子とされている．これら保有因子数をスコア化（ACA index）し高くなるほど，3 年生存率の低下，CPA，DXR の相対強度の低下，治療中止率および FN（発熱性好中球減少症：febrile neutropenia）の増加が報告されている[16]．65 歳以上であっても安易に標準用量と決定せず，上記のような「意思決定モデル」を利用しながら最良の用量設定を考える．

51 Pola＋RTX＋CPA＋DXR＋PSL 療法（Pola＋R-CHP 療法） | **415**

4 副作用の重症度評価と薬学的 ACTION

1) 悪心

□当該レジメンが検証された POLARIX 試験[1]では全 Grade の悪心 41.6％，嘔吐 14.9％が発現している.

□複数の抗がん薬を併用するレジメンの催吐性リスクは，もっとも高いリスク分類に該当する抗がん薬のリスクに合わせるのが原則だが，当該レジメンは高度催吐性リスクとなるので留意する.

□制吐薬適正使用ガイドラインでは高度催吐性リスクには 4 剤併用が推奨されているが，当該治療は PSL が 5 日間投与されるためデキサメタゾンは省略する.

薬学的 ACTION ① 悪心の可能性の多角的な検討

- アプレピタントは CYP3A4 を阻害するためステロイドの血中濃度が約 2 倍となるが，治療目的で使用されているプレドニゾロンは減量しない[17].

- プレドニゾロンによる消化性胃潰瘍は食欲不振，悪心およびアドヒアランスの低下に寄与することが推察される．しかし NSAIDs を併用しなければ消化性胃潰瘍のリスク因子とはならない報告[18]がある．そのため，疼痛管理などで NSAIDs を併用する場合は積極的に PPI（プロトンポンプ阻害薬：proton pump inhibitor）の併用または cox-2 選択的阻害薬へのスイッチを念頭に置いた処方提案を行う.

- 抗がん薬投与中の悪心・嘔吐はアナフィラキシー誘発の消化器症状の可能性もあるため[19]，バイタルサイン（脈拍，血圧，呼吸および体温）を必ず評価する．やみくもに制吐薬を投与しない.

2) 便秘

□POLARIX 試験[1]では全 Grade の便秘が 28.7％発現している．国内外における複数の臨床試験においてもおおむね 20〜30％の発現率である.

□Pola による末梢神経障害が要因のため蓄積的に症状が出現する.

薬学的 ACTION ② 投与開始前の瀉下剤の考慮

- 高度催吐性リスクレジメンのため制吐療法の強度を高めるがゆえに便秘の副作用が必発する.

- 制吐薬による影響と Pola による副交感神経障害が相加的に強い便秘症状を誘発することが懸念されるため，投与開始前に瀉下剤を考慮する.

20
血液がん

- エロビキシバットはがん患者に対して食事摂取量に関係なく慢性便秘に対して有効的な排便効果を示した報告がある[20]. 食前投与であることに留意する.

3) 心毒性

□当該治療に含まれる DXR の心不全発症リスクは，累積投与量と相関しており症候性心毒性の発症割合は 6％と報告されている[21].

□POLARIX 試験[1]でも心障害 0.9％，心臓死が 1 名存在する.

薬学的 ACTION ③　心毒性リスク患者に対する DXR の調整

- CHOP 療法を 6 コース未満で中断した 74 歳未満では生存期間が低下し，80 歳以上で DXR の RDI（相対用量強度：relative dose intensity）が 85％以上投与されると 1 年生存率が有意に減少した報告がある[22,23].
- DXR の相対用量強度は予後と相関[24]するため，一般成人には不用意な減量は避けるべきだが，80 歳以上の超高齢者においては逆に不利益なものとなるため適切に減量する.
- 心機能が低下した患者に対して，DXR を代替薬で置き換えた検証が複数実施されているが，明確な有用性は示されていない. 慣習的に行われることが多いピラルビシンへの変更は，効果としては非劣性[25]を示すものの心毒性の発現には差がないため心不全リスクを考慮した代替療法とはなりえない.

4) FN

□POLARIX 試験[1]では好中球減少 30.8％，FN 14.3％が発現している.

□当該治療の FN 発症リスクは R-CHOP 療法に準じて 10～20％と推察される.

□前述のように PS が保たれた患者であれば 80 歳未満まで標準的な治療が推奨されるため，FN のマネジメントは重要である.

薬学的 ACTION ④　ペグフィルグラスチムの効果的な使い方

- 患者背景を勘案して予防的投与が推奨される
- ペグフィルグラスチムは介在性クリアランスの特徴をもつため，末梢血中の好中球が多い場合はクリアランスが大きく，少ない場合は小さくなる.
- 投与日は化学療法 24 時間後から数日間（day 2～5）許容されて

いるが，クリアランス機構を考慮し day 3 以降の投与が効果を最大限に期待できる最適な投与日との報告がされている[26]．

- 各種ガイドラインやランダム化比較試験においても day 3 以降が提唱されている[27, 28]．

5 服薬説明の POINT

□infusion reaction を的確に抑える目的で患者リスクを聴取し必要に応じた前処置の設定を説明する．

□基本的に根治を目指す治療であるため標準用量を前提とするが，年齢や「意思決定モデル」を考慮して個人の忍容性を層別化した説明が重要である．

□蓄積毒性である末梢神経障害および便秘に対して対策や支持療法について説明する．特に高度催吐性リスクに準じた制吐療法を実施するため慢性的な便秘が必発するので食事摂取状況や臓器障害を勘案した瀉下剤の候補を説明する．

□血液毒性および FN のリスクが比較的高い治療であるため，予防的 G-CSF 製剤の必要性や自宅での発熱症状に対応する電話連絡の体制を説明する．

引用文献

1) Tilly H, et al：N Engl J Med 386：351-63, 2022（PMID：34904799）
2) ポライビー®点滴静注用，適正使用ガイド．pp 40-46, 2022 年 11 月改訂（第 8 版）（中外製薬）
3) ポライビー®点滴静注用 30 mg, 140 mg に係る医薬品リスク管理計画書 2023 年 9 月（中外製薬）
4) Perry MC：Semin Oncol 19：551-65, 1992（PMID：1411653）
5) Aronoff GR, et al：Drug prescribing in renal failure, 5th edition. American College of Clinical Pharmacy, 2007
6) Superfin D, et al：Oncologist 12：1070-83, 2007（PMID：17914077）
7) アドリアシン®注用，医薬品インタビューフォーム．pp 50, 51, 2022 年 12 月改訂（第 20 版）（サンド）
8) HIGHLIGHTS OF PRESCRIBING INFORMATION, POLIVY™ (polatuzumab vedotin-piiq) for injection, for intravenous use, Initial U.S. Approval：2019
9) 宇野勝次：医療薬学 36：613-34, 2010
10) Hayama T, et al：Int J Clin Pharm 39：380-5, 2017（PMID：28144804）
11) Lang DM, et al：Arch Intern Med 153：2033-40, 1993（PMID：8102844）
12) Tsutsumi D, et al：Int J Clin Pharm 44：366-73, 2022（PMID：34894347）
13) 日本臨床腫瘍学会（編）：腫瘍崩壊症候群（TLS）診療ガイダンス，第 2 版．p 30-33, 金原出版, 2021
14) Feng X, et al：J Clin Pharm Ther 38：301-8, 2013（PMID：23550846）
15) Peyrade F, et al：Lancet Oncol 12：460-8, 2011（PMID：21482186）

418 ┃ 第 20 章 血液がん

16) Miura K, et al：Oncologist 22：554-60, 2017（PMID：28408622）
17) American Society of Clinical Oncology, et al：J Clin Oncol 24：2932-47, 2006（PMID：16717289）
18) Piper JM, et al：Ann Intern Med 114：735-40, 1991（PMID：2012355）
19) Simons FE, et al：World Allergy Organ J 4：13-37, 2011（PMID：23268454）
20) Ozaki A, et al：Oncologist 26：e1862-9, 2021（PMID：34180099）
21) Lotrionte M, et al：Am J Cardiol 112：1980-4, 2013（PMID：24075281）
22) Chrischilles EA, et al：Cancer Control 10：396-403, 2003（PMID：14581895）
23) Carson KR, et al：J Geriatr Oncol 6：211-8, 2015（PMID：25614297）
24) Kwak LW, et al：J Clin Oncol 8：963-77, 1990（PMID：2348230）
25) Hara T, et al：Hematol Oncol 36：638-44, 2018（PMID：29882279）
26) Hayama T, et al：Int J Clin Pharm 40：997-1000, 2018（PMID：29855985）
27) Zwick C, et al：Ann Oncol 22：1872-7, 2011（PMID：21292644）
28) National Comprehensive Cancer Network：NCCN Guidelines：Hematopoietic Growth Factors Version 3.2024, p 16

〔葉山達也〕

52 リツキシマブ＋ベンダムスチン療法（RB療法）

EXPERT EYES

□ 初発進行期（Ⅲ・Ⅳ期）CD20陽性低悪性度非ホジキンリンパ腫/マントル細胞リンパ腫の1次治療として，R-CHOP療法よりも無増悪生存期間を有意に延長させた．

□ 17p欠失/TP53変異のないBTK（ブルトン型チロシンキナーゼ）阻害薬が不適格の症候性/活動性の慢性リンパ性白血病において使用される．

□ R-CHOP療法/Pola＋R-CHP療法不応の進行期（Ⅲ・Ⅳ期）びまん性大細胞型B細胞リンパ腫において2次治療以降に使用される．

□ 副作用として骨髄抑制（好中球減少，リンパ球減少）の頻度が高いため，ベンダムスチンの減量やG-CSF製剤併用を検討し，HBV（B型肝炎ウイルス：hepatitis B virus）再活性化のモニタリングを実施する．

1 治療効果[1]

□ **対象患者**：初発進行期（Ⅲ・Ⅳ期）CD20陽性低悪性度非ホジキンリンパ腫/マントル細胞リンパ腫患者549例

□ **無増悪生存期間**：RB療法 69.5か月 vs リツキシマブ＋シクロホスファミド＋ドキソルビシン＋ビンクリスチン＋プレドニゾロン療法（RTX＋CPA＋DXR＋VCR＋PSL療法，R-CHOP療法）31.2か月

ハザード比：0.58［95％信頼区間：0.44-0.74］（p＜0.0001）

2 副作用[2]

1) 発現率の高い副作用

副作用	発現率（%）	
	全体	Grade 3以上
悪心	63	3
感染症	55	12
便秘	32	0
好中球数減少	—	39

420 | 第20章 血液がん

2）発現率は低いが見逃したくない副作用

副作用	発現率（%）	
	全体	Grade 3以上
infusion reaction	22	6
皮膚障害	21	0
肺炎・呼吸器感染症	18	2
薬剤過敏症	17	3

3 診察前の患者面談の POINT

1）抗がん薬の減量・休薬に関わること

（1）骨髄機能

□ day 1では好中球数1,000/μL以上，血小板数7.5万/μL以上であることを確認する．

□ Grade 4の骨髄抑制が生じてもRTXは減量対象とはならない．

□ リンパ腫細胞の骨髄浸潤（汎血球減少症，骨髄抑制後の回復遅延，骨痛，精神症状など）が原因と考えられる血球減少はベンダムスチン減量の対象とならない．主治医と骨髄浸潤の有無について確認の上，減量せず投与継続できる．

（2）肝機能障害

□ day 1ではTB 2.0 mg/dL未満であることを確認する．

□ HBV再活性化（HBV-DNA＞1.3 LogIU/mL）の有無を確認する．

（3）腎機能障害

□ day 1ではsCr 2.0 mg/dL未満であることを確認する．

□ FDA（米国食品医薬品局）ではCcr＜30 mL/分でもベンダムスチンの減量不要としている．一方，血小板減少やBUN上昇のGrade 3，4の発現率が上昇する報告があることから，血小板数と腎機能を頻回にモニタリングする[3]．

（4）皮膚障害

□ ベンダムスチンによる皮膚障害はGrade 2で休薬，Grade 3以上でGrade 1以下になるまで休薬の上減量再開が必要となる．再開後，再度Grade 3以上の皮膚障害が発生する場合には投与中止する．

□ RTXによるinfusion reaction（IR）が原因と考えられる発疹では前投薬強化（ヒドロコルチゾンコハク酸エステルナトリウム注100 mg）や投与速度を50％へ減速して投与開始などで対応し，ベンダムスチンの減量はしない．

52 リツキシマブ＋ベンダムスチン療法（RB療法） | 421

表20-52-1　ベンダムスチンの休薬・減量基準

	がん腫	好中球減少 (/μL)	血小板減少 (/μL)	非血液 毒性
休薬基準	NHL, MCL, CLL, DLBCL	＜1,000	＜7.5万	Grade 2
減量基準	NHL, MCL, CLL	＜500	＜2.5万	Grade 3 以上
	DLBCL	＜500 ＜1,000が 2週間以上持続	＜7.5万	

NHL：non-Hodgkin lymphoma, MCL：mantle cell lymphoma, CLL：chronic lymphocytic leukemia, DLBCL：diffuse large B-cell lymphoma.

〔トレアキシン® 点滴静注用/トレアキシン® 点滴静注液，適正使用ガイド. 2022年3月作成（シンバイオ製薬）より〕

表20-52-2　ベンダムスチンの減量方法

	前コース投与量	減量後
NHL, MCL	90 mg/m²	60 mg/m²
	60 mg/m²	中止
CLL	75 mg/m²	50 mg/m²
	50 mg/m²	中止
DLBCL	90 mg/m²	70 mg/m²
	70 mg/m²	50 mg/m²
	50 mg/m²	中止

〔トレアキシン® 点滴静注用/トレアキシン® 点滴静注液，適正使用ガイド. 2022年3月作成（シンバイオ製薬）より〕

2) 抗がん薬治療や支持療法薬の提案に関わること

(1) 好中球減少に対するベンダムスチン減量の提案

処方提案例：濾胞性リンパ腫患者で前コースの好中球数＜500/μLだったため，ベンダムスチン 60 mg/m² への減量を提案.

□RB療法を施行した濾胞性リンパ腫患者338例のうち Grade 3, 4の好中球減少症は87例（25.7%）であった[4].

□FN（発熱性好中球減少症：febrile neutropenia）の発現率は10〜20%であり，G-CSF製剤の1次予防投与の適応とはならない.

□前コースで Grade 4（＜500/μL）の好中球減少が発生した場合は，**表20-52-1**，**表20-52-2**を参考にしてベンダムスチンの休薬・減量を実施する[5].

422 | 第20章　血液がん

(2) infusion reaction に対する対応，支持療法薬

> **処方提案例**：投与中に発熱ならびに発疹が発生したため IR Grade 2 と判断して RTX を一時中断，再開時投与速度を IR 発現時の 50％へ減速する．次コースではヒドロコルチゾンコハク酸エステルナトリウム注 100 mg の前投薬追加を提案する．

□ RTX は初回投与時において 50％以上に IR が生じ，Grade 3 以上は約 5％であることが報告されている[6]．

□ 典型的な IR の好発時期は，①初回と 2 回目投与時，②投与開始 30 分～2 時間後であり，症状（発熱，悪寒，悪心，瘙痒感，多汗など）は投与後 24 時間まで持続する場合がある．

□ RTX による Grade 2 以上の IR 歴がある患者も再導入によるリスクが高いことが示唆されている[7]．そのため，外来化学療法室の看護師と患者の治療歴を事前に共有し，該当患者の使用ベッド位置をスタッフステーション側にするなどして注意深く観察する．

□ 前コースの IR が軽微であった場合，投与速度を 100 mg/時まで上げて開始できる．

□ 前コースで重篤な IR（酸素吸入や昇圧薬の使用）が発現した患者では再投与可否について明確な基準はない．そのため，リスク・ベネフィットについて主治医と慎重に協議する．

□ 前コースの前投薬でヒドロコルチゾンコハク酸エステルナトリウム注 100 mg を投与していない場合は追加を考慮する．

□ 前投薬として用いられる *d*-クロルフェニラミンマレイン酸塩錠やアセトアミノフェン錠は半減期が短いため，RTX 投与開始 30 分前に内服できているか確認する．

(3) 皮疹に対する支持療法薬

> **処方提案例**：前コースの帰宅後に Grade 1 の皮疹が発生したため，RB 療法施行前のヒドロコルチゾンコハク酸エステルナトリウム注射用 100 mg の追加投与およびオロパタジン塩酸塩 1 回 5 mg 発疹時の頓用処方を提案した．

□ 再発/難治の低悪性度非ホジキンリンパ腫/マントル細胞リンパ腫を対象とした国内第 II 相試験では約 60％の患者に皮膚障害が報告されている．一方，Grade 3 以上は稀である．

□発現時期は1コース目やday1に限らず，幅広い時期に発現する可能性がある．そのため，帰宅後に発現する患者においては経口抗アレルギー薬を頓用で処方しておくことも有用である．

□ベンダムスチンによる皮膚障害はGrade 1，2がほとんどであり，経口抗アレルギー薬で対応可能なことが多い．RTXの投与がないday2に発生する場合は抗アレルギー薬を前投薬として内服する．

□RB療法施行患者ではベンダムスチン以外にもRTXによるIR，感染予防のST合剤など皮膚障害の発現リスクが高い薬剤が存在する．

□RTX投与中の発疹で呼吸苦，発熱，多汗などを伴う場合はIRを疑い，RTXの投与速度の減速・ヒドロコルチゾンコハク酸エステルナトリウム注100 mgの前投薬追加を検討する．

□ST合剤による皮膚障害を疑う場合，DLST（薬剤誘発性リンパ球刺激試験）の実施やアトバコンへの変更を考慮する．

□ベンダムスチンは注射部位反応が11.7%の患者で報告されるため，皮膚障害の発現部位と穿刺部位を医療者の眼で確認する．

4 副作用の重症度評価と薬学的ACTION

1) 悪心

□悪心の発現率は約60%であり，Grade 3以上は3%である．

□ベンダムスチンは中等度催吐性リスクであり連日投与であることから5-HT$_3$受容体拮抗薬の選択肢として，①day1に第2世代5-HT$_3$受容体拮抗薬（パロノセトロン注 0.75 mg），②day1，2に第1世代5-HT$_3$受容体拮抗薬（グラニセトロン注 3 mgなど）の2種類がある．

□腹部リンパ腫の患者では消化管閉塞による悪心があるため，発現部位の確認も重要である．特にMALTリンパ腫は胃が好発部位であり治療開始前の食事摂取量なども確認しておく．

薬学的ACTION ① 制吐療法の強化

- DEXを併用しない場合，NK$_1$受容体拮抗薬やオランザピン（1回5 mg 1日1回 夕食後）の追加を検討する．オランザピンを併用する際には糖尿病の既往を確認する．

- Day3以降の悪心が強い場合は，第1世代5-HT$_3$受容体拮抗薬⇒パロノセトロン注への変更，グラニセトロン錠 1回2 mg 1日1回（最大6日分）やメトクロプラミド錠 1回5 mg 1日3回の追加を検討する．

2) 肝機能障害

□肝機能障害の発現率は22.5%であり，Grade 3以上は1.5%である．

□リツキシマブは強力な免疫抑制薬であり，HBVウイルス再活性化高リスクであるため投与開始前に「HBs抗原陽性（HBVキャリア）」もしくは「HBs抗原陰性かつHBc抗体陽性/HBs抗体陽性（HBV既往感染者）」の患者，または「HBV検査漏れ」がある肝機能障害患者ではHBV-DNA量を確認する[8]．

□HBV-DNA>1.3 LogIU/mLの場合は肝臓専門医へのコンサルテーションと核酸アナログ製剤の投与を行う．

□基本的には核酸アナログ製剤を継続しながらRB療法は継続可能である．

薬学的ACTION ② 核酸アナログ製剤

● HBVキャリアもしくはHBV既往感染者は，治療中および治療終了後少なくとも12か月の間，HBV-DNA量を月1回モニタリングする．

● 再発/難治例では前治療歴が長いことがあるため，紹介元医療機関の記録なども含め入念に既往感染歴を確認する．

● ①HBs抗原（＋），②HBs抗原（－）/HBc抗体（＋）またはHBs抗体（＋）においてHBV-DNA量>1.3 LogIU/mLでは核酸アナログ製剤を開始する．

● 核酸アナログ製剤はエンテカビル（ETV），テノホビル ジソプロキシルフマル酸塩（TDF），テノホビル アラフェナミドフマル酸塩（TAF）が第1選択となる．3薬剤内での優先順位はないため，それぞれの薬剤特性に応じて選択する（**表20-52-3**）[9]．

● 核酸アナログ製剤は服薬アドヒアランスが重要であり，残薬などからアドヒアランスを定期的に確認する．

---

3) 腫瘍崩壊症候群

□TLS（腫瘍崩壊症候群：tumor lysis syndrome）は腫瘍細胞の急激かつ大量の崩壊により細胞内物質が細胞外に放出されることで高尿酸血症，高K血症，高P血症，低Ca血症が出現し，時に腎不全，痙攣発作，不整脈による突然死をきたすoncology emergencyである（**表20-52-4**）[10]．

□治療前リスク因子は腫瘍細胞が多い，脱水，腎機能障害（sCr>ULN），高尿酸血症，高K血症，高P血症のある患者が挙げられる．

52 リツキシマブ＋ベンダムスチン療法（RB療法） | 425

表 20-52-3　核酸アナログ製剤の特徴

核酸 アナログ	用法・用慮	長所	短所
ETV	1回0.5 mg 1日1回 空腹時投与*	・腎機能への影響が少ない ・ALT正常化率に優れる ・長期投与経験が豊富	・HBs抗原低下が少なめ ・薬剤耐性出現が少数ある
TDF	1回300 mg 1日1回 経口投与	・HBs抗原低下がETVより大きい ・他剤の薬剤耐性や不応例に対する抗ウイルス効果に優れる	・腎機能低下や低リン血症が少数ある ・ALT正常化率がやや低め
TAF	1回25 mg 1日1回 経口投与	・TDFの改良薬であり，低リン血症や腎機能への影響が少ない ・ALT正常化はTDFより優れる ・薬剤耐性に対するプロファイルはTDFと同様	・長期投与例が少ない ・日本人での使用経験が少ない

*食後2時間以降かつ次の食事の2時間以上前

〔保坂哲也，他：日本消化器病学会雑誌 115：27-35，2018 を参考に作成〕

表 20-52-4　TLS の診断基準

1) laboratory TLS（検査値異常）	2) clinical TLS（生命を脅かす臨床的異常）
下記のうち2つ以上が化学療法開始3日前〜7日後に認められる ・高尿酸血症：ULNを超える ・高リン血症：ULNを超える ・高カリウム血症：ULNを超える	1) に加えて下記のいずれかの臨床症状を伴う ・腎機能障害：sCr≧ULN×1.5 ・痙攣 ・不整脈，突然死

各検査値の基準値：尿酸（UA）（男）＝7.8 mg/dL，尿酸（UA）（女）＝5.5 mg/dL，無機リン（IP）＝4.6 mg/dL，カリウム（K）＝4.8 mmol/L，sCr（男）＝1.07 mg/dL，sCr（女）＝0.79 mg/dL（参考：日本臨床検査標準協議会「共用基準範囲一覧」）

〔日本臨床腫瘍学会（編）：腫瘍崩壊症候群（TLS）診療ガイダンス，第2版．金原出版，2021 を参考に作成〕

□ 白血病，悪性リンパ腫において腎機能障害や腫瘍の腎浸潤がある場合は，発生リスクを1段階上げて評価する（**図 20-52-1**）[10]．

□ TLSは初回化学療法12〜72時間が最もリスクが高い．RTXは腫瘍崩壊症候群のリスクが高いため，1サイクル目のみベンダムスチンを day 1，2で先行投与し，RTXを day 3以降に投与することがある．

□ TLSによる自覚症状には電解質異常による悪心・嘔吐，下痢，不整脈，痙攣，神経筋症状などがある．リン（P）とカルシウム

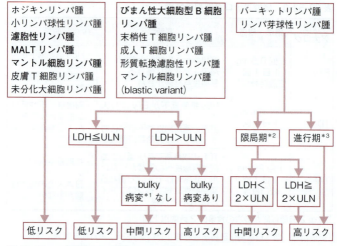

図20-52-1 悪性リンパ腫のTLS分類

[1] 腫瘍径>10 cm, [2] 臨床病期Ⅰ, Ⅱ期, [3] 臨床病期Ⅲ, Ⅳ期.
TLS発症率は低リスク：1%未満，中間リスク：1〜5%，高リスク：5%以上.
〔日本臨床腫瘍学会（編）：腫瘍崩壊症候群（TLS）診療ガイダンス，第2版．金原出版，2021を参考に作成〕

(Ca) は通常の検査セットに含まれないことがあるため初回化学療法時には項目追加する．

薬学的ACTION ③　TLSの予防と治療

- 治療開始前にTLSのリスク分析を行う．
- 低リスクでは高尿酸血症に対する予防薬は不要．
- 中間リスクではフェブキソスタット60 mg/日を予防投与し，飲水を励行する．尿量が維持できない場合はフロセミドなどの利尿薬を併用する．フェブキソスタットを投与したにもかかわらず尿酸値が上昇する場合はラスブリカーゼを投与する．
- 高リスクでは原則入院での治療が推奨される．
- ラスブリカーゼは過去の使用歴がある場合はアナフィラキシーの可能性があるため，再投与は原則不可である．必ず使用歴を確認する．また，グルコース-6-リン酸脱水素酵素（G6PD）欠損の患者には投与禁忌のため，投与前に確認する．

4) リンパ球減少

☐ Grade 3以上のリンパ球減少症の発現率は60％である．

☐ カンジダ，サイトメガロウイルス，ニューモシスチス，単純ヘルペスウイルスなどの日和見感染リスクがある．

☐ ニューモシスチス肺炎予防としてST合剤による予防投与が一般に行われる．ST合剤による発熱や血液毒性があるため鑑別が必要となる．

☐ 単純ヘルペスウイルス感染症予防としてアシクロビルによる予防投与が一般に行われる．表在性（表皮，口腔，腟など）と深在性（臓器，血液など）があり，特に口腔内は好発部位であるため味覚異常や口腔粘膜の白苔の有無などをモニタリングする．

薬学的 ACTION ④ ニューモシスチス肺炎の予防と治療

- ST合剤の予防投与は「1回1錠 1日1回 連日」もしくは「1回2錠 1日1回 週3回」で一般に行われる．皮膚障害や血液毒性，肝機能障害などの副作用によりST合剤の継続が困難な場合，アトバコン1回10 mL 1日1回 連日へ変更が可能である．

- 空咳，呼吸苦，胸痛などニューモシスチス肺炎を疑う際はβ-D-グルカンや画像検査（胸部X線，胸部CT），気管支鏡検査（Grocott染色など）を実施する．

- 治療時にはST合剤は15〜20 mg/kg/day，1日3回の静注または1回3〜4錠 1日3回 経口投与を14〜21日間継続する．アトバコンは用法が 1回5 mL 1日2回へ変更となるため注意する．

- ペンタミジンは予防としては300 mgを1か月に1回吸入（個室管理），治療として3〜4 mg/kgを1日1回静注する．一方，さまざまな有害事象（悪心，腎障害，低血糖，肝障害など）があるため上記2薬剤が使用できない場合のみ考慮する．

---

5 服薬説明の POINT

☐ RB療法では好中球・リンパ球減少が重要な副作用である．感染対策として手洗いやうがい（1日4回を目安）などの感染対策，ニューモシスチス肺炎の特徴（空咳，呼吸苦，胸痛など）について説明する．

☐ RTX投与中はIR（呼吸苦，瘙痒感，発汗，くしゃみなど），ベンダムスチン投与中は血管痛が生じる可能性があるため症状があれば速やかに看護師へ報告するよう説明する．

☐ 感染予防としてST合剤やアシクロビルが処方されることがある

ため，服用意義を説明しアドヒアランス向上に努める.

□ST合剤は錠剤が大きいため服用困難であれば自身で分割，散剤へ変更することも可能. 発疹や瘙痒感が発症しやすいため服用後に異常があれば医療機関へ連絡するよう指導する.

□アトバコンは空腹時に内服すると大きく吸収が低下するため，必ず食後に内服する.

引用文献

1) Rummel MJ, et al：Lancet 381：1203-10, 2013（PMID：23433739）
2) Flinn IW, et al：Blood 123：2944-52, 2014（PMID：24591201）
3) Nordstrom BL, et al：Leuk Lymphoma 55：1266-73, 2014（PMID：23987821）
4) Marcus R, et al：N Engl J Med 377：1331-44, 2017（PMID：28976863）
5) トレアキシン®点滴静注用/トレアキシン®点滴静注液，適正使用ガイド. 2022年3月作成（シンバイオ製薬）
6) Grillo-López AJ, et al：Semin Oncol 26：66-73, 1999（PMID：10561020）
7) 山本幸二郎，他：医療薬学 46：7-13, 2020
8) 日本肝臓学会肝炎診療ガイドライン作成委員会（編）：B型肝炎治療ガイドライン，第4版. 日本肝臓学会，2022
9) 保坂哲也，他：日本消化器病学会雑誌 115：27-35, 2018
10) 日本臨床腫瘍学会（編）：腫瘍崩壊症候群（TLS）診療ガイダンス．第2版. 金原出版，2021

〔谷川大夢〕

column 自宅での抗がん薬曝露対策

□ 外来がん化学療法を受ける患者の自宅のトイレや浴室，洗面台，キッチンなど広範囲から抗がん薬が検出されたことが報告されている[1,2]．自宅における曝露対策は「患者の排泄物」と「経口抗がん薬」の取り扱いが特に重要である．

□ 排泄物では尿・便に最も高濃度の抗がん薬が含まれており，座位での排泄やトイレの蓋を閉じて流すこと，排泄後の手洗いなどについて説明する．また，抗がん薬は汗からも排泄される報告があり[3,4]，投与後最低限48時間以内に大量に発汗したり排泄物による明らかな汚染があったりする際は，患者が使用した衣類を分別して保管し，予洗いした上で他の洗濯物と一緒に洗濯することがガイドライン上は推奨される[5]．また，明確な推奨はないものの，経口抗がん薬においても同様の対応が連日必要となる可能性がある．

□ 経口抗がん薬は直接手で触れないよう紙コップなどに出して服用する．一方，非コーティング剤だけでなくカプセル剤であるレナリドミドにおいて服用後のPTPシートが汚染していた報告もあることから[6]，経口抗がん薬服用直後は流水と石鹸で手洗いすることを指導する．

□ 上述の作業は患者自身で行うことが望ましいが，介助者がサポートする際は簡易的なディスポーザブルの個人防護具を着用する必要がある．曝露対策は患者の生活環境によって実施可能な範囲が異なる．曝露対策を徹底させるあまり患者を家庭内で孤立させることがないよう配慮することを忘れてはならない．

引用文献

1) Yuki M, et al：J Oncol Pharm Pract 19：208-17, 2013（PMID：23060485）
2) Yuki M, et al：Oncol Nurs Forum 42：665-71, 2015（PMID：26488834）
3) Irie K, et al：J Oncol Pharm Pract 25：865-8, 2019（PMID：29651916）
4) Miyazawa M, et al：J Oncol Pharm Pract 29：1646-51, 2023（PMID：36514300）
5) 日本がん看護学会，他（編）：がん薬物療法における職業性曝露対策ガイドライン2019年版，第2版．金原出版，2019
6) Komuro M, et al：Curr Probl Cancer 45：100727, 2021（PMID：33714590）

〔谷川大夢〕

430 | 第20章 血液がん

53 オビヌツズマブ＋ベンダムスチン療法

EXPERT EYES

□CD20陽性初発進行期高腫瘍量濾胞性リンパ腫における1次治療の1つ.

□進行期高腫瘍量濾胞性リンパ腫を対象として，オビヌツズマブ併用化学療法とリツキシマブ併用化学療法を比較するランダム化比較試験では，オビヌツズマブ併用化学療法において無増悪生存期間が優れていた.

□副作用としては，オビヌツズマブ投与に伴う反応（IR：infusion reaction）や骨髄抑制，感染症，皮膚障害が特徴的である. 投与量の調節だけでなく，症状マネジメントを含め患者，医師，看護師とともに調整していく.

1 治療効果

□**対象患者**：CD20陽性高腫瘍量未治療進行期濾胞性リンパ腫 1,202例[1]

□**3年無増悪生存割合**：オビヌツズマブ含有レジメン* 80.0％ vs リツキシマブ（RTX）含有レジメン* 73.3％

ハザード比：0.66［95％信頼区間：0.51-0.85］（p＝0.001）

□**3年全生存割合**：オビヌツズマブ含有レジメン* 94.0％ vs RTX含有レジメン* 92.1％

ハザード比：0.75［95％信頼区間：0.49-1.17］（p＝0.21）

*併用レジメンはベンダムスチン，シクロホスファミド＋ドキソルビシン＋ビンクリスチン＋プレドニゾロン療法（CPA＋DXR＋VCR＋PSL療法，CHOP療法）およびCPA＋VCR＋PSL療法（CVP療法）のいずれか

2 副作用

1）発現率の高い副作用[2]

副作用	発現率（％）	
	全体	Grade 3以上
注射に伴う反応（IR）	68.5	10.8
悪心	53.6	1.0
倦怠感	38.7	1.5
好中球減少	35.0	32.9

副作用	発現率（%）	
	全体	Grade 3 以上
発熱	27.8	1.0
咳嗽	27.8	0.0

2) 発現率は低いが見逃したくない副作用[2]

副作用	発現率（%）	
	全体	Grade 3 以上
下痢	27.3	1.0
血小板減少症	14.9	10.8
貧血	12.3	7.7
皮疹	12.3	1.0
発熱性好中球減少症	4.1	4.1
肺炎	2.5	―

3　診察前の患者面談の POINT

1) 抗がん薬の減量・休薬に関わること

(1) 血液毒性[1]

□投与開始前に好中球数 $1,000/\mu L$ 以上，Hb 8 g/dL，血小板数 5 万$/\mu L$ 以上であることを確認する．Grade 2 以下の血液毒性では減量，休薬は行わない．Grade 3 以上の血液毒性の場合は Grade 2 以下に改善するまで投与を延期し，ベンダムスチンは減量・休薬を行う．

□ベンダムスチンは $90 \, mg/m^2 \rightarrow 60 \, mg/m^2$ で減量を行い，それでも改善しない場合は投与の中止を検討する．

□オビヌツズマブは減量しない．

(2) 非血液毒性

□Grade 1 の非血液毒性では休薬・減量は行わない．Grade 2 以上の非血液毒性が認められた場合は，ベンダムスチンは減量・休薬を行う．

□ベンダムスチンの投与量減量は上述の通り．

□オビヌツズマブは減量しない．

(3) 全身状態の評価

□Grade 3 以上の悪心・嘔吐が治療に伴い認められることは少ないが，治療に伴い食欲不振は認められ，体重減少が起こりうるた

432 | 第20章 血液がん

め，食事摂取量や体重変化の評価を行う.

□薬剤性皮疹や血小板減少に伴う内出血が認められる場合がある. 症状は上下肢の点状出血，前腕部や手背の広範な紫斑や体動時にぶつけたことによる皮下出血斑などがあるが，症状出現部位によっては，本人は気がついていない場合もあり，面談時には評価を行う.

□自宅療養期間中の発熱の有無，発熱があった際の対応について確認を行う. 発熱を含め感染症状がある場合は抗菌薬治療を行う必要があり，治療延期となる.

2) 抗がん薬治療や支持療法の提案に関わること

(1) IR（注射に伴う反応：infusion reaction）に伴うオビヌツズマブの投与スケジュールの変更

処方提案例：Grade 3 以上の IR が認められるようであれば，投与中止を検討する.

□オビヌツズマブに伴う IR の出現頻度は全 Grade で 60％以上，Grade 3 以上で 10％以上の投与患者で認められる，出現頻度の高い副作用の1つである[2].

□オビヌツズマブに伴う IR の主な症状は，アナフィラキシー，血圧低下，悪心，悪寒，気管支痙攣，咽頭・咽喉刺激感，喘鳴，咽頭浮腫，頻脈，過敏症などがある.

□オビヌツズマブに伴う IR の発現時期は，オビヌツズマブ投与中または投与開始後 24 時間以内において発現頻度が高いが，24 時間以降や 2 回目投与以降でも IR の発現は認められている.

□IR の軽減のため，オビヌツズマブ投与 30 分～1 時間前に抗ヒスタミン薬（*d*-クロルフェニラミンマレイン酸塩錠 2 mg）および解熱鎮痛薬（アセトアミノフェン錠 500 mg）の前投与を行う.

□濾胞性リンパ腫におけるオビヌツズマブに伴う IR のリスク因子としては骨髄浸潤が報告されている[3]. そのため，このリスクを有している患者や，腫瘍量が多い患者に関しては特にステロイドの投与を提案する. ただし，ヒドロコルチゾンは IR の軽減に有効ではないため，ステロイドの選択に関しては PSL 100 mg，デキサメタゾン（DEX）20 mg およびメチルプレドニゾロン 80 mg で検討する.

□IR ハイリスク患者に対してはモニタリングの強化や症状出現時

53 オビヌツズマブ＋ベンダムスチン療法 | **433**

表 20-53-1　IR 発現時の処置および投与再開時の投与速度

IRRs grade	処置	投与再開時の投与速度
Grade 2 以下	投与中断もしくは投与速度を下げて適切な処置を行う．投与中断した場合は，IR 回復後，投与再開可能．	・投与中断前の半分以下の速度とする．その後 IR が認められなかった場合は，以下のように投与速度を上げることができる． ・IR 発現時，第 1 コースの投与方法で投与していた場合，30 分毎に 50 mg/時ずつ，最大 400 mg/時まで投与速度を上げることができる． ・IR 発現時，投与時間短縮投与方法で投与していた場合は，最大 900 mg/時まで上げることができる．
Grade 3	投与を中断して適切な処置を行う．IR 回復後，投与再開可能．ただし，Grade 3 の IR が再発した場合は投与をただちに中止し，再投与しない．	投与中断前の半分以下かつ 400 mg/時以下の速度とする．その後，IR が認められなかった場合は，30 分毎に 50 mg/時ずつ，最大 400 mg/時まで投与速度を上げることができる．
Grade 4	投与をただちに中止し，適切な処置を行う．再投与は行わない．	―

〔ガザイバ® 点滴静注，適正使用ガイド．2023 年 2 月改訂（中外製薬）より〕

の対応など，特に十分な注意が必要となるため，医師だけでなく他職種間でも情報を共有する．

□オビヌツズマブ投与に伴う IR 発現時の処置および投与再開時の投与速度に関しては**表 20-53-1** を参照[4]．

□IR の症状は医療従事者が客観的観察することで確認できるものだけでなく，初期症状の中には患者自身にしかわからない症状もある．そのため，薬剤師外来ではあらかじめ起こりうる症状を具体的に説明し，投与中や投与終了後も患者とコミュニケーションをとることで早期に症状をキャッチアップする．

(2) 血管痛に対する対応

処方提案例：ベンダムスチン投与中および投与後，血管外漏出がなくても血管痛が認められる場合がある．症状出現時は，血管外漏出の有無を評価の上，ベンダムスチン希釈液量の増量を提案する．

20

血液がん

434 | 第20章 血液がん

□ベンダムスチン投与中に患者より注射部位の違和感があった場合
は，血管外漏出の有無をまずは評価する．ベンダムスチンの血管
外漏出時組織障害リスク分類は，ガイドラインなどにより異なる
が，炎症性抗がん薬（irritants）もしくは壊死起因性抗がん薬
（vesicants）に分類される[5, 6]．

□血管外漏出時の対応として，ベンダムスチン投与を中止し，漏出
した薬液および血液を可能な範囲で吸引，除去する．また，漏出
したと考えられる領域に印を付ける．また，vesicants と考えて
対応する場合は，疼痛緩和や炎症を軽減するため冷却する．また
ステロイド外用薬の塗布も検討する．

□ベンダムスチン投与に伴う血管痛の出現割合は，添付文書通り
250 mL の生理食塩液で希釈もしくは溶解した場合，66％との報
告がある[7]．

□ベンダムスチンによる血管痛の一因として，希釈後のベンダムス
チン濃度が挙げられる[7]．ベンダムスチン希釈液量を 250 mL か
ら 500 mL へ変更することで，有意に減少することが報告されて
おり，血管痛が認められた場合は，次コースからのベンダムスチ
ン希釈液量を 250 mL から 500 mL への変更を提案する．

□ベンダムスチン伴う血管痛が投与中に認められた場合は，ベンダ
ムスチン投与側管より生理食塩液など 250 mL を同時投与するこ
とで，ベンダムスチンの投与濃度を希釈することで，症状の軽減
が報告されている[8]．そのため，ベンダムスチン投与側管からの
生理食塩液など 250 mL 同時投与を検討する．

□患者によっては血管痛に関する訴えが出ない場合もあり，我慢し
てしまうこともある．薬剤師外来にてあらかじめこのような症状
が出現する可能性があることの説明や，面談の際に折に触れて積
極的に血管痛の症状について確認することで，血管痛の出現状況
を把握できるようになる．

(3) 日和見感染に対する予防的抗ウイルス薬

処方提案例：水痘帯状疱疹ウイルス（varicella zoster virus）感
染症および *Pneumocystis jirovecii* 肺炎予防としてアシクロ
ビルおよび ST 合剤の予防投与を提案する．また，リンパ球
数や CD4 陽性 T 細胞数の定期的なモニタリングもあわせて
提案する．

53 オビヌツズマブ＋ベンダムスチン療法 | **435**

□ベンダムスチンは CHOP 療法と比較してリンパ球および CD4 陽性 T 細胞の頻度は高い[9, 10].

□ベンダムスチン投与に伴う CD4 陽性 T 細胞数の減少（＜200/μL）は日和見感染症を引き起こす可能性があり，予防する必要がある.

□ベンダムスチンに伴うリンパ球減少は治療期間に低下するだけでなく，治療終了後も持続し，リンパ球数および CD4 陽性 T 細胞数のベースラインまでの回復には，治療終了後 7～9 か月要するという報告もある[11].

□アシクロビル 1 回 200 mg 1 日 1 回や ST 合剤 1 回 1 錠 1 日 1 回の予防投与は，治療期間が終了したと同時に中止するのではなく，リンパ球数もしくは CD4 陽性 T 細胞数を定期的にモニタリングし，これらが回復していることを確認したうえで投与中止を検討する.

□治療終了後，患者はアシクロビルや ST 合剤の予防投与の必要性について認識していない場合もあるため，必要性の説明や服薬コンプライアンスの確認を行う.

4 **副作用の重症度評価と薬学的 ACTION**

1）悪心

□オビヌツズマブ＋ベンダムスチン療法における悪心 Grade 1, 2 および Grade 3 の発現率はそれぞれ 53％および 1％である[2].

□オビヌツズマブ＋ベンダムスチン療法は中等度催吐性リスクに分類される.

□「制吐薬適正使用ガイドライン 第 3 版」においても殺細胞性抗がん薬の連日静脈内投与に対する統一した制吐療法の推奨はないが，殺細胞性抗がん薬の静脈内投与を連日受ける患者に対しては，連日制吐療法を行うことが強く推奨されている．現状は明確なエビデンスはないが，オビヌツズマブ＋ベンダムスチン療法においてもこれに準じ，5-HT$_3$受容体拮抗薬は第 1 世代であるグラニセトロンやオンダンセトロンを day 1, 2 に連日投与するか，第 2 世代であるパロノセトロンを day 1 投与する.

薬学的 ACTION ① **制吐療法**

●オビヌツズマブ＋ベンダムスチン療法はベンダムスチンを連日投与するレジメンである．殺細胞性抗がん薬の連日静脈内投与では，1 日目投与に伴う遅発期と 2 日目投与の急性期の悪心・嘔吐が重なり，複雑な病態となる.

20

血液がん

436 | 第20章　血液がん

- 5-HT$_3$ 受容体拮抗薬＋DEX で十分な制吐効果が得られないこともある．その場合は NK$_1$ 受容体拮抗薬の追加を検討する．
- ベンダムスチンを含む治療においてグラニセトロンとパロノセトロンの選択に関しては，明確なエビデンスはない．少数例での後方視的調査だが，グラニセトロン 3 mg でも劣らない可能性があることを示唆した報告もある[12]．また，投与回数や費用対効果も含めて薬剤選択する．

2) 皮膚障害

□ オビヌツズマブ＋ベンダムスチン療法における皮疹および瘙痒感はそれぞれ 24％（Grade 3 以上 2％）および 28％（Grade 3 以上 1％）と報告されている[2]．一方で，ベンダムスチンの国内第Ⅱ相試験では 56.5％（Grade 3 以上 2.8％）と報告されており，わが国では海外よりもやや頻度が高い傾向が認められている[13]．

□ 皮膚障害は男性と比較して女性の方が発現しやすく，70 歳未満でより発現頻度が高いという報告がある[14]．

□ 皮膚障害の発現時期は，ベンダムスチン単剤治療では 1〜6 コースすべてにわたり認められた[13]．また，ベンダムスチン投与直後からの出現〜数日経っての出現もあり，一定の傾向が認められていない．一方で，PMDA の医薬品副作用データベースを用いた解析では，発疹の発現日数の中央値は 13 日とする報告もある[15]．

□ ベンダムスチンを含む化学療法における皮膚障害のリスク因子として，「前治療歴がない」ことが報告されている[16]．また，遅発性の皮膚障害発現においては末梢血 CD8 陽性リンパ球と CD8：CD4 陽性リンパ球数比が増加し，好酸球数は相関しないことが報告されている[17]．

□ 稀だが，SJS（スティーブンス・ジョンソン症候群：Stevens-Johnson syndrome）や TEN（中毒性表皮壊死症：toxic epidermal necrolysis）に至ることもある．

薬学的 ACTION ②　皮膚障害に対する支持療法

- 皮膚障害は投与後どのタイミングで出現するか明確ではないため，患者には皮膚障害の出現の可能性やその症状（発疹，瘙痒感）について事前に説明を行い，症状出現時は速やかに病院へ連絡するよう指導する．
- 皮膚障害は進行性であったり，症状が遷延したりするとベンダムスチンを含む治療の中断，中止の判断が必要になるため，薬剤師

の面談時にも患者から話を聞くだけでなく，実際に皮膚の状態を確認し，症状の変化を見極めていく．

- 対症療法としては抗 H_1 受容体拮抗薬（ビラスチン 1 回 20 mg 1 日 1 回など）や very strong クラス以上のステロイド外用薬（ベタメタゾン酪酸エステルプロピオン酸エステル，クロベタゾールプロピオン酸エステル），重症度に応じてステロイドの全身投与を提案する．

- 日和見感染予防に対する抗ウイルス薬や ST 合剤などの薬剤を併用していることが多いため，これらの併用薬が皮膚症状の原因となっている可能性もある．そのため，これらの投与開始時期や症状出現時期についてもあわせて考慮する．

3) 感染症，発熱性好中球減少症

□オビヌツズマブ＋ベンダムスチン療法では，好中球減少の発現率は 35.0％であり，FN（発熱性好中球減少症：febrile neutropenia）の発現率は 4.1％である．

□感染症は 63.2％で認められ，感染症による死亡例は 1.9％に認められている[4]．

□ベンダムスチンを併用した化学療法ではリンパ球減少の頻度は極めて高い．そのため，水痘帯状疱疹ウイルス感染症および *Pneumocystis jirovecii* 肺炎予防が推奨される．

□その他の感染症としてサイトメガロウイルス感染症が挙げられ，オビヌツズマブ＋ベンダムスチン療法における報告がある[18, 19]．

□治療中に肺炎，網膜炎，腸炎や原因のはっきりしない発熱や腹痛などが認められた場合，サイトメガロウイルス感染症の可能性もあり，サイトメガロウイルス抗原検査を行うことを提案する．

□その他のウイルス感染症としては，オビヌツズマブ＋ベンダムスチン療法においても B 型肝炎ウイルスが再活性化する可能性があるため，B 型肝炎治療ガイドラインに沿って対応する[20]．

薬学的 ACTION ③　ウイルス感染症治療

- サイトメガロウイルス感染症治療薬としてはバルガンシクロビル，ガンシクロビル，ホスカルネット，マリバビルがあるが，臓器移植によらないサイトメガロウイルス感染症治療ではバルガンシクロビル，ガンシクロビルが選択肢となる．
- バルガンシクロビルは内服薬，ガンシクロビルは注射薬となり，これら薬剤を用いて治療を開始する場合は，骨髄抑制に注意する．

438 | 第20章 血液がん

表 20-53-2 バルガンシクロビル錠投与量調節例

Ccr（mL/分）	初期治療	維持治療，発症抑制
10〜24	1回 450 mg　2日に1回	1回 450 mg　週2回
25〜39	1回 450 mg　1日1回	1回 450 mg　2日に1回
40〜59	1回 450 mg　1日2回	1回 450 mg　1日1回
60≦	1回 900 mg　1日2回	1回 900 mg　1日1回

表 20-53-3 ガンシクロビル点滴静注用投与量調節例

Ccr（mL/分）	初期治療	維持治療
<10	1.25 mg/kg　透析後週3回	0.625 mg/kg　透析後週3回
10〜24	1.25 mg/kg　24時間毎	0.625 mg/kg　24時間毎
25〜49	2.5 mg/kg　24時間毎	1.25 mg/kg　24時間毎
50〜69	2.5 mg/kg　12時間毎	2.5 mg/kg　24時間毎
70≦	5 mg/kg　12時間毎	5 mg/kg　24時間毎

- バルガンシクロビルおよびガンシクロビルは腎機能に応じた用量調節が必要となるため，腎機能を確認した上で，用法用量を提案する（表 20-53-2，表 20-53-3）．

5 服薬説明の POINT

□ 主に外来で行われる治療であるオビヌツズマブ＋ベンダムスチン療法でポイントとなる副作用の1つに皮膚障害がある．皮膚障害は，自宅療養期間中，患者自身が発見者となる可能性が高い．そのため，この治療では皮膚障害が起こりやすいことやその症状を説明する．

□ オビヌツズマブ＋ベンダムスチン療法に伴い予防目的の抗菌薬と治療目的の抗菌薬があることを説明する．特に予防目的の抗菌薬については，症状がないからといって服用を行わない場合があるため，服薬コンプライアンスを維持する上でも，投与目的を含め説明を行う．

□ オビヌツズマブ投与に伴いリンパ球障害作用によるBリンパ球の枯渇が起こり，免疫抑制状態になる可能性がある．このような状況下で生ワクチンや弱毒性生ワクチンを接種することにより，接種したワクチンの原病に基づく症状が発現する可能性があることを説明する．

□外来治療を継続する上では，FN を意識した説明が必要となる．手洗い，うがいを含む感染予防や発熱時の病院への連絡先，事前に処方されている抗菌薬や解熱鎮痛薬の服用方法などについて十分に説明する．

引用文献

1) Marcus R, et al：N Engl J Med 377：1331-44, 2017（PMID：28976863）
2) Sehn LH, et al：Lancet Oncol 17：1081-93, 2016（PMID：27345636）
3) Masamoto Y, et al：Ann Hematol 101：2795-7, 2022（PMID：36192661）
4) ガザイバ®点滴静注，適正使用ガイド．2023年2月改訂（中外製薬）
5) Pérez Fidalgo JA, et al：Ann Oncol 23 Suppl 7：vii167-73, 2012（PMID：22997449）
6) 日本がん看護学会，他（編）：がん薬物療法に伴う血管外漏出に関する合同ガイドライン2023年版，第3版．金原出版，2023
7) Watanabe H, et al：Biol Pharm Bull 36：574-8, 2013（PMID：23392075）
8) Nakashima T, et al：J Oncol Pharm Pract 18：445-7, 2012（PMID：22449716）
9) García Muñoz R, et al：Ann Hematol 93：1879-87, 2014（PMID：24951124）
10) Rummel MJ, et al：Lancet 381：1203-10, 2013（PMID：23433739）
11) Saito H, et al：Blood Cancer J 5：e362, 2015（PMID：26495859）
12) Uchida M, et al：Pharmazie 73：304-8, 2018（PMID：29724299）
13) トレアキシン®点滴静注用/トレアキシン®点滴静注液，適正使用ガイド．2022年3月作成（シンバイオ製薬）
14) Uchida M, et al：J Pharm Pharm Sci 24：16-22, 2021（PMID：33440131）
15) Kashiwagi M, et al：Anticancer Res 42：2737-41, 2022（PMID：35489764）
16) Uchida M, et al：Biol Pharm Bull 43：1577-82, 2020（PMID：32801282）
17) Nishikori M, et al：Int J Hematol 102：53-8, 2015（PMID：25833722）
18) Nakamura T, et al：Intern Med：internal medicine 3334-23, 2024（PMID：38811229）
19) Ito K, et al：In Vivo 38：923-7, 2024（PMID：38418128）
20) 日本肝臓学会肝炎診療ガイドライン作成委員会（編）：B型肝炎治療ガイドライン，第4版．日本肝臓学会，2022

〔中島寿久〕

索引

数字，欧文

5-FU 218, 285
 ── の減量，FOLFIRI 223
5-FU＋*l*-LV＋CPT-11 療法 218
5-HT₃受容体拮抗薬 163

A

Ab 389
Ab＋PSL 療法 389
AKI の診断基準 152
Alb の生合成能低下による浮腫 245
Atezo 249
Atezo＋BEV 療法 249

B

BEV 226, 249
 ── による創傷治癒遅延 208

C

Ca 拮抗薬，Pembro＋アキシチニブ 374
Cabo 療法 359
CAP 63, 209
CAP＋L-OHP 療法 209
CAPOX 療法 209
 ── の開始基準（血小板） 216
CBDCA 135, 305
CBZ 396
CBZ＋PSL 療法 396
CDDP 263
Child-Pugh 分類 247
CIPN 303, 305
 ── と DVT の鑑別 303
CPA 71, 88, 410
CPT-11 218, 285
 ── の用量調整，FOLFIRINOX 291
CTCAE 20
CTRCD 74

D

DEX，GC＋デュルバルマブ 268
dose-dense エピルビシン＋シクロホスファミド療法（ddEPI＋CPA 療法，ddEC 療法） 71
dose-dense パクリタキセル療法（ddPTX 療法） 79

DTX 88
DTX＋CPA 療法 88
DVT の鑑別，CIPN と 303
DXR 410
 ── の調整，心毒性リスク 416

E

EPI 71
EZ 療法 382

F

finger tip unit 120
FN
 ──，RAM＋nab-PTX 165
 ──，T-DXd 183
 ── と感染症 261
 ── 予防のペグフィルグラスチム 73
FOLFIRI 療法 218
FOLFIRINOX 療法 285
FTD/TPI 168, 226
 ── の減量・休薬・再開基準 234
FTD/TPI 療法 168
FTD/TPI＋BEV 療法 226
FTU 120
FUL 102

G

G-CSF 製剤の投与 93
G-CSF 製剤の副作用 76
GC＋デュルバルマブ療法 263
GEM 263, 276, 293
 ── は減量しない，末梢神経障害 282
GnP 療法 276

H

HFS 89
HSR 305

I

ICI 31
IIPs 112
IMDC 予後予測分類 340
infusion reaction 307
irAE 33
irAE 肝機能障害，デュルバルマブ＋トレメリムマブ 48
irAE 皮膚障害，GC＋デュルバルマブ 269

K, L

Khorana スコア　303
l-LV　218, 285
L-OHP　148, 209, 285
―― の休薬，FOLFIRINOX　291
―― の投与量　150
―― の末梢神経障害　215
L-OHP＋CPT-11＋*l*-LV＋5-FU 療法　285
LET　102
LVEF 低下，T-DXd　182

M, N

MTX の髄注　408
nab-パクリタキセル（nab-PTX）　159, 276
―― の開始基準　283
nab-パクリタキセル＋ゲムシタビン療法
（nab-PTX＋GEM 療法）　276
NIV　36, 148
NK$_1$ 受容体拮抗薬，CAPOX　214
NSAIDs との相互作用，PEM　138

O, P

OPQRST によるアセスメント　29
peg-G-CSF，CBZ＋PSL　401
PEM　135
Pembro　135, 369
―― による irAE　137
Pola　410
Pola＋R-CHP 療法　410
PPI の併用，パゾパニブ　354
PRO-CTCAE　20
PSL　389, 396, 410
PTX　79, 197, 305
PTX 療法　197
PTX＋CBDCA 療法　305

Q, R

QT 間隔延長の評価　127
RAM　159
RAM＋nab-PTX 療法　159
RB 療法　419
REG の初回投与量減量　242
REG 療法　236
RTX　410, 419

S

S-1　148, 293
―― の流涙障害のメカニズム　158
S-1＋オキサリプラチン＋ニボルマブ療法
148

S-1＋ゲムシタビン療法　293
SIADH　112
SOX　148
SOX 療法の減量基準　151
SOX＋NIV 療法　148

T, W

T-DXd 療法　176
TC 療法（胃がん）　88
TC 療法（卵巣がん）　305
TLS　424
weekly PTX 療法　203

和文

あ

アイソボリン®　218, 285
アキシチニブ　369
悪性リンパ腫　405
アテゾリズマブ　249
アテゾリズマブ＋ベバシズマブ療法　249
アドヒアランス評価　14
――，鎮痛薬の　313
アドリアシン®　410
アナフィラキシー，ゾルベツキシマブ　190
アナモレリン，FTD/TPI　172
アナモレリン，GnP　281
アバスチン®　226, 249, 316
アビラテロン　389
アビラテロン＋プレドニゾロン療法　389
アブラキサン®　159, 276
アプレピタント，L-OHP　154
アベマシクリブ　95
アベマシクリブ＋内分泌療法　95
アムスラーチャート　165
アムロジピン，REG　241
アリムタ®　135
アレルギー反応　307

い

胃がん　143
イクスタンジ®　382
イジュド®　45
イブランス®　102
イミフィンジ®　45, 263
イリノテカン　218, 285
―― の用量調整，FOLFIRINOX　291

インライタ® 369

う

ウイルス感染症治療，オビヌツズマブ＋
　ベンダムスチン　437
ヴォトリエント®　349

え

栄養状態の悪化　246
エピルビシン　71
エルプラット®　148, 209, 285
エンザルタミド療法　382
エンドキサン®　71, 88, 410
エンハーツ®　176

お

オキサリプラチン　148, 209, 285
　―― の休薬，FOLFIRINOX　291
　―― の投与量　150
　―― の末梢神経障害　215
オキサリプラチン＋イリノテカン＋レボホ
　リナート＋フルオロウラシル療法　285
オシメルチニブ療法　116
悪心
　――, Atezo＋BEV　254
　――, Pola＋R-CHP　415
　――, RAM＋nab-PTX　162
　――, T-DXd　181
　―― への支持療法薬，T-DXd　179
悪心・嘔吐への支持療法薬，CAP　67
悪心・嘔吐への制吐療法，ddPTX　82
オビヌツズマブ　430
オビヌツズマブ＋ベンダムスチン療法　430
オプジーボ®　36, 148
オラパリブ　316
オラパリブ＋ベバシズマブ療法　316
オランザピン　140
　――, CBZ＋PSL　402
　――, FOLFIRI　223

か

開放型質問　27
外来がん化学療法当日のフロー　6
外来腫瘍化学療法診療料1　3
外来診察時のイロハ　5
化学療法誘発性末梢神経障害　303, 305
核酸アナログ製剤，RB　424
ガザイバ®　430
家族への説明　10
カバジタキセル　396

カバジタキセル＋プレドニゾロン療法　396
過敏性反応　305
カペシタビン　63, 209
カペシタビン療法　63
カペシタビン＋オキサリプラチン療法　209
　―― の開始基準（血小板）　216
カボザンチニブ療法　359
カボメティクス®　359
カルボプラチン　135, 305
がん悪液質　145
肝機能障害の評価　128
肝機能投与基準，乳がん治療　60
緩下剤の選択　302
肝細胞がん　244
間質性肺炎合併症例　112
間質性肺疾患，T-DXd　181
　―― 患者への指導　100
患者との面談　25
患者への説明　10
肝障害　42
　――, Ab　393
　―― 時のパゾパニブの休薬，減量　355
関節痛
　――, TC（乳がん）　92
　――, TC（卵巣がん）　313
　―― に対する支持療法，PTX　202
関節痛・筋肉痛への鎮痛薬，ddPTX　82
がん治療関連心機能障害　74
カンプト®　218, 285
がん薬物療法体制充実加算　2

き

キイトルーダ®　135, 369
筋肉痛，TC（乳がん）　92
筋肉痛，TC（卵巣がん）　313

く，け

クロベタゾール軟膏，REG　240
下剤の使用，5-HT₃受容体拮抗薬　181
血圧コントロール，治療開始前の　340
血液がん　405
血小板減少，Atezo＋BEV　256
血小板減少，SOX　151, 156
血栓塞栓症，血液凝固異常による　246
ゲムシタビン　263, 276, 293
　―― は減量しない，末梢神経障害　282
ゲムシタビン＋シスプラチン＋デュルバ
　ルマブ療法　263

下痢
　——, Atezo＋BEV　255
　——, FOLFIRI　223
　——, Pembro　140
　——, T-DXd　181
　——, 大腸がん　207
　——, 副腎不全による, デュルバルマブ
　　＋トレメリムマブ　52
　——の被疑薬, Pembro＋アキシチニブ
　　　375
　—— 発現時の対応　99
倦怠感の把握と対応, ddPTX　81

こ

抗CTLA-4抗体薬　32
抗PD-1抗体薬　32
抗PD-L1抗体薬　32
降圧薬の選択, オラパリブ＋BEV　321
抗がん薬曝露対策, 自宅での　429
抗菌薬, FOLFIRI　224
高血圧に対する支持療法, BEV　233
鉱質コルチコイド過剰, Ab　391
甲状腺がん　325
甲状腺機能低下症, Pembro　138
甲状腺手術後に服用する薬剤　327
好中球減少
　——, FTD/TPI　170, 173
　——, RAM＋nab-PTX　165
　——, T-DXd　179, 183
　——, パルボシクリブ　107
抗ヒスタミン薬, S-1＋GEM　298
抗利尿ホルモン不適合分泌症候群　112
コースティング　267
骨髄抑制, FOLFIRI　224
骨髄抑制, FTD/TPI　234
骨転移治療薬, 前立腺がん　380
骨転移疼痛暖和薬, 前立腺がん　380

さ

ザイティガ®　389
サイラムザ®　159
ざ瘡様皮疹　120
酸化マグネシウム, GC＋デュルバルマブ
　　　268
酸化マグネシウム, GnP　281

し

ジーラスタ®　77
ジェブタナ®　396

ジェムザール®　263, 276, 293
視覚症状, RAM＋nab-PTX　164
シクロホスファミド　71, 88, 410
自己免疫疾患合併がん患者, ICI治療　55
自己免疫性血小板減少症の薬物療法　256
脂質異常症治療薬, ロルラチニブ　130
止瀉薬　140
　——, オキサリプラチン　123
支持療法, 末梢神経障害への, ddPTX　83
支持療法薬, 悪心・嘔吐への, CAP　67
支持療法薬, 手足症候群への, CAP　66
シスプラチン　263
しびれの対症療法薬, CBZ＋PSL　402
シプロフロキサシン, CBZ＋PSL　401
手掌・足底発赤知覚不全症候群　89
出血, 血液凝固異常による　246
腫瘍随伴症候群　112
腫瘍崩壊症候群　424
消化管出血, 門脈圧亢進症による　245
小細胞肺がん　111
静脈血栓塞栓症, オラパリブ＋BEV　322
食道がん　192
食欲不振
　——, PTX　201
　——, がん悪液質　145
　—— への支持療法薬, T-DXd　180
初診以降の薬物療法のフロー　5
処方提案　10
処方を提案する際の説明例とポイント　11
心機能障害, ddPTX　84
心機能障害, T-DXd　182
心機能測定のタイミング, 乳がん治療　61
心機能投与基準, 乳がん治療　61
腎機能投与基準, 乳がん治療　60
腎機能に応じた用量調節　146
神経障害性疼痛治療薬の調節　314
人工涙液　155
腎細胞がん　338
診察前面談におけるスキル　10
心毒性に対する多角的アプローチ　74
深部静脈血栓症, RAM　164
深部静脈血栓症の鑑別, CIPNと　303
心不全, T-DXd　182

す

膵臓がん　272
水分摂取, 便秘対策　92

スチバーガ® 236
ステロイド 274
── 漸減時の肝障害再燃, NIV 42
── 投与による副作用, NIV 42
── による免疫抑制療法 38
── の投与, PEM 141
ステロイド外用薬
── 爪囲炎 121
── ソラフェニブ 346
── 皮疹 120
ステロイドスペアリング, FTD/TPI 231
ステロイドパルス療法, irAE 心筋炎 53

せ

制吐薬選択 304
──, オラパリブ 320
──, ゾルベツキシマブ 189
── のポイント 73
制吐療法
──, ddPTX 82
──, FTD/TPI 170
──, オビヌツズマブ＋ベンダムスチン 435
── における患者関連因子 91
── の強化, RB 423
── の検討, ddPTX 84
ゼローダ® 63, 209
前立腺がん 378

そ

爪囲炎, ステロイド外用薬 121
ソラフェニブ療法 342
ゾルベツキシマブの投与速度 189
ゾルベツキシマブ療法 185
ゾレドロン酸 380

た

大腸がん 205
タキソール® 79, 197, 305
タキソテール® 88
タグリッソ® 116
タスク・シフト／シェア 1
胆道がん 258
蛋白尿, レンバチニブ 335

ち

腸機能改善薬, EZ 386
治療開始前の血圧コントロール 340
鎮痛薬, 関節痛・筋肉痛への, ddPTX 82
鎮痛薬のアドヒアランス評価 313

て

手足症候群 89
── への支持療法薬, CAP 66
── への治療介入, CAP 69
── の例（写真） 362
ティーエスワン® 148, 293
低カリウム血症, Ab 394
テガフール・ギメラシル・オテラシル 148, 293
── の流涙障害のメカニズム 158
デキサメタゾン＋GC＋デュルバルマブ 268
デキサメタゾン口腔用軟膏, パルボシクリブ 107
テセントリク® 249
デノスマブ 380
デュルバルマブ 45, 263
デュルバルマブ＋トレメリムマブ療法 45
デュロキセチン 153

と

糖質コルチコイド, PSL 392
疼痛コントロール 85
ドキソルビシン 410
── の調整, 心毒性リスク 416
特発性間質性肺炎 112
ドセタキセル 88
ドセタキセル＋シクロホスファミド療法 88
ドパミン受容体拮抗薬, EZ 386
ドパミン受容体拮抗薬, S-1＋GEM 297
トポテシン® 218, 285
トラスツズマブ デルクステカン療法 176
トリフルリジン・チピラシル 168, 226
── の減量・休薬・再開基準 234
トリフルリジン・チピラシル＋ベバシズマブ療法 226
トリフルリジン・チピラシル療法 168
トレアキシン® 419, 430
トレメリムマブ 45

な

内分泌障害に伴うホルモン補充療法 40
ナルフラフィン, デュルバルマブ＋トレメリムマブ 54

に

ニボルマブ 36, 148
ニボルマブ療法 36

乳がん　58	疲労
ニューモシスチス肺炎の予防と治療，RB	──，FTD/TPI　173
427	──，パゾパニブ　356
尿蛋白出現時の対応，Cabo　365	── への対症療法，EZ　387
尿蛋白定量検査，ソラフェニブ　347	貧血，胃がん　147

ね

ネクサバール®　342

は

肺がん　110
パクリタキセル　79, 197, 305
パクリタキセル＋カルボプラチン療法　305
パクリタキセル療法　197
パゾパニブ療法　349
発熱
──，CAPOX　216
──，GC＋デュルバルマブ　269
──，GnP　282
──，TC（卵巣がん）　314
──，ペグフィルグラスチム　86
── へのアプローチ　260
発熱性好中球減少症　261
──，RAM＋nab-PTX　165
──，T-DXd　183
── と感染症　261
── 予防のペグフィルグラスチム　73
パラプラチン®　135, 305
パルボシクリブ　102
パルボシクリブ＋フルベストラント療法
　102
パルボシクリブ＋レトロゾール療法　102
パロノセトロン，ddEC　76
半夏瀉心湯，FOLFIRINOX　290

ひ

非小細胞肺がん　111
皮疹
──，Atezo＋BEV　256
──，PEM＋Pembro　141
──，ステロイド外用薬　120
── の体表面積割合の計算　141
ビタミン B$_{12}$ の処方確認，PEM　137
皮膚障害，重度の，NIV　41
皮膚障害への支持療法，オビヌツズマブ
　＋ベンダムスチン　436
皮膚症状への対策，Pembro＋アキシチニ
　ブ　376
ビロイ®　185

ふ

フィンガーチップユニット　120
フェソロデックス®　102
フェマーラ®　102
副作用の重症度評価　20
副作用の評価　10
副腎不全による下痢，デュルバルマブ＋
　トレメリムマブ　52
浮腫
──，Alb の生合成能低下による　245
──，RAM＋nab-PTX　163
──，抗がん薬以外の原因による　132
── に対する利尿薬　246
フルオロウラシル　218, 285
── の減量，FOLFIRI　223
フルオロウラシル＋レボホリナート＋イ
　リノテカン療法　218
フルベストラント　102
フレイルへの対処，前立腺がん　381
プレガバリン　153
プレドニゾロン　389, 396, 410
── 内服の重要性，Cabo　367
プロクロルペラジン，レンバチニブ　335
フロセミド　164

へ

閉鎖型質問　27
ベージニオ®　95
ペグフィルグラスチム　77
──，FN 予防の　73
──，Pola＋R-CHP　416
ベバシズマブ　226, 249, 316
── による創傷治癒遅延　208
ペムブロリズマブ　135, 369
── による irAE　137
ペムブロリズマブ＋アキシチニブ療法　369
ペムブロリズマブ＋カルボプラチン＋ペ
　メトレキセド followed by ペムブロリズ
　マブ＋ペメトレキセド療法　135
ペメトレキセド　135
ベンダムスチン　419, 430

便秘
 ——, Pola＋R-CHP 415
 ——, T-DXd 181
 ——, TC（卵巣がん） 312

ほ
保湿薬, ソラフェニブ 346
発疹 120
ポライビー® 410
ポラツズマブ　ベドチン 410
ポラツズマブ　ベドチン＋リツキシマブ＋
 シクロホスファミド＋ドキソルビシン
 ＋プレドニゾロン療法 410
ホルモン補充療法, 内分泌障害に伴う 40

ま
末梢神経障害
 ——, ddPTX 84
 ——, L-OHP 149, 215
 ——, PTX 202
 ——, TC（卵巣がん） 313
 —— への支持療法, ddPTX 83
 —— への支持療法薬 153
麻薬性鎮痛薬 274

み
ミルタザピン, FOLFIRINOX 289
ミロガバリン 153

め
メトクロプラミド
 ——, CAP 67
 ——, パルボシクリブ 106
 ——, レンバチニブ 335
メトトレキサートの髄注 408
免疫関連有害事象 **33**, 36
免疫チェックポイント阻害薬 31
免疫抑制療法, ステロイドによる 38
面談, 患者との 25

も
モキシフロキサシン 261
門脈圧亢進症による消化管出血 245

や
薬学的ケアの実践 1
薬物代謝能の低下 247

ゆ
有害事象共通用語規準 20
有害事象に合わせた予定休薬 336

よ
葉酸の処方確認, PEM 137

予定休薬, 有害事象に合わせた 336

ら
ラムシルマブ 159
ラムシルマブ＋nab-パクリタキセル療法
 159
卵巣がん 301
 —— における便秘 312
ランダ® 263

り
リツキサン® 410, 419
リツキシマブ 410, 419
リツキシマブ＋ベンダムスチン療法 419
利尿薬
 ——, RAM＋nab-PTX 164
 ——, 浮腫に対する 246
 —— を開始する前に 131
リムパーザ® 316
流涙, S-1 155
リンパ球減少, ddPTX 86

れ
レゴラフェニブ療法 236
レトロゾール 102
レボフロキシン 327
レボフロキサシン, CBZ＋PSL 401
レボホリナート 218, 285
レンバチニブ療法 330
レンビマ® 330

ろ
ローブレナ® 125
ロペラミド 140
 ——, Cabo 366
 ——, CAP 68
 ——, CAPOX 214
 ——, CBZ＋PSL 402
 ——, FTD/TPI 172, 232
 ——, S-1＋GEM 298
 ——, SOX＋NIV 155
 ——, オラパリブ＋BEV 321
 ——, パゾパニブ 354
 ——, パルボシクリブ 106
 —— の使用は控える, NIV 41
ロルラチニブ療法 125
ロンサーフ® 168, 226

わ
ワルファリンカリウムとの併用, CAP 67